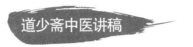

道少斋中医讲稿

步入中医之门 ⑥

疑难病证辨治思路详解

张学文

毛以林 ◎ 著

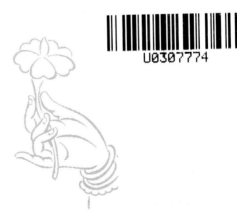

中国中医药出版社
·北京·

图书在版编目（CIP）数据

步入中医之门. 6, 疑难病证辨治思路详解 / 毛以林著. —北京 ：中国
中医药出版社, 2018.5（2018.12 重印）
ISBN 978-7-5132-4757-3

Ⅰ. ①步… Ⅱ. ①毛… Ⅲ. ①中医临床—经验—中国—现代 Ⅳ. ①R2

中国版本图书馆CIP数据核字（2018）第014365号

中国中医药出版社出版

北京市朝阳区北三环东路28号易亨大厦16层
邮政编码　100013
传真　010-64405750
保定市中画美凯印刷有限公司印刷
各地新华书店经销

开本710×1000　1/16　印张16.5　字数220千字
2018年5月第 1 版　2018年12月第2次印刷
书号　ISBN 978-7-5132-4757-3

定价　49.00元
网址　www.cptcm.com

社 长 热 线　010-64405720
购 书 热 线　010-89535836
维 权 打 假　010-64405753

微信服务号　zgzyycbs
微商城网址　https://kdt.im/LIdUGr
官 方 微 博　http://e.weibo.com/cptcm
天猫旗舰店网址　https://zgzyycbs.tmall.com

如有印装质量问题请与本社出版部联系（010-64405510）

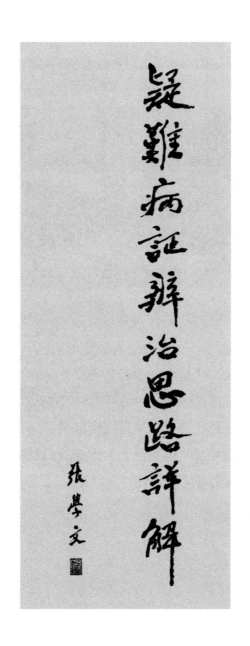

疑难病证辨治思路详解

张学文

恩师国医大师张学文教授为本书题写书名

闻道者喜，授业者乐！

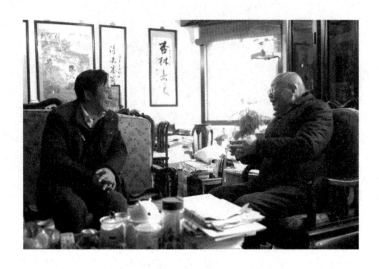

2014 年冬，问道恩师朱良春国医大师（摄于南通北濠山庄）

仅以此书祭奠当代杰出的中医临床家朱良春国医大师！感恩他老人家 8 年来对我的关爱和教诲！每一个不解之惑，每一个临床难题，甚至每一味药的使用技巧，无论是当面问疑，还是电话求教，朱老无不尽心解答、倾囊相授！感恩他老人家为我们指明了工作、学习的方向——"寻回中医失落之元神！"

佳书共欣赏，疑案相与析

——兼《疑难病证辨治思路详解》导读

从毛以林博士"道少斋中医讲稿"系列著作最初的出版至今已经整整
10年了。在这风华正茂、工作繁忙的10年中，他由中医副主任医师、副
教授晋升为主任医师、教授、博士生导师，由省立三甲中医院的急诊科主
任、心血管科主任晋升为大内科主任，在积累了丰富的临床经验之后，连
续出版了5本中医临床著作，且一本比一本精彩，一本比一本畅销。俗话
说："十年磨一剑"，他耗费了十个春秋，呕心沥血，精心磨砺出了五剑，
而不是一剑，且一剑比一剑锋利，一剑比一剑实用，为基层医生提供了许
多战胜病魔的有力武器，为中医治病的疗效提供了大量可靠的、令人信服
的证据。这在当今的中医界，不能不说是一个动人的传奇，彰显了一种可
贵的精神！而今即将亮出的是第六把剑：一本详细解析疑难病证辨治思
路的著作。

记得在差不多10年之前，2008年春天的一个晚上，华灯初上，我
们坐在长沙营盘街的一座咖啡馆里，互赠了第一本书。我送给他的是
《我是铁杆中医》，他送给我的是《步入中医之门》，即"道少斋中医讲
稿"系列第一本书，我们惺惺相惜，交流各自的临床心得，洽谈甚欢。

他告诉我，已经在酝酿第二本著作的撰写，要将自己对经络学说运用于内科临床的经验总结出来。这是一个很少有中医内科医生涉足的领域，写作的难度非常大，我暗中敬佩他的胆识与勇气，但不知道他的耕耘是否会有收获。未曾料到，1年之后，他的《被遗忘的经络辨证》摆上了书架，读者的反响依旧像《步入中医之门》一样非常热烈。不久之后，他将第三部著作《分部经络辨证理论与实践》的电子版交付与我，请我写序，原书于2012年出版。序言以文中的最后一句话"读毛以林吧，相信这位中医界的脊梁"为题，再次收录在2016年中国台湾版的拙著《我是铁杆中医》一书中。

5年之后，历史仿佛重现：就在几个月前，我将在大陆和台湾同时出版的拙著《彭坚汤方实战录》送给毛博士时，他第二次请我为他即将出版的第六本书写序。在电话中，他不无疲惫地说："出版这部书之后，我要封笔一段时间了！"封笔未必能够做到，但此书无疑是这个系列著作中最重要的一本，是毛博士倾注了大量心血写成的力作。打开电子版书稿，我深刻感受到了这一点。

这是一本以医案为基础的临床著作，共收载了作者亲手治疗的百余则医案，医案虽然不多，但都具有典型意义，个个都是中西医棘手的疑难病案，所用方剂不多，且大多数是常用名方，但加减化裁颇为巧妙。医案历来是总结中医临床经验最重要的一种方式，也是学习中医临床最简捷的一条途径。我和毛博士都是在临床磨炼了几十年的医生，懂得多读古今医案，是在临床取得疗效的重要源泉之一。然而，历代医案虽多，写得好的却少，往往需要独具慧眼，沙里淘金，才能有所收获。我曾经形容自己花很长的时间读完一本医案集之后，哪怕发现只有一个医案、一首方剂觉得有用，就"欣欣然面有喜色"，可见医案不容易读。其实，更深层的原因，是医案不容易写，既要真实可靠，又要明白易晓，才能够施惠于人。因为是"过来人"，故在轮到总结自己的医案时，我们都特别注重写作方法，以便后学者能够迅速掌握医案中的精华，灵活运用于临床，解决实际问题。毛博士在初读拙著《彭坚汤方实战录》之后，曾经有一句评语："您这本书的写作特征是'以案带方'。"可谓心有灵犀，一语中的！拙著收录了140多则医案，使用了180余首方剂，通过每一则医案，不仅介绍了治病所用的方剂，并且重点展示了作者的"用方思路"。既要"授人以鱼"，又想"授之以渔"。那么，毛博士的写作特征是什么呢？在仔细读完原稿之后，我认为他是通过各种疑难病证的医案，紧紧围绕着其中的"辨治思路"，运用中医基础理论进行详细解析，即"以案带论"，这就是本书的写作特征。我们都是为读者和基层医生着想，在摸索和创新一种医案体裁的写法。他与我的"以案带方""用方思路"写作方式相比，显然立意更高，眼界更宽，气魄更广，而难度也更大！

西医与中医是两个完全不同的医学体系。近现代西医学建立在人体解剖学基础之上，其生理、生化、治疗都是围绕着生物个体而进行的，所以西医基本上属于生物医学；古代中医学建立在宏观考察和经验积累之上，其阴阳五行、脏腑经络、六经辨证等基本理论，属于自然哲学。因此，中医学基本上属于自然哲学指导下的经验医学，中医有自身独到的、完全不同于西医的认识论和方法论，用这些方法论指导临床，才能够取得治病的疗效。当代中医临床医生面临的一个最大的问题，是普遍掌握不好中医的方法论。由于受到西医和近代科学思想的影响，许多中医临床医生往往只持有生物医学的观点，往往只着眼于局部的疾病，就病开方，很少能够运用中医的哲学思维，从人体的整体联系、人与自然的联系，来分析疾病，寻求治疗的方法。本书第1讲，针对这个问题，分为十二部分，以作者本人亲手治疗的19个病案，详细阐述了如何运用中医基础理论知识，分析、掌握疑难病的诊治要点。

《黄帝内经》（简称《内经》）及历代医家都极其重视一日之中、一年之中、气候变动、季节交替时，大自然的阴阳变化对人体发病的影响。能够掌握其中的规律，灵活运用于临床诊疗，懂得知常达变、援物比类、气机升降的道理，则很多看似疑难的疾病，都可以洞察玄机，化险为夷，应手而愈。如病案 3 的患者每日晨起必发冷，病案 5 的患者晨起眩晕，都出现在大自然阳气应当升发的早晨，因为患者阳气久虚不能升发，才导致疾病的产生，故皆用升陷汤加减。病案 2 的患者得病 30 年，每在二十四节气交接时，必发头痛。因为节气交接之际是阴阳盛衰的节点，气候变化之枢纽，说明患者体内阴阳已然失调，故用最具有和解之功的小柴胡汤加减。病案 9、病案 10、病案 11 的患者，暑热或冬天感寒畏冷，或发热身痛，属于"太少两感"，当知常达变，皆用麻黄附子细辛汤加减。病案 4 的妇女上半年脱发，下半年生发，颇为奇特，是因为春夏肝阳升发，患者肝肾精血不足，故脱发，夏至后阴气渐生，患者肾阴得充，故眉发复生，患者就诊时，正当 4 月，脱发严重，用逍遥散疏肝，加敛肝、益肾、生发之品，仅二诊即获大效，第二年春夏不再脱发。病案 8 的患者近 10 年来，逢立春即反复发作颈部两侧肌肉抽掣，两目直视，至立夏方停止。根据"援物比类"的思维方法分析：春主风，风性主动，患者的证候正与风者多动相合，春为木，内应肝胆，故用小柴胡汤加减，疏肝气，养肝阴，清肝火，息肝风，潜肝阳。病案 1 患者碰水则手肿，被当作皮肤病治疗罔效，作者从手肿出现在几个月前腹泻后开始的，意识到这是脾虚不能运化水湿所致，用参苓白术散合五苓散加减。病案 12 的重症肺炎，从健脾着手，用补中益气汤加减。病案 13 的冠心病从养胃阴入手，用益胃汤加减。病案 14 的频发晕厥根据"六腑以通为用"的原理，用济川煎加减。病案 6 的病态窦房结综合征根据经络辨证的原理，用左归饮加减。病案 7 的冠心病心律失常，用柴胡桂枝龙骨牡蛎汤等，都是根据脏腑经络、气血流注等相关理论，把握好局部与整体的关系，精确辨证，灵活运用，以致出奇制胜，力挽狂澜。病案 16 的频发呃逆，诊断为"气瘕"，用厚朴温中汤加减，得益于《内经》。病案 17 的震颤麻痹性综合征，用三甲复脉汤加减，受惠于

《温病条辨》。病案 18 是一例急性肠梗阻、西医外科已经放弃的病例，用增液承气汤加减，病案 19 是一例高热抽搐、西医束手无策的重症患者，用羚羊钩藤汤加减，均转危为安，赢得西医的赞赏。以至于邀请毛博士会诊的西医院某感染科主任由衷地发出感慨："我们没招了，应该去找找中医，只是中医是怎么看好病的，我们不明白。""中医是怎么看好病的？"针对如此错综复杂的各种疑难病，通过 19 个病案，运用《内经》和古代名医的大量论述，做了详细的分析、确切的回答，令人信服。

后续 20 讲，包括心脑疾病、呼吸道疾病、免疫系统疾病、消化道疾病、慢性肾病、发热待查等疾病的诊断与治疗，其中既有器质性疾病，又有功能性紊乱。许多案例都是中西医棘手的病症。大部分病案来自门诊或住院的诊疗记录，个别病案是西医邀请会诊的回顾。同时运用中、西医两套诊疗程序和药物，是目前中医院各科病房的常规措施，作为大内科主任的毛博士，对于这两套当然都比较娴熟，但他并不为西医的知识体系所束缚，力争用中医的方法提高疗效，许多患者是在用西医的方法已经"黔驴技穷"的情况下，运用中医的思维方法，仔细辨证，精心选方，灵活变通，终于柳暗花明，得以回春。其中有不少病案，起伏跌宕，峰回路转，经过了几次、十几次诊疗，才告痊愈。由于大部分病案中的西医诊断资料完整，治疗时所用的西药一目了然，中医遣方用药的思路剖析入微，因此，这样的病案，毋庸置疑，是可信、可师、可法的。

在我的心目中，这才是真正的"中西医结合"！即在临床对付各种难治性疾病时，中西医互相取长补短，各自拿出最好的诊疗方案，才有可能攻破种种医学难关，创造个个生命奇迹。这样的"中西医结合"，一定能够成为未来医学发展的方向，一定具有无限光明的前景！可惜的是，当前在中医界，中西医临床知识俱备的人才并不多，毛博士堪称其中成绩较为突出的一个。据我所知，毛博士除了发奋钻研中医之外，对西医也下过很深的功夫。如他与湘雅医学院著名的心内科主任、今年已 87 岁高龄的孙明教授交往密切，在他担任心内科主任时，曾经聘请孙教授为西医顾问，每周来科里查房，传授西医知识，整整持续了1年，毛博士从中学到了不少西医临床知识。孙教授毕业于20世纪50年代的湘雅医学院，但从学生时代起，即爱好中医，他的曾祖父是清朝的太医，祖父是湖南的名医，他本人也曾问道于我的伯父、湘雅医学院中医顾问彭崇让教授。他多次不无感慨地对我说："不是中医不好，是如今好的中医太少！""毛以林邀请我做他们的顾问，一方面我可以给年轻的中医传授一些西医临床知识，另一方面，我也可以向他们学习中医。"这就是一个医学大家的情怀！10年前，"道少斋中医讲稿"系列第一本《步入中医之门》出版时，孙教授即欣然为其作序，以资鼓励，可见他对毛博士这位医学界的后起之秀格外青睐。

　　读完毛博士的书稿，心中久久不能平静。古人云："宝剑锋从磨砺出，梅花香自苦寒来"！他是从一个家境不好的农村家庭走出来的苦孩子，一个起初只有中专学历的基层医生，如今成长为一位省立中医院的大内科主任、博士研究生导师，其中经过了多少艰难曲折，付出了多少辛勤劳动，熬过了多少不眠之夜，读过了多少中西医名著，治愈了多少疑难疾病，挽救了多少人的生命，没有人确切知道。但他的每一本《道少斋中医讲稿》都在无声地告诉我们：他从不满足，他从未停步，他在努力攀登，他具有强烈的历史使命感。他把古代伟大的医学家扁鹊的名言"人之所病，病疾多，医之所病，病道少"当作自己的座右铭，并把网名叫作"道少斋"，明确表达了自己的志向。正因为人类所患的疾病多，而医生治疗的方法少，所以历代名医才会不断付出心血，总结经验，付之梨枣，留传后人，这是中医学能够薪火相传、源流不绝的主要原因，其中只有辛勤的汗水，毫无功利可言，而他，就是这个传承队伍中的一员。从这个人到中年、脚步匆忙的毛博士身上，我看到了中医的希望和未来！

彭　坚

2017年4月8日于梨子山

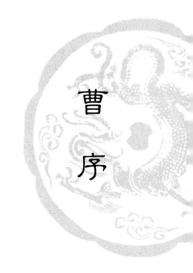

曹序

　　我与毛以林教授相识已有数年，曾有过多次比较深入的交流，深知他多年来勤于读书，乐于临证，笔耕不辍，著述颇丰，已是国内非常有影响力的中医翘楚，求诊患者遍及海内外。因仰慕其学术成就，邀请他前去讲学的高等院校、医疗机构、学术团体络绎不绝。

　　当他的新作《步入中医之门6——疑难病证辨治思路详解》即将付梓之际，受其抬爱，诚邀吾为之作序，不胜惶恐。

　　捧读书稿，首先映入眼帘的是其对自身学习历程的回忆，文中回忆感谢了很多人，体现了其尊师重道的优良品格。36年之前，14岁的他，在一批值得敬佩且非常敬业的老师教导下，迈入了岐黄之门，扎下非常坚实的中医理论基础。毕业之后，虽然被分配到皖南一个"三不管"的边远地带，但是，他非常幸运地碰到了当地精于脉诊的陈衍棋老先生，10年的跟师临证，使他的临床技艺大长。……

　　大凡有所成就的人，除了刻苦学习外，背后往往有众多良师的帮助。坚持不懈地奋斗使他逐渐走出了基层，奔向了高等学府，成了令人羡慕的硕士、博士、教授、博导、专家。这一路走来，他得到了很多"贵人"的指点，其中如马继松、彭坚、朱良春先生等，都是业内我熟知的中医名家、大家。

毛教授不仅是幸运地遇到了这么多"贵人"，更多的是通过自己坚持不懈的努力，逐渐成就了自己。诸多患者把他视为救命恩人，众多学生把他尊为恩师，最难能可贵的是他能把自己所学、所悟毫无保留地公之于世，以此大力弘扬和传播中医，在不知不觉之中，升华了自己。

现在毛教授又一次把自己的临床所得毫无保留，和盘托出，以益于中医业者。很多人有了一点经验，奉为圭臬，私密不传，然毛教授不仅把方子的组成、用量、用法详细讲解，更是把辨治思路条分缕析，精心剖解，字字珠玑，渡人金针。能做到这一点，不能不说是其大医情怀的体现！

毛教授这部新作，延续了《步入中医之门》以往特有的文风，以疑难病为切入点，阐述中医辨治思路，所论很有意义。诚然，所谓"很有意义"，是指阅读之后，能够引起读者共鸣，提升对中医的信心，中医治难症，所言不虚！

阅读书稿，感慨良多，书中很多临床案例精彩绝伦，辨治思路令人拍案叫绝，受益匪浅，给人无穷的启迪，故乐之为序。

曹东义
于河北省中医药科学院求石得玉书屋

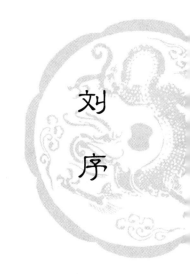

刘序

　　毛以林教授的《步入中医之门6——疑难病证辨治思路详解》即将付梓之际，诚邀我为之作序，捧读书稿，感慨良多！

　　我和毛教授分别在湖南中医药大学第一、第二附属医院心血管科工作，虽同在长沙，却是在青岛参加国家中医药管理局"十一五"重点专科会议时才得以相识。后来机缘巧合，我们又是"第三批全国优秀中医临床人才班"的同学，同拜国医大师朱良春、张学文教授为师，均跟国家名老中医学术继承人指导老师、湖南省名中医程丑夫教授侍诊抄方，同时被聘为博士生导师，可谓"缘分"不浅！"优才"三年学习期间，先后在北京、南京、成都、郑州、哈尔滨等地，皆同住一房，常在一起讨论中医学术，见证了很多毛教授治愈后成为挚友的病友和《步入中医之门》的粉丝，听到了毛教授一些科研的奇思妙想和学术讲座的风趣幽默，真有些羡慕和嫉妒以林教授。湖南中医药大学副校长何清湖教授曾说过："真正的名中医，不单临床突出，而且科研、教学优秀，更是会著书立说之全才。"我想此特指毛教授不虚！

　　手不释卷地读完了书稿，不得不为之拍案叫绝！第1讲"从实例浅谈疑难病辨治要点"，从理论结合实例中总结出的锦囊妙法，给予我无限思考和极大的启示：在疑难病辨治的战略大局上不仅重视整体以调和阴阳，更注重气机的"升降出入"、气血流注的"动态"，将经络辨证与脏腑辨证揉为一体破解"难局"，善用援物比类的辨识法；而在治疗战术上善理邪正——"给邪以出路"（六腑以通为用）、强调顾护后天正气（脾胃）和用药时善于变通（知常达变）及寓药于食，无不给人启迪！从书中不难看出，毛教授敢于挑战疑难病，不仅与其勤临证、精思变有关，更得益于他熟读经典。每讲详解的病案不止于心病，亦不止于内科，广及临床各科，不可不谓之大医，其辨治思路，令人获益匪浅！我的博导老师程丑夫教授在看了书稿后，遂书藏头诗句赞曰："以为丹溪再现世，林中草木俱仙丹！"

我相信读者在惊叹以林教授治疗疑难病证的神奇疗效外，更能够从其"辨治思路详解"中获得启发、印证临床、提升疗效，真正"寻回中医失落之元神！"

刘建和

湖南中医药大学第一附属医院

于 2017 年元月 20 日

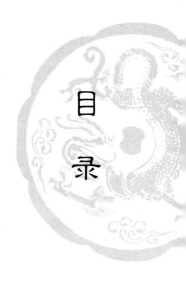

目录

引子　我的学医之路

——仅以此文感谢我的各位恩师们

在我的这本《疑难病证辨治思路详解》即将出版之时，我想说说我的学医之路，凡是稍有成就的人，除了本人的勤奋之外，背后总有很多恩师们指点和朋友们的支持和帮助，我想以此文感谢众多恩师、朋友们对我的教导和关怀。

很多人都问过我："毛老师，您14岁学中医，是不是家传啊？"这么想，不为怪，哪有这么小就学中医的，除非家承的！实话说，是贫穷让我走上了这条道的。我的理科成绩非常好，中考的时候，数学就是满分120，在1981年我县走出去的286位中专生中，我的成绩名列第二。记得当时省重点高中的老师们寻找优质生源，不远千里来到大山沟的时候，我的父亲回答说："兄妹七八个，供不起，还是让他读中专吧，让国家供养他吧，也为我减点负担。"那个时候我是多么想读高中，去考大学！心中带着对父亲的埋怨，走进了当时由卫生部直管的全国三大重点中医学校之一——芜湖中医学校（现芜湖中医药高等专科学校）。当然，长大了，也就理解了父亲的无奈，在皖南贫瘠的大山中，要养活年老的父母和七八个子女是多么的不易！

说起现在的一点小成绩，不能不感谢母校芜湖中医学校的每一位老师。与其说那是一所学校，还不如说是一个幼儿园（读者别笑，那个年代，那里的老师就把我们当小毛孩）。那里集合了全安徽省最优秀的中医师，不仅水平高，而且对学生极其负责，可能是现在的高校老师难以企及的！每天早上6时，班主任到寝室，叫醒我们这些年少贪睡的娃娃们，督促快

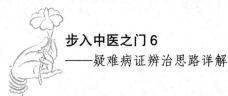

速洗漱完，然后，陪着所有的同学，在教室中背诵中医经典、《汤头歌诀》《药性赋》等，晚上亦是如此。所以，20世纪80年代早期我校毕业的学生，大多经典、中医基本功非常好。上课的时候，大部分的时间，班主任坐在课堂中陪着听课，所有的老师都非常敬业，不仅备课充分，而且讲解得妙趣横生！其中像来自新安学派的教中药的胡顺强老师，不仅板书写得漂亮，而且才华横溢，不为之倾倒不行！教医古文的王少莉老师毕业于华东师范大学，书教得好，更关爱学生，不仅是一位老师，更像是一位慈母，在我们毕业30年的同学聚会上，很多同学都和王老师玩笑地说："王老师，我们太崇拜您了，找朋友都以您为标准，差点当光棍了！"教针灸的汪永乐老师、内科的马继松老师、外科的王显亚老师等，在数十年后同学相聚聊起时无不对他们翘指称赞！

芜湖中医学校的教学方法，也是当今的中医院校非常值得借鉴的。3年开了20余门课，但没有期中、期末考试，只有毕业考试。每门课的成绩来自每个学生每学期10次的课堂答问或课堂小测验，这看起来没什么，其实很不易！每个学生每天都必须温习经典，比如说《内科学》讲"呃逆"时，呃逆的病机是胃气上逆动膈，这就牵涉到手太阴肺经的走向，于是老师就会点一名同学，让他背诵手太阴肺经的循行路线，这是一年级学的，二年级才上内科。"肺手太阴之脉，起于中焦，下络大肠，还循胃口，上膈属肺……"背出来，背全了，你就是5分。有时下课前10分钟，老师从口袋中拿出几张纸，说第几排的同学做题，其他的同学复习，这也算1次成绩。所以，所有的同学每天都很用功，非常害怕有一次答不上、考不好影响单科的最终成绩。这样的教学方法，逼得你不学都不行，除非你退学做逃兵！毕业的时候，除了体质单薄，体育成绩为"良"外，我所有的专业成绩都是"优"，而毕业考试时，仅考内、外两门课，我都是满分。

说到扎好中医临床基本功，我不得不说我的第一位师承老师，那是在我分配工作的第一个单位，什么地方？一个三县交界的偏远地区，名字也

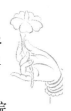

叫得好，就叫"三不管"，三个县都不管，呵呵。地图上标的行政名是皖南南陵县奎湖乡，为什么叫奎湖？因为，皖南的第一大湖在那儿，万余亩面积，湖中有七墩，有如北斗七星分布湖中。当时我毕业也就 17 岁多点，很小啊，谁找你看病？！如是乎，我的院长王利群就让我跟院里唯一的老中医陈衍棋先生抄方。说到王院长，不能不提他的医德，他是 60 年代早期的中专毕业生，在一次抢救脾肾双破的外伤病人时，他先用自己的鲜血为病人输注 400 毫升，然后，上台为病人做手术，不幸感染了乙肝，后死于肝硬化。多少年来只要想起他，我都肃然起敬！

陈衍棋老先生是当地祖传四代的名医，每日诊治病人不下八十号。他不仅教我看病，还教我抓药、炮制中药！老先生的临床水平极高，病人进入诊室，搭上脉，他说的就能让患者脑袋像小鸡啄米样点个不停！当时我就觉得非常神奇，老先生的脉诊手法简直是出神入化！跟诊 10 年，一直未得精髓。当我调离该单位的时候，老先生拿出家藏的所有清朝线装中医书送给我说："家里没人继承我的手艺了，都给你吧。""脉诊，指下功夫要有，更在临床四诊合参，细心体会，必有所成，这需要数十年临床历练才行。"临证 30 余年，老先生有关脉诊的话我才终有感悟。2012 年回皖专程去看望这位年过九旬的老人时，老人面带微笑问我："我最后告诉你的话感悟到了吧？"最后的这一次见面，老人还是不忘给我讲解了几个疑难病症诊治心得，临出门分别时，老人说："没什么招待你，只能给你说说这些，一路好走，做个好医生！"有师如此，夫复何求！

能来湖南中医药大学学习和工作，必须说说我的另外两位恩师——马继松与彭坚。1996 年，我报考了恩师旷惠桃教授的研究生，那年有 85 位学生报考她的硕士，我以 364 分的高分位居第一名。可是，接到招生办的电话，受招生名额的限制，旷老师已不能招我，让我转校。于是乎，马继松老师陪着我去浙江中医药大学、安徽中医学院，由于分高，加上马老的面子，几家学校都同意接收。其实，我不是第一位让马老师操心的学生，

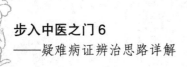
我们校有十多位学友考研时，因为第一学历低都碰到过类似情况，马老师不遗余力，利用他在全国的影响力，让学友们都圆了考研梦！后来不久，马老师又想起他的外甥，时在北京中医药大学任教的韩刚教授，他有一位同学在湖南中医学院，这人便是当今著名的中医史学家、临床家彭坚教授。于是，与彭坚教授联系，经过彭坚教授与研招办和我的导师斡旋，最后我如愿以偿地来到了湖南。

彭坚教授与我的硕导，都对经方极有研究。彭坚教授不仅是伤寒大家，更能博采众家之长，用他自己的话说，"名家的经验很少能逃过我的法眼"，每次请教于他，他都能将其所学、所悟毫不保留地教授于我，这是一般学生很难得到的机缘。旷惠桃教授对风湿病极有研究，对弟子不仅倾囊相授，而且待我们如子女，生活、工作无不关心备至。还有我院的刘新祥教授传我从脾肾论治内科杂病之经验，著名的中医学家熊继柏教授教我《医宗金鉴》之方临证使用心法，程丑夫教授之"百病皆从气治"学术观念，也给我很多启示。

在湖南中医药大学，还有一位恩师，我的博导，全国中医诊断学科带头人——袁肇凯教授，我的毕业论文，每一个字、每一个标点，他都认真地修改，他做事的严谨，做学问的认真，做人的高尚品德，都会影响我一生。

最后我想说说中医大家们对我们后生的扶持，有2位国医大师。首先说说我和恩师朱良春教授的缘分。第一次见到朱老是1983年，他到芜湖中医学校做讲座——虫类药的临床运用，到现在我还保留着当时的油印本讲稿。后来，马老又送我朱老整理的《章次公医术经验集》等，接下来，朱老的面世著作，我无不精心研究，深感朱老学问的博大精深，一直想得到朱老的亲自指点，在马老师的引见下，终于在2007年得以如愿。其后8年，无论有何问题，当面问疑、电话求教，朱老无不一一耐心解答！老人

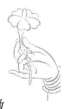

家对后学者的关爱之情、教育之恩，令人终生难忘！朱老仙逝时，我发微信悼念曰："恩师已去，再遇疑难，我去问谁？！"实乃心声！

在第三届国家中医药管理局全国优秀中医临床人才班研修学习时，感谢张学文大师的不弃，收为弟子！张老不仅学问高深，而且对学生极为关怀，每次去咸阳跟诊，必让他的司机接机、送机。张老贵为国医大师，但他在自己诊所诊病，每号仅8元钱，30付药也只五六百元，大医之心、仁医之心，谁能与之比！在这本浅陋之作即将付梓时，张老欣然题写书名，对后生的抬爱之情让人感动！

最后，说到朋友，有一人必须要提及，那就是人民军医出版社的王显刚博士。没有他的引导和"压迫"，不会有我《步入中医之门》系列著作的出版，更不会有临证医事勤于整理好习惯的养成。读一本好书会终身受益，交一好友又何尝不是呢？！

一个人的成长，后面凝聚着无数良师益友们的心血！在此，我只能以一句话表达：感谢各位恩师们的教诲和关爱！感谢各位朋友的支持和鼓励！

此书所收集的病案，乃是临床研究生杨柳用心整理，笔者加以分析，阐述辨治思路。学生杨婷、吴玲娇、张杼惠、孙玲、吴彬才、杨巧玉、戴丽雯等参与校稿。限于水平，不足之处，在所难免，恳请各位明哲正之！

毛以林

2017年元旦于道少斋

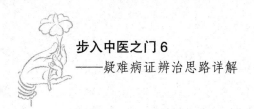
第1讲　疑难病证辨治难，结合实例说玄机

一、要有整体观念

中医治病的首要问题就是要有整体观念。这包括两个方面，第一个是要将人与大自然放在一起去考虑分析病机；第二个是一脏有病或某个局部有病应当从全身整体上加以考虑。为什么临床诊治疾病要将天、地、人放在一起综合考虑呢？

《素问·宝命全形论》云："人以天地之气生，四时之法成。"天地者，自然也。人生活在自然界，自然不能脱离自然界对人体的影响。古人早就认识到阴阳移易、四时更替、寒暑变化与人息息相关，《灵枢·岁露》云："人与天地相参也，与日月相应也。"《素问·阴阳应象大论》云："天有四时五行，以生长收藏，以生寒暑燥湿风。人有五脏化五气，以生喜怒悲忧恐。"明确指出人之生成是禀受"天地之气"，四时更替在外影响人之形态，在内影响人之脏腑与情绪。

自然界的任何变化，尤其是气候变化，无时不对人体产生影响。《素问·离合真邪论》云："天地温和，则经水安静；天寒地冻，则经水凝泣；天暑地热，则经水沸溢；卒风暴起，则经水波涌而陇起。夫邪之入于脉也，寒则血凝泣，暑则气淖泽，虚邪因而入客，亦如经水之得风也，经之动脉，其至也，亦时陇起。"

因此，人生活在自然环境中需要依据天地之变化而做出相应的调整，以适应自然，如《灵枢·逆顺肥瘦》云："圣人之为道者，上合于天，下

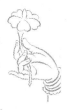

合于地，中合于人事。"惟四时之气顺正，可得康健，遇有四时不正之气，须当避之，正如《素问·生气通天论》所云："苍天之气，清净则志意治，顺之则阳气固，虽有贼邪，弗能害也，此因时之序。"《灵枢·五变》云："夫天之生风者，非以私百姓也，其行公平正直，犯者得之，避者得无殆，非求人而人自犯之。"

在养生、预防疾病方面，中医非常强调"法四时，顺阴阳"。如《素问·四气调神大论》云："逆春气，则少阳不生，肝气内变；逆夏气，则太阳不长，心气内洞；逆秋气，则太阴不收，肺气焦满；逆冬气，则少阴不藏，肾气独沉。夫四时阴阳者，万物之根本也。所以圣人春夏养阳，秋冬养阴，以从其根，故与万物沉浮于生长之门；逆其根，则伐其本，坏其真矣。故阴阳四时者，万物之终始也，死生之本也，逆之则灾害生，从之则苛疾不起，是为谓得道。"明确指出违背自然规律，将导致脏腑内损而发病，甚则"苛疾不起"。

《灵枢·刺节真邪》云："请言解论，与天地相应，与四时相副，人参天地，故可为解，下有渐洳，上生苇蒲，此所以知形气之多少也。阴阳者，寒暑也。热则滋雨而在上，根荄少汁，人气在外，皮肤缓，腠理开，血气减，汗大泄，皮淖泽。寒则地冻水冰，人气在中，皮肤致，腠理闭，汗不出，血气强，肉坚涩。"进一步说明中医治病应当根据天地气候之差异、四时八节之不同、寒来暑往之区别等来确立治法治则。

中医治病"因时、因地、因人"而治，即是《黄帝内经》（以下简称《内经》）整体观指导下的辨证施治基本思想的具体体现。

因时施治：时指的是年、季、日、月，乃至昼夜、时辰的变易，因时施治，即是在处方用药时要充分考虑到时间的不同、阴阳的变化。《素问·六元正纪大论》云："用寒远寒，用凉远凉，用温远温，用热远热……所为时也。"即是因时用药的典范。《素问·诊要经终论》说："春刺散俞……夏刺络俞……秋刺皮肤……冬刺俞窍……"即是因时施针的范例。

因地施治：地即指地理环境、气候条件、生活习惯，因地施治就是根据各地这些具体条件的差异，采取不同的治疗方法。《素问·五常政大论》指出："西北之气散而寒之，东南之气收而温之，所谓同病异治也。"

因人施治：即是根据男女性别不同、年龄不同、形体胖瘦不同、体质强弱不同，以及生活环境、情志状况不同，分别采用不同的治疗方法。《灵枢·卫气失常》指出："必先别其三形，血之多少，气之清浊，而后调之，治无失常经。"徐灵胎说："天下有同此一病，而治此则效，治彼则无效，且不惟无效，而反有大害者，何也？则以病同而人异也。"（《医学源流论》）说明了因人施治的重要性。

不仅用药须明此理，用针也当如此。

临床诊察疾病时，除了考虑自然界对人体的影响外，必须将人体作为一个整体进行全面诊察，综合分析，才能做出准确判断。不能将眼光局限于所病脏腑或某个局部，若如此，必遗失大量的辨证信息，从而导致治疗的失败。

病案1　碰水则手部皮肤肿胀

曾治一16岁男孩，慈利县人。2016年8月17日初诊：诉半年来，两手不能碰水，碰水后手部皮肤肿胀，有如久坐水牢之人，皮肤苍白肿胀，有腐化之势。而全身其他部位皮肤浸水则无事。

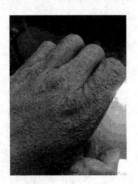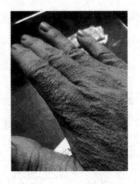

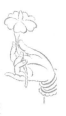

该如何进行诊治呢？首先，大家可能会想到"脾主四肢"，手部的病变可以从脾入手，经云"诸湿肿满，皆属于脾"，所以这局部的病变可能属于脾虚不能运化水湿所致。

脾的功能是什么呢？脾主运化，不仅能运化水湿，而且能运化水谷，顺着这条思路进行问诊，就发现了问题的所在。患者说 8 个月前出现了腹泻，每日 4 ~ 5 次，水样便，一直未愈。腹泻 2 个月后开始出现两手碰到水就皮肤肿胀，看过很多医生，大部分是皮肤科的，疗效一直不好，没有哪位医生问过大便是否正常，也就是说大部分的医生都把眼光放在了局部，未从整体上去寻找病机之所在。

视其舌质淡嫩，边有齿痕，苔薄白，诊其脉沉细。很显然，患者的病机在于脾虚湿阻，故其治疗当采取健脾化湿、利水消肿之法，方选参苓白术散合五苓散加减。

白参 10g，黄芪 30g，白术 10g，茯苓 30g，薏苡仁 30g，扁豆 10g，陈皮 10g，桂枝 10g，泽泻 10g，猪苓 10g，炙甘草 10g。7 剂。

方以白参、黄芪、白术、茯苓、薏苡仁、扁豆健脾化湿，五苓散通阳利水消肿。

8 月 24 日复诊，患者诉大便已正常，手部触水不再肿胀，前方加白芷燥湿，予 7 剂巩固之。

诊察疾病不局限于局部，从整体进行望、闻、问、切，是准确把握病机所在最重要的关键。

二、知晓阴阳变化

阴阳思想是《内经》之核心理论，《素问·阴阳应象大论》云："阴阳者，天地之道也，万物之纲纪，变化之父母，生杀之本始，神明之府也，

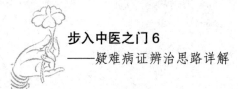

治病必求于本。""本"是什么？是"阴阳"，治病必须判断阴阳的偏颇、失衡，从而做到"谨察阴阳所在而调之，以平为期"。

阴阳是什么？阴阳是天地运行的规律。阳者，日也；阴者，月也。众所周知，太阳从南回归线到北回归线，气候由寒变温（春）、由温变热（夏）；太阳从北回归线到南回归线，气候由热变凉（秋）、由凉变寒（冬）。由此，天体运行，产生四季，春夏阳升而阴降，秋冬阴长而阳消，即产生了阴阳的变化与更替。正如《灵枢·论疾诊尺》云："四时之变，寒暑之胜，重阴必阳，重阳必阴，故阴主寒，阳主热……寒生热，热生寒，此阴阳之变也。"

阴阳并非哲学的概念，是可测的，古人用日晷测阴阳而定时即是最好的实例。阴阳变化，四时乃成，万物春生、夏长、秋收、冬藏，遂有阴阳为"万物之纲纪，变化之父母，生杀之本始"之说。"离离原上草，一岁一枯荣"这句诗可以说是阴阳变化的最好注脚。

（一）一年之阴阳变化对诊疗的指导作用

《素问·宝命全形论》说："天覆地载，万物悉备，莫贵于人，人以天地之气生，四时之法成。"《素问·六微旨大论》说："天枢之上，天气主之；天枢之下，地气主之；气交之分，人气从之，万物由之。""人以天地之气生，四时之法成。"所以人的生理病理无时不受到四时阴阳变化的影响。如《素问·脉要精微论》云"四变之动，脉与之上下"，进而得出"春弦、夏洪、秋浮、冬沉"之脉。若阴阳出现失衡则疾病丛生，如《素问·阴阳应象大论》云"阳盛则热，阴盛则寒"，又《素问·调经论》云"阳虚则外寒，阴虚则内热，阳盛则热，阴盛则寒"，此尚属于阴阳失衡而致之轻症，甚者如《素问·阴阳应象大论》云"寒暑过度，生乃不固。故重阴必阳，重阳必阴"，出现"阴损及阳，阳损及阴"的重症。

所以，《素问·四气调神大论》云："阴阳四时者，万物之始终，死生

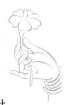

之本也，逆之则灾害生，从之则苛疾不起。"养生必须顺应阴阳，"夫四时阴阳者，万物之根本也。所以圣人春夏养阳，秋冬养阴，以从其根。"以顺应四时阴阳消长变化之规律。治病亦须"谨察阴阳所在而调之，以平为期"，遵从"用寒远寒，用温远温"基本法则。正如《素问·六元正纪大论》提出的处方用药要求，当"无失天信，无逆气宜，无翼其胜，无赞其复，是谓至治"。

看下面这则病案的诊治分析，可能大家会从中有所感悟。

病案 2   交节必发头痛

徐某，女，64 岁。

2016 年 8 月 2 日首诊：诉 30 年来，每在节气交节之时，必发头痛，一般持续 1~2 天，可自行缓解，每次节气必发，无其他明显诱因。曾在多家医院检查未发现明显异常，治疗无效。经病友推荐前来就诊。患者 1 周前因头晕检查发现血压升高，未服用药物。现症见：时有头晕，如物包裹，无视物模糊、恶心呕吐等症，纳可，二便调，寐一般。舌质淡红，苔薄白，脉沉细。测血压为 151/80mmHg，既往有脂肪肝、高脂血症病史。处方如下：

柴胡 10g，黄芩 10g，法半夏 10g，川芎 25g，香附 10g，白芍 30g，炙甘草 10g，僵蚕 10g，全蝎 3g，蜈蚣 1 条，大枣 10 枚，生姜 3 片。7 剂。

2016 年 8 月 9 日二诊：此次立秋时（2016 年 8 月 7 日）未发头痛。现偶有轻微头晕，余无特殊不适。舌质淡红，苔薄白，脉沉细。

效不更方，上方 14 剂。

其后跟踪数月，交节时未再发头痛。

辨治思路详解：《素问·宝命全形论》云："天覆地载，万物悉备，莫贵于人，人以天地之气生，四时之法成。"此患者每于交节发病，必与此

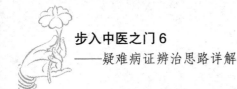
相关，因为交节之际是为阴阳盛衰之节点、气候变换之枢纽。《素问·六微旨大论》云："天枢之上，天气主之；天枢之下，地气主之；气交之分，人气从之，万物由之。"故此，人亦必定受到天地阴阳变化的影响，老弱孺幼之人自主调节适应能力下降，难以适应。患者在交节之际必发头痛，说明其体内阴阳失调，不能顺应自然气候之变化。因而治以调和阴阳为首要，故选最具"和解"之功的小柴胡汤为主方，合芍药甘草汤缓急止痛。久病入络，更以僵蚕、全蝎、蜈蚣通络止痛。《本草正义》说："香附，辛味甚烈，香气颇浓，皆以气用事，故专治气结为病。"而丹溪说"治头痛必用川芎"，川芎行血中之气。二者相伍，治疗气滞血郁之头痛，在临床上验之极为有效，故用之。

本书中尚记载有"交节晕厥"治疗之实案，可与本案相参学习。

（二）一日之阴阳变化对诊疗的指导作用

一年有四季，一日亦有类似于四季的阳阳变化。《周髀算经·陈子模型》说："阴阳之修，昼夜之象，昼者阳，夜者阴。"《素问·金匮真言论》云："平旦至日中，天之阳，阳中之阳也；日中至黄昏，天之阳，阳中之阴也；合夜至鸡鸣，天之阴，阴中之阴也；鸡鸣至平旦，天之阴，阴中之阳也。"《灵枢·一日分四时》言："以一日分为四时，朝则为春，日中为夏，日入为秋，夜半为冬。"

把握一日的阴阳之变化规律，对临床诊治疾病极有帮助。看下面这则"晨起发冷案"是如何进行辨证论治的。

病案 3　晨起发冷

姜某，女，67 岁。

2014 年 6 月 5 日初诊：2 个月来每早睡醒必发冷，畏寒，恐惧，四肢麻木，乏力，腹胀便溏。舌质淡红，苔薄白，脉沉细。血压 144/70mmHg。

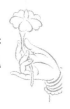

既往有冠心病病史。

黄芪 30g，白参 10g，升麻 5g，柴胡 5g，桔梗 10g，山茱萸 30g，茯神 10g，远志 6g，桂枝 6g，陈皮 6g，砂仁 6g，炙甘草 10g。7 剂。

辨治思路详解：《素问·金匮真言论》云："平旦至日中，天之阳，阳中之阳也。"睡醒发冷，乃阳不能自阴出，表失温煦。心主神明，结合恐惧，脉沉细，可以断定心阳不足。心阳虚不能温养心神，则恐惧不安。四肢麻木乏力，腹胀便溏，脾气亏也。脾虚不能禀水谷之气以营四肢，故见肢麻；脾虚不能健运，水湿内停，清浊不分，相混而下则发为大便溏。四诊合参，当为心脾阳气亏虚，阳气不得上升。方用升陷汤加山茱萸、桂枝升阳气、益心气、温心阳，加茯神、远志宁心安神，黄芪、白参、陈皮、砂仁四药相伍，健脾理气。

2014 年 6 月 12 日二诊：上症仍发，但大减，醒时口干口苦，上午 9 时、下午 5～7 时畏冷，5～7 时大便 4～5 次，便溏，喜温饮。舌质淡红，苔薄白，脉沉细。

黄芪 30g，白参 10g，升麻 5g，柴胡 10g，陈皮 10g，白术 10g，茯苓 15g，黄芩 10g，法半夏 10g，桂枝 10g，龙骨（先煎）30g，茯神 15g，远志 6g，炙甘草 10g。7 剂。

其后，加减服药 28 剂，病遂向愈。

辨治思路详解：上症大减，说明益气升阳有效，大便溏，日行数次，说明脾虚不能运化为病机的关键之处，故改方以补中益气汤，升阳举陷，健脾止泻。经云"凡十一脏皆取决于胆"。今见醒时口干口苦，上午 9 时、下午 5～7 时定时畏冷，当为少阳胆经气机不利，故合以小柴胡汤和解少阳，加桂枝温通胆气，佐龙骨、茯神、远志安神定志。

《素问·疏五过论》云："圣人之治病也，必知天地阴阳，四时经纪。"

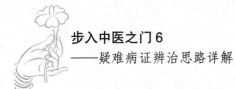

同时《素问·五常政大论》云："故治病者，必明天道地理，阴阳更胜，气之先后，人之寿夭，生化之期，乃可以知人之形气也。"均体现了因阴阳变易而治病的思想。

三、勿忘升降出入

阴阳之道在于阴阳二气之运动，其动则谓之为"气机"，其形式即为"升降出入"。《素问·六微旨大论》云："出入废则神机化灭，升降息则气立孤危。故非出入，则无以生长壮老已；非升降，则无以生长化收藏。"并接着论述为"升降出入，无器不有"，不仅自然界之万事万物，人体五脏六腑、四肢百骸之气机也无时不处于"升降出入"之状态。正如该文中进一步论述的"故器者生化之宇，器散则分之，生化息矣。故无不出入，无不升降，化有小大，期有近远，四者之有而贵常守，反常则灾害至矣。故曰无形无患，此之谓也。"

就一年四季来说，春夏阳气上升，阴气下降，而秋冬阳气下潜，阴气上升。其分界线在冬至、夏至两节，也即我们常说的"冬至一阳所生，夏至一阴而长"。人的生理病理无不受其影响。通过对人体病变观察，结合四季气机升降变化，可以更加明确病机所在。看下面一个脱发病例。

病案4　上半年脱发下半年生发

张某，女，49岁。门诊病历。

2015年4月20日首诊：诉起病诱因为婚姻不幸，情志抑郁。而近4年来每至上半年即见头发与眉毛逐日脱尽，形如僧尼。下半年发长渐至满头，眉又重生，至春又脱，如此反复。刻诊见：发黑白相间，头部可见多处大片斑秃无发，两眉尽脱，纳可，大小便正常。舌质淡红，苔薄白，脉沉细。

辨治思路详解：如何辨证呢？妇人以肝为先天之本，患者年过四十，

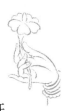

阴气自半，复因情志不畅，肝阴暗耗。肝气主升，须得肾水涵养，至春肝阳升发，肝阴不足，必下吸肾阴，以至肾精亏损，不能濡养发眉，故见发眉渐脱。夏至以后，阴气渐生，肾阴得充，眉发得养，故而又得复生，"天人合一"大道之理彰显无疑。

至此可以明白，该患者治当以疏肝解郁，兼补肾精，故处方用逍遥散加合欢花疏肝解郁，木瓜敛肝，以制肝升太过，更加何首乌、黑芝麻、熟地黄、侧柏叶以益肾生发。二诊药已大效，与往年不同，不仅眉发脱落停止，反有新生。业已得效，故仍守前法，酌加补骨脂、骨碎补、菟丝子、山茱萸之品以增强益肾生发之功。2016年春夏交季因他病求诊，知其脱眉掉发之症未像往年再现。

人体阴阳之升降出入根源于"天人合一"，人与自然是一个整体，人不能脱离自然界而单独存在，这是做临床医师必须明白的。人体阴阳之升降出入与自然界之变化密切相关，"升降出入，无器不有"，只有气机的升降出入正常，自然界才无灾害，人体也才能无病。

人体不仅受到自然界一年四季的气机变化影响，而且每日的阴阳之气升降亦对人体产生很大的影响，在诊断治疗疾病时应充分加以分析考虑。

《素问·生气通天论》云："平旦人气生，日中而阳气隆，日西而阳气已虚，气门乃闭。"而《灵枢·顺气一日分为四时》云："朝则人气始生，病气衰，故旦慧；日中人气长，长则胜邪，故安；夕则人气始衰，邪气始生，故加；夜半人气入脏，邪气独居于身，故甚也。"强调了自然界之气化现象与人身疾病病情变化有着密切的关系。把握一日阳气升降变化，对于临床上准确地分析病机有着重要的意义。下面看一则眩晕反复发作2个月病案治疗实录。

病案5　晨起眩晕

甘某，男，68岁，本校某教师之夫。

2011年12月2日首诊：眩晕反复发作2个月，曾在本校附一院住院月余未缓解，后又请湖南某名老中医诊治，方以天麻钩藤饮等加减近月无效。症见：头晕，后颈不适，伴失眠，舌质淡红，苔薄白，脉沉细弱。断为肾精亏虚，太阳经气不利，方以左归饮合桂枝加葛根汤加减。

2011年12月16日再诊：服药14剂未见好转。经过反复询问，发现**其眩晕极有规律，每日晨起眩晕，伴气短，甚则上下气不相续接，至午后眩晕即止，乏力亦去，下午则如常人**，失眠。舌淡红，苔薄白，脉右关弱。断为宗气下陷，方以升陷汤加减。

生黄芪30g，白参5g，升麻3g，柴胡5g，桔梗10g，葛根50g，丹参15g，当归15g，法半夏10g，夏枯草10g，生龙骨（先煎）30g，炙甘草10g。5剂。

2011年12月29日三诊：诉服上方后，眩晕即缓解，10余日未发作，睡眠亦明显改善。因将赴深圳，索方巩固，嘱其上方续服5剂。

辨治思路详解：此案，先投以天麻钩藤饮不效，可能与前医习惯性认为眩晕多系老人肾精不足、水不涵木，而忽视详细四诊有关。首诊根据头晕，后颈不适，伴失眠，断为肾精亏虚，太阳经气不利，方以左归饮合桂枝加葛根汤加减，14剂未见好转，用方无效，与问诊不到位，未能准确把握病机有关。

二诊通过仔细询问，发现其眩晕极有规律，每日晨起眩晕，伴气短，甚则上下气不相续接，至午后，眩晕即止，乏力亦去，下午则如常人，舌淡红，苔薄白，脉右关弱。四诊合参，**晨起眩晕，下午则如常人，是典型阳气不升、清窍失养之症状，上下气不相续接是宗气下陷之明证**，故根据张锡纯之经验，投以升陷汤加减。失眠，方加法半夏、夏枯草交通阴阳，生龙骨安定神志；后颈不适，以葛根、丹参、当归活血以舒筋。辨证准确，故多日之疾，数剂而安。

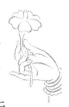

《素问·气交变大论》云："善言天者，必应于人；善言古者，必验于今；善言气者，必彰于物；善言应者，同天地之化；善言化言变者，通神明之理。"直接表明，研究人体之病因病机时，当把人和自然作为一个整体进行考虑，进而悟得与气机升降出入的相通之处，从而对疾病的病因病机做出正确的判断。

病因病机及治法治则均与升降出入密切相关。《素问·举痛论》云"余知百病生于气也"，此是为何？实乃气机紊乱，如"怒则气上，喜则气缓，悲则气消，恐则气下，寒则气收，炅则气泄，惊则气乱，劳则气耗，思则气结"。而致升降出入失常为患，由此再影响到气血津液、脏腑经络。气机失常为病，临床上主要可见有气虚、气陷、气郁、气逆、气闭五大类。

《素问·至真要大论》所提"病机十九条"中包含有"诸厥喘呕，皆属于上""诸痿固泄，皆属于下""诸气膹郁，皆属于肺"，揭示了气机升降失调可致多种繁杂病证。

四、熟诵经络循行

《灵枢·经别》所说："十二经脉者，人之所以生，病之所以成，人之所以治，病之所以起，学之所始，工之所止。"道出了经络与人体的各个生理阶段，即生老病死全过程均有十分密切的联系。历代医家十分重视经络，认为经络学说是中医学最基本、最重要的理论，学医必学经络，习医必通经络，初学中医必须由此入门，精通十二经脉是成为良医必备的条件，可以说把经络学习的重要性提到了无以复加的位置。不通经络学说，很难成为造诣很深的中医。马元台《黄帝内经灵枢注证发微》说："十二经脉……实学者习医之第一要义，不可不究心熟玩也。"经络理论于中医学的地位可见一斑。

古代大家无不重视经络辨证，如清代徐大椿《医学源流论》"治病必

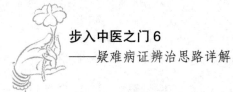

分经络脏腑"说："病之从内出者必由于脏腑，病之从外入者必由于经络。……又有同一寒热而六经各殊，同一疼痛而筋骨皮肉有别；又有脏腑有病而反现于肢节，肢节有病而反现于脏腑，若不究其病根所在，而漫然治之……愈治而病愈深矣。故治病者，必先分经络脏腑之所在，而又知其七情六淫所受何因，然后择何经何脏对病之药……而后治之，自然一剂而即见效矣。"

经络辨证作为一种辨证方法，其实是横跨基础与临床的桥梁，对临床诊断疾病与处方用药的指导极为重要，然而，由于经络学说，尤其是经脉、别脉、络脉、经筋的循行部位难以记诵，加上临床教学对经络学说的不够重视，现在能掌握经络辨证学并在临床稔熟运用者已寥寥无几。

看下面一则"病态窦房结综合征"辨证论治过程，我们就可以发现经络辨证在内科杂病诊治中的重要地位。

病案 6　病态窦房结综合征

李某，男，64 岁。门诊病历。

2014 年 10 月 31 日首诊：诉心悸伴头晕频发 3 个月，在湘雅医院诊断为"病态窦房结综合征"，建议安装起搏器，因经济拮据拒绝，改求诊中医。刻诊：心悸频发，兼见**疲乏，足跟痛，膝痛**，口干口苦，大便干结如羊屎状。舌质淡红，苔黄腻，脉缓。**脉率 45 次/分**。既往有高血压病史，血压波动大，4、5 时及 18 时血压升高。现服用"左旋氨氯地平 2.5mg，po，qd"，血压控制尚可。

西医诊断：病态窦房结综合征。

中医诊断：心悸。

病机：肾精亏虚。

治法：补益肾精。

方药：左归饮加减。

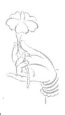

葛根 30g，山茱萸 10g，熟地黄 15g，山药 15g，肉苁蓉 25g，续断 10g，杜仲 10g，怀牛膝 15g，柴胡 10g，黄芩 10g，法半夏 10g，白参 10g，炙甘草 10g，生姜 3 片，大枣 10 枚。7 剂。

辨治思路详解：患者诊断为病态窦房结综合征，其病位在心。除心悸、头晕外，患者兼有足跟痛、膝痛、疲乏。综合分析，当断为肾精亏虚，心脑失养。

《灵枢·经脉》云："肾足少阴之脉……**邪（斜）走足心，出于然谷之下**，循内踝之后，**别入跟中**，以上腨内，**出腘内廉**，上股内后廉，贯脊属肾……"肾精亏虚，脑髓骨脉失养，则头晕频发、疲乏；经脉失养则发为足跟痛、膝痛；肾司二便，肾精亏虚，不能濡润大肠，故见便秘。便秘则腑气上冲，出现苔黄腻。

"**肾足少阴之脉……其支者，从肺出，络心，注胸中……**""**足少阴之别……并经，上走于心包下……**""**是动则病……心如悬，若饥状，气不足则善恐……**"从《灵枢·经脉》记载来看，肾精亏虚，不能上养心脉，亦可导致心气不足，而发为心律失常，由此，补肾即可以治心。故方以山茱萸、熟地黄、山药、续断、杜仲补益肾气，生髓强骨；肉苁蓉、怀牛膝补益肾精，润肠通便。

《伤寒论》云："少阳之为病，口苦，咽干，目眩也。"又有"寒热往来"之定时发病之特点，其治以小柴胡汤。患者口干口苦，血压波动大，4、5 时及 18 时血压升高，颇具小柴胡汤**定时发病**方证之特点，故合用小柴胡汤。

2014 年 11 月 10 日二诊：头晕减，**心悸、足跟痛消失，无膝痛**，口干口苦，**大便干结好转**，无羊屎状。舌质淡红，苔黄腻，脉弦。

上方加火麻仁 15g。14 剂。

辨治思路详解：药已见效，大便仍干，故守前方，增火麻仁加强润肠

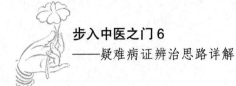

通便。

2014 年 11 月 21 日三诊：头晕除，颈部不适，大便已不干结。舌质淡红，苔黄腻，脉弦。

上方加苏木 10g。14 剂。

辨治思路详解： 诸症皆除。颈部不适，乃颈椎退行性病变所致，肾主骨，仍以补肾为大法，加苏木以活血通脉。

2014 年 12 月 26 日四诊：诸症消失，偶有多梦。舌质淡红，苔薄黄，脉弦。心率 60 ~ 70 次/分。

山茱萸 10g，熟地黄 10g，肉苁蓉 20g，续断 10g，杜仲 10g，当归 20g，怀牛膝 20g，柴胡 10g，黄芩 10g，白参 10g，炙甘草 10g，生姜 3 片，大枣 10 枚。14 剂。

辨治思路详解： 心率已不再缓，仍守前法。

2015 年 1 月 13 日五诊：心率 75 次/分，律齐，无特殊不适，复查心电图正常。

在本书中，记载有以小柴胡汤治疗颈椎病剧痛半年难以缓解、龙胆泻肝汤治疗额部带状疱疹遗留神经疼痛欲死、清胃散治疗糖尿病患者鼻旁疱疹久治不愈、多例久治不效的心律失常等等难症，皆是从经络辨证入手。可以说，一个中医，若不能娴熟地掌握经络辨证，那很难做好中医。熟诵经络循行路线，是临床基本功，古人所云"不懂脏腑经络，开口动手便错"绝非虚言。

五、牢记气血流注

《灵枢·营气》云："营气之道，内谷为宝。谷入于胃，乃传之肺，流溢于中，布散于外，精专者行于经隧，常营无已，终而复始，是谓天地之

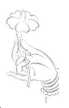

纪。故气从太阴出注手阳明，上行注足阳明……与太阴合……从脾注心中；循手少阴……合手太阳……合足太阳……注足少阴……循心主脉……合手少阳……注足少阳……合足厥阴，上行至肝，从肝上注肺……"

后世医家在此基础上，结合临床观察总结，将气血流注发展为十二时辰配属十二经脉的子午流注纳支法，即营气每天循行十二经脉一周，营气流行灌注各脏腑组织具有潮水一样的时间节律，当某时辰气血灌注到某经脉脏腑时，该经脉脏腑就处在功能最旺盛之时。其规律《针灸聚英》有歌赋总结为："肺寅大卯胃辰宫，脾巳心午小未中，申膀酉肾心包戌，亥焦子胆丑肝通。"作为中医临床工作者应该牢记此歌赋，并在临床工作中灵活运用。

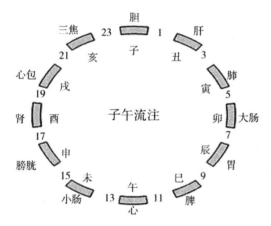

看下面一则冠心病心律失常案诊治经过。

病案7 冠心病心律失常

欧阳某，男，74岁。门诊病历。

2015年12月9日首诊：有冠心病病史多年，近期反复发作心悸，每于凌晨1时发作，失眠，口苦，头晕，肢麻，喜温饮。舌质淡红，苔薄黄，脉沉细弦。24小时动态心电图示：夜间1~2时频发室性期前收缩。

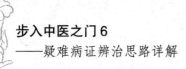

辨治思路详解：《灵枢·经脉》说："足厥阴之别……别走少阳""足少阳之正……别者入季胁之间，循胸里，属胆，散之上肝，**贯心**，以上挟咽……是动则病：口苦，善太息，心胁痛……"《灵枢·四时气》曰："……善呕，呕有苦，长太息，心中澹澹，恐人将捕之，邪在胆……"《灵枢·邪气脏腑病形》曰："胆病者，善太息，口苦，呕宿汁，心下澹澹，恐人将捕之，嗌中吤吤然，数唾……""心下澹澹，恐人将捕之"，颇类似心律失常的临床表现。**而夜间1时为十二经气血流注肝胆经交替之时，故夜间1时发心律失常必须考虑肝胆之气不和，且患者头晕、口苦，正合《伤寒论》**"少阳之为病，口苦，咽干，目眩也"之少阳证。

今患者喜温饮，提示肝阳不足，故辨证为肝胆之气不和、肝阳亏虚之证。施方以小柴胡汤调和肝胆之气，桂枝温肝阳，龙骨、牡蛎镇心安神，处方如下：

柴胡10g，黄芩10g，法半夏10g，白参10g，桂枝10g，白芍10g，生龙骨（先煎）30g，生牡蛎（先煎）30g，生姜3片，大枣10枚，炙甘草10g。7剂。

2016年1月5日二诊：服药后上症好转，停药后上症再发，现胸闷胀，心悸，头晕，视物模糊，口干微苦，喜温饮。舌质淡红，苔薄白，脉沉细无力。血压：130/70mmHg。心脏彩超：升主动脉内径增宽，三尖瓣、肺动脉瓣反流，左室舒张功能减退，主动脉弹性减退。

上方加酸枣仁20g。14剂。

辨治思路详解：前方有效，停药复发，说明药合病机，仍以前方，再加酸枣仁养心安神。

2016年2月2日三诊：心悸消失，每天3~5时胸闷、头晕频发，足如踩棉花感，胃脘受凉则腹痛，喜温熨，二便正常，失眠。舌质淡红，苔薄白，脉沉细。血压130/80mmHg。

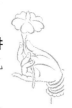

白参 10g，黄芪 30g，升麻 5g，柴胡 5g，桔梗 10g，干姜 10g，白术 10g，山茱萸 30g，熟地黄 10g，法半夏 10g，夏枯草 10g，炙甘草 10g。15 剂。

九味镇心颗粒，6g，口服，每日 3 次。

辨治思路详解：每日 3～5 时为十二经气血流注肺经之时，胸闷、头晕频发，结合沉细脉，当为宗气亏虚，宗气虚不能贯心脉、司呼吸，故胸闷。宗气下陷，故以升陷汤大补宗气。头晕，足如踩棉花，肾主骨生髓通于脑，足少阴肾"斜走足心"，故其病机在于肾气亏虚，予山茱萸、熟地黄以补肾；胃脘受凉则腹痛，喜温熨，乃脾胃虚寒，故以理中汤（参、姜、术、草）以温补脾胃。失眠以九味镇心颗粒养心安神。

牢记十二经气血流注，对于某些定时加重和发作的特殊病人的辨证论治至关重要。在本书中有多个涉及十二经气血流注辨证的案例，可以互参。

六、把握援物比类

古人认识自然万物，采取的是"仰则观象于天，俯则察法于地"之方法，辅以"远取诸物，近取诸身"之思维模式而完成。如《素问·示从容论》云："夫圣人之治病，循法守度，援物比类，化之冥冥，循上及下，何必守经。"清·高世栻《黄帝内经素问直解》释之为："圣人治病，循法守度，援物比类，从容中道，帝以此理，示诸雷公，故曰示从容。"而《素问·五脏生成论》进一步阐述为"五脏之象，可以类推"。由此可知，"援物比类"是中医藏象学说形成的重要根源，正如《类经·藏象类》所云："象，形象也，藏居于内，形见于外，故曰藏象。"《易传·系辞上》云："夫象，圣人有以见天下之赜，而拟诸其形容，象其物宜，是故谓之象。"而《易传·系辞下》说："引而伸之，触类而长之，则天下之能事毕矣。"二者均反映出援物比类、引而伸之、触类以长是古人求知的重要方法。

下面一案就是将自然界的现象与病症相类比加以分析病情的。

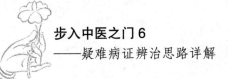

病案 8　逢立春即发颈部两侧肌肉抽掣、两目定神

黄某，女，49 岁。

2016 年 3 月 10 日初诊：近 10 年来，每逢立春开始，即反复发作颈部肌肉抽掣，两目定神，偏侧头痛、头胀，至立夏自止。曾在多家医院就诊，经多种检查未能明确诊断。该病况尤以经前为甚，发作尤频，经行胸胁胀满，月经血块较多。伴口干、口苦，大便稀溏，手足心热。舌质淡红，苔薄黄，脉细弦。

该如何辨证施治呢？从大自然角度来说，春主风，风性多动，而病者之象，每发颈部肌肉抽掣，两目定神，正合风者多动之象。春为木，在内应肝胆，其病当在肝胆。春气主升，患者以上部症状为主症，并见偏头痛、头胀，当为肝胆之气上逆为患。为何每在立春以后发作呢？患者发病在 40 岁以后才开始出现，女人以"血为先天之本"，最易出现阴血亏虚，经云："人过四十，阴气自半"，妇人在此时，每多出现肝肾阴亏，以致水不涵木，患者手足心热，便为阴亏之明证，至此可以明确断定患者病机在于肾阴亏虚，肝阳上亢。经行胸胁胀满，口干口苦，正合少阳经气不利之证。木旺乘土，脾不健运则便溏。治疗当调和肝胆之气，养肝胆之阴，平镇肝胆之阳，畅肝胆之血。用方如下：

柴胡 10g，黄芩 10g，法半夏 10g，白芍 30g，炙甘草 10g，石决明 30g，川芎 20g，枳实 10g，香附 10g，天麻 10g，茵陈 10g。7 剂。

方以小柴胡汤去人参调和肝胆之气，重用白芍养肝阴，石决明潜镇上逆之肝胆之气。肝气以条达为顺，不得郁曲，故伍茵陈以畅肝气、清肝胆之热；用天麻以息肝风；川芎为血中气药，行气活血以治头痛；枳实行气宽胸；香附理气活血以调经。

2016 年 3 月 7 日二诊：服上方颈部肌肉抽掣、两目定神缓解，手足心热减。寐差，晨起口干口苦，情绪波动时加重，性急则颈胀，嗳气则舒，

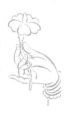

大便仍溏，日 3～4 次，喜吐痰。舌质淡红，苔薄白，脉细沉。

服前方，苔变薄白，肝胆之热已渐清；头晕、两目定神未再发作，上亢之风已息；手足心热减，肝肾阴亏已有缓解。寐差，晨起口干口苦，情绪波动则加重，嗳气则舒，说明肝胆之气仍未完全调和，气机仍滞；大便溏为木犯中土，脾虚而不能运化水湿，喜吐痰为内夹痰饮。用方如下：

柴胡 10g，黄芩 10g，白参 10g，法半夏 10g，白芍 30g，炙甘草 10g，竹茹 10g，枳实 10g，陈皮 10g，白术 10g，茯苓 15g，郁金 10g，石菖蒲 10g。7 剂。

方仍以小柴胡汤调和肝胆之气，合四君子汤健脾止泻，用温胆汤理气化痰，清胆和胃。加郁金、菖蒲化痰安神。

2016 年 3 月 22 日三诊：诉诸症缓解，惟偶有胸胁时胀，舌质淡红，苔薄白，改方予柴胡疏肝散疏肝理气。

9 月因感冒就诊，说服上方后病情未再反复，不像往年，病必到立夏后方能缓解。

上案将自然界春季多风、风性主动与患者病发春季、症多风象相类比，逐步加以分析，从而准确地把握了病机，因证立法，巧妙施方，终获佳效。

援物比类思想不仅能够用于阐明疾病发生之机理、提出相应治法治则、判断预后等，而且在发现药物功能、认识药物性味方面也具有独到的长处。如《温病条辨》云："按海参之液，数倍于其身，其能补液可知。且蠕动之物，能走络中，血分病久者，必入络，故以之为使也。"故用其治疗热病伤阴动风之证，每多获佳效。

更有医家根据大量的临床实践，总结前人经验，提出"皮以治皮，节以治骨，核以治丸"的理论，如白鲜皮以止痒、松节以祛风除湿治关节疼痛、橘核以治疗疝气疼痛，等等。又如五皮散治皮水，《成药便读》云其"皆用皮者，因病在皮，以皮行皮之意"，借以说明药用部位与病位的疗效关系，如白鲜皮、土槿皮、蛇蜕、蝉蜕等均能治疗皮肤湿疹或瘙痒症；"子能明目"，如蔓荆子、枸杞子、菟丝子、车前子能明目；以"蔓藤舒筋脉，枝条达四肢"而能通络止痛，如海风藤、活血藤、夜交藤、青风藤、络石藤等均可治疗风寒湿痹，且多有效验；虫类之药，多具走窜之性，用之通经活络，如白僵蚕、蜈蚣、全蝎等，屡效不爽，多为医家所推崇；近水之品，必有利尿之功，如淡竹叶、凤尾草、芦根等用治水湿之证，多有良效。

把握"援物比类"（即取象比类）的认知方法，对于学好中医，把握用药要点，提高中医临证辨治水平是极为重要的、不可缺少的技能。

七、善于知常达变

《素问·天元纪大论》云："物生谓之化，物极谓之变。"又《素问·六微旨大论》云："夫物之生从于化，物之极由乎变。"《素问·天元纪大论》云："动静相召，上下相临，阴阳相错，而变由生也。"即论述了阴阳相互变化是绝对存在的。而《素问·玉版论要》则直接说："神转不回，回则不转，乃失其机。"运动停止，生命即止。后世医家朱丹溪在《格致余论·相火论》云："天之生物，故恒于动，人之有生，亦恒于动。"强调了人与自然万物一样，也是运动不止的，变是天地万事万物之定律。故临证之时，当遵《素问·至真要大论》"谨守病机，各司其属，有者求之，无者求之"之论，践行《伤寒论》"观其脉证，知犯何逆，随证治之"之训诫。

为医者，必须在诊疗过程中，时刻把握"变"，气候之变、地理之变、年龄之变、饮食之变、七情之变、性别之变，无不影响人体的生理病理。

把握"常""变"，是一个良医必须具备的技能，也是认知疾病、治疗疾病与判断疾病预后的前提，必须做到"谨守病机，知犯何逆"，法随证转，方从法立。

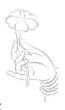

下面三则病案均为太少两感，其处方用药则充分体现了中医"知常达变"的基本思想。

病案 9 暑月太少两感

某男，48 岁。因发热、咳嗽 4 天入院。入院时症见：咳嗽，咯绿痰，高热不退，双肺有大量的干湿啰音。入院后用美罗培南、头孢地嗪等抗炎 1 周，中药银翘散加减，病情无明显好转，体温一直波动在 38.5～40℃之间。余查此患者，虽高热，但自己并不感到热势高，虽在炎炎 7 月，仍盖厚被，口干，喜热饮，诉寒冷彻骨，舌苔白厚腻，脉沉细无力。断为太少两感之证。

香薷 6g，制附子（先煎）10g，细辛 3g，桔梗 10g，前胡 10g。

服完 2 剂，即病愈出院。

病案 10 长夏太少两感

某女，67 岁。感寒后周身疼痛，肢节酸痛，畏寒，恶风，流清涕，喜温饮，素有大便干燥。舌质暗红，苔黄腻，脉沉细。时诊在 5 月，仍棉衣加身，追问知其平素畏冷。断为太少两感之证。

羌活 10g，独活 10g，制附子 6g，细辛 3g，干姜 6g，炙甘草 10g，黄芪 30g，白术 30g，防风 10g，熟大黄 10g，肉苁蓉 20g，锁阳 20g。

1 剂而热退。

病案 11 高血压太少两感

张某，男，67 岁。患有冠心病心衰、高血压病。入冬时节不慎受寒，即感周身畏冷，自觉寒气侵骨，胃脘冷痛，鼻塞流涕。舌质淡嫩，边有齿

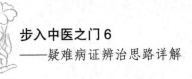

痕，脉沉细微。体温39.5℃。断为太少两感、寒邪直中胃腑。遂予下方。

紫苏花10g，制附子（先煎）10g，细辛3g，高良姜10g，香附10g，炙甘草10g。

2剂病若失。

观此三案，均具桴鼓之效。太少两感，遵仲圣之法，均当以麻黄附子细辛汤治之，处方用药充分体现了"易变"的学术思想。

第1案为典型的麻黄附子细辛汤证，但去麻黄不用，乃因南方气候潮湿，且病发夏季，患者苔白厚腻，为夹有湿浊，需以芳香之品以化之；又古人有云，"冬用麻黄，夏用香薷"，香薷发汗兼有祛暑湿之功效，故改麻黄为香薷；并加前胡、桔梗者，以患者咳嗽故也。充分体现了"因时"施药的"易变思维"。

第2案为素有肾阳亏虚之体，复感寒湿之邪，困于肌表，则畏风、流清涕；阻碍经气，故见周身疼痛，关节酸痛，证亦属"太少两感"之例。然患者除身痛外，尚有关节酸痛，说明感寒同时夹有湿邪困于肌表。麻黄发汗祛风散寒，不能祛湿，故改羌活、独活辛温发汗，祛风散寒，祛湿止痛，配附子、细辛仍为麻黄附子细辛汤法。素有大便秘结，酌加熟大黄、肉苁蓉、锁阳温补肾阳、润肠通便以顾护其本。

第3案亦是用麻黄附子细辛汤法，然其为高血压患者，麻黄有升高血压之弊，不宜使用，故改麻黄为辛温解表之紫苏花而取效。用古人方，重在守法，要善于化裁，正所谓"不可无方，但亦勿拘泥于方"。

傅青主说："医犹兵也，古兵法阵图，无一不当究，亦无不当变。运用之妙，存乎一心。妙于兵者，即妙于医矣。病千变，药亦千变。"（《霜红龛集》）且当知"兵无常势，医无常形。能因敌变化而取胜者，谓之神将；能因病变化而取效者，谓之神医"（《推篷寤语》）。

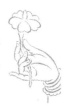

八、顾护脾胃之气

《素问·玉机真脏论》云："五脏者，皆禀气于胃，胃者，五脏之本也。"经云："有胃气则生，无胃气则死。"而《素问·平人气象论》云："平人之常气禀于胃，胃者，平人之常气也。人无胃气曰逆，逆者死……人以水谷为本，故人绝水谷则死，脉无胃气亦死。"因此，在临床上治疗疾病时，无论何时用药处方，必须顾护胃气。若胃气衰败，谷不得入，则脏腑无水谷精微之滋养，而药物亦不能得以吸收，如何能拯危救难？

病案 12　重症肺炎

曾治疗某老年女性患者，因股骨颈骨折住入我院骨科后，住院期间发生重度肺部感染，随后转入 ICU，经治疗 1 周，病情未见明显好转，因经济不支，又转回骨科。应邀会诊见：胸闷气促，呼吸快而浅，额部冷汗出，咳嗽咯吐大量清稀白痰，纳呆不食，大便洞泻不止，便如水样。舌质淡红，苔薄白，脉沉细微。心电监护示心率 118 次/分，呼吸 28 次/分，血压 90/50mmHg。主要治疗：静注抗生素 4 种，并静滴磷酸肌酸钠、二丁酰环磷腺苷钙等多种其他西药。

该病人病情十分危重，如何抓主要矛盾？治疗从何入手？主要病机是什么？是否从西医观念入手先治肺部感染？

对于此类危重疾病，最能考验一个医者的智慧！

《素问·缪刺论》云："夫邪之客于形也，必先舍于皮毛；留而不去，入舍于孙脉；留而不去，入舍于络脉；留而不去，入舍于经脉，内连五脏，散于肠胃，阴阳俱感，五脏乃伤。此邪之从皮毛而入，极于五脏之次也。"说明外邪犯人，有渐进内入之顺序，多先从皮→孙脉→络脉→经脉→五脏。

当今为中医者，每每不考虑西药对人体的毒副作用，古人云："是药三分毒"，药毒进入体内而影响气血阴阳之运行。殊不知，现在西医学动辄经静脉输注用药，药毒已越过皮、孙络、络脉，**直接进入经脉而损五脏，其危害性远超过外感之邪，且抗生素均为性寒之品，如此大剂量用之，能不伤脾胃？** 由是，脾胃受损，中气衰惫，岂不洞泻不止、水谷不入乎？！临床实践证明，长时间、大剂量使用抗生素会引起肠道菌群失调，更何况是年老体衰的病患。

《灵枢·五味》云："故谷不入，半日则气衰，一日则气少矣。"一日不食即可见"气衰""气少"，更何况此患者久不能食，而复加药毒攻伐之！叶天士《临证指南医案·虚劳》说："上下交损，当治其中。"脾胃为后天之本，故此，治病当与用兵同，务使病人先处于不败之地，当急急救护脾胃为要。故方以白参、黄芪、升麻、柴胡、白术、陈皮、炙甘草、芡实、莲子、葛根、石榴皮、赤石脂益气醒脾，升陷固脱。

西药除保留一种抗生素外，停用其他所有药物，仅予全能量合剂以供能、平衡电解质，此亦符合中医理论，能量合剂与水谷精微相同，可以滋润五脏六腑！

1 剂泻止，思食，咳痰大减，各项检测指标大为好转。连进 5 剂，诸症渐平而出院。

又治冠心病心衰患者，不能进食，气息奄奄，以救胃阴而获功！

病案 13 冠心病胃气衰败

周某，女，89 岁。因"反复阵发性胸闷气促 20 年，加重伴下肢水肿 10 余天"入院。入院后经规范的西医治疗，肢体水肿消失，胸闷缓解。然 1 周来，患者精神日差，少气懒言，整日静卧不烦，不食，大便 1 周未解。查：颈静脉不充盈，双肺呼吸音清晰，心律不齐（房颤）、肝颈静脉征阳性。腹软，无压痛及反跳痛，未触及包块，下肢不肿。舌光红，无苔，脉

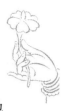

细微结代。视前医之用药，西药口服：贝那普利、β受体阻滞剂、曲美他嗪、螺内脂、速尿片；静脉用药：单硝酸异山梨酯、丹红注射液。中药汤剂：血府逐瘀汤。

此患者为冠心病心衰，从西医治疗指南角度说，用药并无不当。然患者精神日差，少气懒言，整日静卧不烦，不食，一般的医师就当老人病重，脏气衰竭，行将就木，势在必也！"病不当治则不治"，与我何干？

看看前医所用之中药——血府逐瘀汤，仔细分析，与患者的病机并不相合，为什么？血府逐瘀汤为行气活血之代表方，多用于气滞血瘀之胸痹心痛，但患者目前并无胸刺痛固定不移、面口青紫、口干漱而不欲咽、舌质紫暗、脉涩等血瘀证候。病人的临床表现主要为：神衰，不食，大便1周未解，舌光红无苔，脉细微结代，为典型的胃阴衰败之象。饮食不进，脏腑失养，何来正气以抗邪？药不得入，何以拯危救厄？！

此时，当急救胃阴，益气醒脾。方用益胃汤加减（沙参、麦冬、玉竹、石斛、芡实、莲子、白参）。停用原静脉用药，改用生脉注射液，静脉用药亦当遵循中医辨证之法则。惜当今之中医，很多人并不注重。

次日胃口开，其后精神好转，病情稳定而出院。现仍健在。

湖南中医名家刘炳凡先生曾说过："在治疗中能否顾护脾胃之气，是判定一个医师治疗水平的标准。"信不诬也！醒脾胃之法，在脾宜益气健脾，无非参苓白术散、四君子之类加莲子、芡实；在胃宜救胃阴，无非益胃汤加莲子、芡实。盖脾为阴脏，喜燥恶湿，感邪最易伤气，健运失司；胃为阳脏，喜湿恶燥，感邪最宜耗伤阴液。救脾胃之气，从胃从脾入手尤当细辨。

九、须知腑通为用

五脏与六腑的功能特点不同，五脏藏精气而不泻，故满而不能实；六

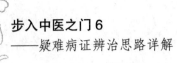

腑传化物而不藏，故实而不能满。六腑以通为用，但在临床上，很多医者并不注重二便不通在疾病发病中的重要作用，只注重疾病本身。岂不知二便不通，必致腑浊、水浊之邪客入体内，不能外排，诸症峰起，每致医者陷于困境，束手无策。《素问·标本病传论》"小大不利治其标，小大利治其本"之训示，当牢记于心。

看下面一则晕厥案诊治经过，便知"六腑以通为用"的重要性。

病案 14　频发晕厥 2 月余

邱某，男，68 岁。门诊病历。

2015 年 7 月 14 日初诊：近 2 月余晕厥频发，每日突发晕厥 4～6 次，每发持续数分钟，移时自醒，不遗留肢体功能障碍。在湖南某省级三甲医院住院治疗 2 月余，无明显好转，肢体活动正常，纳食尚可。大便干结，每 21 天方解一次，很有规律。舌质淡红，苔黄腻，脉弦。住院检查结果：头部 MRI+MRA：脑动脉硬化、脑萎缩，脑血管未见明显异常；血糖、血脂、肝肾功能、心电图均示正常；肾脏彩超示右肾囊肿。出院诊断：高血压，脑动脉硬化，脑萎缩，习惯性便秘。

乍一看此病人，蛮有特色，晕厥频发，这是一个很危险的疾病，但检查又未发现典型的器质性病变，血压控制正常后亦未见明显好转，故久而久之，医生建议患者出院回家疗养，患者经人介绍前来我处就诊。

晕厥，根据教材，当从风、火、痰、瘀、食、虚入手考虑。但这个病人有一个非常独特的现象，就是大便每 21 天解 1 次，而且非常干燥。大便长期不通，必致腑中浊毒之邪内壅，浊毒不得外排，循经上攻，蒙蔽神窍，其能不发"晕厥"乎？！早在两千年前的《素问·标本病传论》就明确告诉我们："六腑以通为用""先小大不利而后生病者治其本"，故其治当先以通腑为要。年老患习惯性便秘，其病机与肾精亏虚，肾阳不足，肠道失去滋润，推动无力密切相关，此点在我的《步入中医之门 5

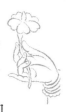

——疑难危重病辨证论治 24 讲》中有详述，可参阅。故方处以济川煎加味。二诊时患者述服药后第二天大便即通，晕厥即止，此后日有如厕，晕厥未再复发。

此案详细诊疗经过见本书相关章节，在本书所辑录的病案中，还有以通便治疗胸痹心痛、失眠、肺胀等诸多案例，若能相互参考，必有所悟。

中医学者孙朝宗先生说："月晕而风，础润而雨，唯天下之静者，乃能见微知著，辨证亦然，当识病机之隐微，庶可得之。"

十、重视调摄护理

常言道治病"三分治，七分养"，此并非无道理，因为疾病之成，往往是因调护不当而起，故调摄护理当引起医家与患者、家属重视，医生须做好患者及家属的相关健康教育。医家们很早就发现并对此引起了高度重视，如医圣张仲景在《伤寒论》中专门写了一篇《辨阴阳易差后劳复病脉证并治》，即指出调摄护理不当可以使疾病复发或加重，且需进一步治疗；《三因极一病证方论》亦撰有《劳复证治》专篇。综合历代医家经验，不难得出，调摄护理应该从以下几方面入手：劳复、生活、精神、服药、理疗。也就是说：疾病未愈或大病新病刚愈，当避免劳心劳力，尤当忌房劳伤肾；生活中应当作息规律，食饮有节，清淡不腻；精神尽可能做到"恬淡虚无""精神内守"；可适当结合相应的理疗，如针刺、艾灸、形体运动等，力求疾病向愈。

看下面的一则医案，便知调护的重要性，这则病案是当年我在基层医院治疗的。

病案 15　急性胆管炎治愈后"食复"

秦某，男，40 岁。因突然发作右上腹部持续性疼痛，伴恶心及呕吐 1

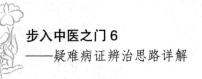

天，同时寒战高热，来到我当时工作的卫生院急诊。查：体温39℃，两目黄染，右上腹压痛。断为"急性胆管炎"，因诊治条件有限，急转芜湖市第二人民医院治疗。

30余日后一个傍晚，患者再次来我院急诊，时我当班，患者症状几乎同前，寒战高热，上腹剧痛，不能按压，恶心欲呕，大便不解。

问其病史方知，患者因"急性化脓性胆管炎"在市二院治疗期间，先是禁食，后又是清淡饮食，病情缓解回家后，其妻因其久未食肉，恐其身体虚弱，买牛肉2斤炖之以为补，患者久未食荤，竟一餐食完，未想，未至半日，发热又起，右上腹疼痛发作。诊察完毕，断为"化脓性胆管炎"复发，建议转上级医院治疗以保安全。但患者拒绝，为什么？首次住院已用人民币4000余元，注意那是1995年的人民币，在现在来看是笔巨款，对当时偏远地区的贫穷农民来说简直是天文数字，由于欠债太多，已无力再次承担巨额费用。要求就地治疗，生死听天由命！

当时在我们卫生院没有什么抗生素，只有青霉素、氨苄西林、庆大霉素、氯霉素几种。于是选用氯霉素静脉滴注。同时根据患者寒战高热，上腹疼痛拒按，恶心欲呕，舌质红、苔黄燥，脉数大有力，断为少阳阳明合病，开方以大柴胡汤加减，和解少阳，内泻热结。用药如下：

柴胡10g，黄芩10g，白芍15g，法半夏10g，枳实10g，生大黄（后下）10g，炙甘草10g。2剂。

嘱患者家属急煎1剂予服之。

未想次日清晨查房，患者热退，腹痛消失，诸症缓解。正在困惑之际，患者解释云："你们医生开方都保守，剂量开得都很小，很难有效，我把你开的2剂药一次性煎服了，昨晚大泻3次，病就好了。"这是个小插曲。

通过这个病案，我们可以在体会到经方通下治疗急腹症的卓越疗效的同时，明白病后饮食调护的重要性，古人所说"食复"绝非虚言！

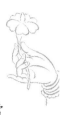

《素问·五常政大论》云："病有久新，方有大小，有毒无毒，固宜常制矣。大毒治病，十去其六；常毒治病，十去其七；小毒治病，十去其八；无毒治病，十去其九。谷肉果菜，食养尽之，无使过之，伤其正也。不尽，行复如法。"《素问·脏气法时论》进一步强调了这一思想，云："毒药攻邪，五谷为养，五果为助，五畜为益，五菜为充，气味合而服之，以补精益气。此五者，有辛酸甘苦咸，各有所利，或散或收，或缓或急，或坚或软，四时五脏，病随五味所宜也。"

余曾治一 10 岁小儿，遗尿 5 年，曾服上千剂中药而罔效，用金匮肾气丸合缩泉丸，加木瓜 5 剂药病瘥，次年仅冬日雪天最冷的时候遗尿一次。复诊再索方，嘱其饮食疗法，羊肉加桂皮就行，未予其他方药。《本草纲目》中云，羊肉能暖中补虚，补中益气，益肾气，治虚劳寒冷，五劳七伤。可用于治疗肾阳不足、虚寒内生之遗尿、遗精、腰膝酸软等症，至于肉桂温补下元的功用则是众医再熟悉不过的了。

药食同源，是每一个中医师都必须明白的道理，仅熟于治，而不善于食养，亦缺也。

十一、勤读中医经典

提到熟读经典，其实是个老话题。在任何时代，熟读中医经典都是学习、研究和运用中医过程中极为重要的环节，是成为一个优秀中医的前提条件。熟读中医经典是中医治学的根基，没有良好的经典理论学习，在临床上面临疑难病证很难做到左右逢源，圆机活法。有关这方面的论述很多，在这儿我说说两个病例的诊治过程，从中大家可能体会到熟读经典的重要性。

病案 16　气瘕——《内经》"脏寒生满病"带来的启示

冯某，男，26 岁，汨罗市人。门诊病历。

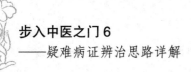
2013年12月19日首诊：形体肥胖，诉腹胀、频繁呃逆6个月，经多项检查及治疗，花费6万余元，病无好转。刻诊：觉腹胀难忍，若能矢气则极感舒适，大便时溏时结，视其腹胀大，叩之如鼓，舌质红，苔黄腻，脉沉滑。X线检查：肠腔大量积气。胃镜：慢性胃炎改变；肠镜：未见明显异常。

这个病人是我们医院放射科王老医师引见来的。根据四诊，断为气瘕，病机为脾胃气滞，治当行气降逆，方药：五磨饮子加减。

木香6g，槟榔10g，陈皮10g，沉香5g，乌药10g，莱菔子30g，苏子10g，丁香6g，柿蒂10g，厚朴15g，当归15g，炙甘草10g。7剂。

辨治思路详解：本案腹大如鼓，颇似鼓胀。《灵枢·水胀》云："鼓胀何如？岐伯曰：腹胀身皆大，大与肤胀等也，色苍黄，腹筋起，此其候也。"鼓胀多兼有腹部青筋暴露、腹水，与西医所说肝硬化腹水类似。患者多项影像、超声检查已予排除。且患者仅有腹中气滞，而无水血内留之表现，当诊断为气瘕。

《妇人规》云："凡病在气分而无停蓄形积者，皆不可下。盖凡用下者，可除有形而不可以除无形。若气因形滞者，去其积则气亦顺，自无不可。若全在无形气分，即下亦不去，而适足以败正气也。宜切识之。散气之法，只在行气，盖气行则散也。但行气之法，大有权宜，如气实则壅滞，宜破而行之；气闭则留蓄，宜利而行之；气热则干涸，宜寒而行之；气寒则凝结，宜温而行之。此散气治瘕之大法也。""破气行气之剂，凡气实气壅之甚而为胀为痛者，宜排气饮、木香顺气散、木香调气散、四磨汤、诸七气汤之类主之。"

患者腹中气壅滞，故腹胀，少矢气，得矢气则舒；气机紊乱，气机上逆则呃逆不止；运化失常，则大便时溏时结。患者体质壮实，故方以五磨饮子加减，药用木香、槟榔、陈皮、乌药、厚朴、莱菔子行气除满，沉香、

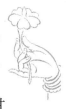

苏子、丁香、柿蒂行气降逆，气滞则血行不畅，故佐当归以和血，伍炙甘草调和诸药。

2013年12月27二诊：自诉呃逆减少大半，腹胀虽显减但未能消除，喜温饮，大便时溏。舌质淡红，苔白腻，脉沉弦。

木香6g，草豆蔻6g，益智仁10g，苍术10g，厚朴10g，陈皮10g，法半夏10g，吴茱萸5g，茯苓15g，柴胡5g，泽泻10g，当归10g，莱菔子30g，炙甘草10g。14剂。

辨治思路详解：患者服用行气降气之品，其病症大减，行气之法符合病机。然破气行气之品不可久用，恐其过用伤正。且患者症见喜温饮、大便溏，苔白腻，**经云"脏寒生满病"，说明存在寒湿内停，侵犯脾胃。**"太阴湿土，得阳始运"，故改以《内外伤辨惑论》之厚朴温中汤行气除满，散寒燥湿。药以厚朴温中下气，散湿除满；草豆蔻、苍术、陈皮、木香、莱菔子苦温燥湿，理气宽中；法半夏、吴茱萸降逆止呃；泽泻、茯苓渗湿；益智仁温脾止泻；柴胡疏肝理气，盖肝主疏泄也；炙甘草调和诸药。

2014年1月16日三诊：呃逆已止，腹无胀满，进食后胃脘有痞满感。舌质淡红，苔薄白，脉沉细。

守上方7剂。

本案就是从《内经》"脏寒生满病"这一理论入手，进一步思考，发现其在气滞之外尚有寒湿困脾之病机，改用《内外伤辨惑论》之厚朴温中汤行气除满、散寒燥湿以收完功的。

病案17　肢体震颤——巧用温病方大定风珠治疗震颤麻痹综合征

卢某，男，73岁，宁乡县人。门诊病历。

2013年10月17日首诊：肢体震颤、步态不稳半月，就诊时行走需人扶持，在西医院就诊，明确诊断为震颤麻痹综合征。大便干结、成条，纳

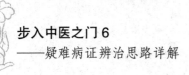

差，乏力，健忘，失眠。舌质淡红，苔白，脉沉细。

根据四诊合参断为颤证，其病机为肝肾阴亏、虚风内动，治以滋补肝肾、育阴息风，方以三甲复脉汤加减。

生牡蛎（先煎）30g，鳖甲（先煎）20g，龟甲（先煎）20g，麦冬15g，火麻仁15g，阿胶（烊化）10g，当归20g，肉苁蓉20g，升麻3g，枳实10g，锁阳20g，怀牛膝15g，天麻10g，白芍15g，菊花10g，炙甘草10g。10剂。

2013年10月28日二诊：震颤明显好转，行走不需扶持，大便顺畅，纳可，失眠。舌质淡红，苔薄白，脉沉细。

上方加法半夏10g，夏枯草10g。7剂。

2013年11月5日三诊：肢体震颤进一步好转，步态较稳，大便调，纳可，舌质淡红，苔薄白，脉沉细。

守上方。14剂。

辨治思路详解：《内经》云："诸风掉眩，皆属于肝。"患者年老，肝肾阴亏，筋脉失养，故发肢体震颤，步态不稳；阴亏肠道失润，故见大便干结；肾精亏虚，脑髓失养，故见健忘、失眠；大便不畅，浊气上泛，故见纳差。舌质淡红、苔白、脉沉细均为肝肾不足之象。治当以滋肾水、息肝风。方以三甲复脉汤加天麻、白芍、菊花滋阴潜阳息风，合济川煎补肾润肠通便。二诊药已中病机，症大减，唯失眠未见好转，加法半夏、夏枯草交通阴阳。

三甲复脉汤本为下焦温病、真阴耗损而设，主治温邪深入下焦，热深厥甚，心中憺憺大动，甚或心胸疼痛，脉象细促者。然其方中生牡蛎、鳖甲、龟甲均有滋阴潜阳息风之功，对于肝肾阴亏、虚风内动正为合拍，用于此证，可为异病同治。

"医非学养深者不足以鸣世，书非选抉严者不可以为法"（秦伯未语，出自《清代名医医案精华》"自序"），名医之根基乃在读书明理，勤于临

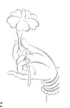

床。当今中医之教材实乃学习中医之入门阶梯，但若想成为一代名医，非博极群书不可，精读经典亦是必不可少的。

十二、敢于迎接挑战

作为一名好中医，不能只把学问做在文章上，更不能只看些不痛不痒之疾，以回避责任。当今中医之衰落，很大程度上就是因为这些。一见到危重症，就说"找西医去吧"，仿佛中医只能看点慢性病或做做保健之类的事宜。很多时候，不敢看重症、急症，其实还是由于基础没打好，或者说是缺乏实践，但是有一点，如果不去实践，学术就难以提高，一辈子也就只能做个庸医了，绝无大的成就。

唐·孙思邈说："凡大医治病，必当安神定志，无欲无求，先发大慈恻隐之心，誓愿普救含灵之苦。……亦不得瞻前顾后，自虑吉凶，护惜身命。见彼苦恼，若己有之，深心凄怆，勿避艰险、昼夜、寒暑、饥渴、疲劳，一心赴救，无作功夫形迹之心，如此可为苍生大医。"（《大医精诚》）只有那些逢遇重症能全力以赴，不避风险，又有过人胆识，才堪称中医之脊梁。

在我的《步入中医之门》系列书中记载有很多疑难危重症的抢救过程，下面我们再说两例。

病案 18　急性肠梗阻——外科放弃的病例

周某，男，91 岁，住院病历。

2013 年 5 月 21 日首诊：患者素有冠心病，10 天前以"阵发性胸闷反复发作 20 余年，再发伴喘息气促、肢体水肿 10 余天"入院，入院诊断为"冠心病，心衰Ⅲ级"，经强心、利尿、扩血管治疗，喘减，肿消，心衰缓解。然入院 10 余日大便未解，近两日出现腹痛腹胀。X 线腹部平片：肠

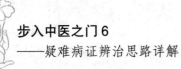

腔积气，有多个液平。外科会诊诊断为急性肠梗阻，予补液、胃肠减压、肛管排气处理。因其年事已高，心功能差，不考虑手术。生死只好全由乎造化了！

这儿必须说明，会诊的外科医师是学中医出身的，后来进修了西医普外科。临证几十年，也做了学术带头人。但我就弄不明白，碰到这样的病人，他怎么就忘记了中医的老本行？作为内科主任，在下午4时我收到下级医师的会诊要求。

刻诊症见：患者形体消瘦，神疲肢倦，腹部胀满，腹痛难忍，呻吟不止，大便10余日未解，不思饮食。舌质淡而干萎，舌中有少量燥苔，脉沉细无力。

很显然，西医诊断很明确，就是急性肠梗阻。根据辨证，断为气阴两亏、肠道失润。治以益气养阴、增液行舟，方以增液承气汤加减。用方如下：

麦冬30g，生地黄30g，玄参30g，大黄10g，芒硝10g，白参5g，黄芪20g，莱菔子20g。1剂。

住院中药无法急煎，以配方颗粒剂等量配伍，开水冲服。

2013年5月22日8时查房：诉服上方，晚8时便通，泻下大便盈盆，腹痛腹胀遂除，舌质淡干，脉沉细无力。予四君子汤合益胃汤益气健脾，养阴润燥。

辨治思路详解："六腑者，传化物而不藏，故实而不能满也"，故"六腑以通为用"。若腑气不通，浊气、水液、积滞存留体内，常常变证丛生，每每危及生命。

患者病重，长期卧床，"久卧伤气"，气耗在前，无力鼓动肠道蠕动，此其病因一也；心衰水肿，大剂利尿，津液耗损，肠道失润，此其成病之二因。气阴耗损，故见形体消瘦，神疲肢倦，舌质淡而干萎，脉沉细无力；

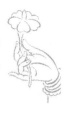

肠道失润，故见大便不通，腹部胀满，腹痛难忍。燥屎内结，浊气上犯，故见舌中少量燥苔。

《素问·阴阳应象大论》云："中满者泻之于内。"《素问·标本病传论》说："先病而后生中满者治其标，先中满而后烦心者治其本……小大不利治其标，小大利治其本。"《素问·玉机真脏论》云："脉盛、皮热、腹胀、前后不通、闷瞀，此谓五实。"五实是死证，五脏皆实，能"身汗得后利，则实者活"，虽是五脏都实，危急之证，但能出汗，能大便通，实证有可活之机。身汗，表邪去；大便通，里邪可去。可见下法在危重症治疗中的地位。

大小便不通，多属病危，故以急急通便为要。根据病机，方选增液承气汤加减。舌质淡而干萎，说明津液耗伤极重，增液尤为重要，故以增液汤作底方增液行舟；气虚更需佐以益气，少佐参、芪以扶正。肠腑不通，更需通腑理气以止痛，故以调胃承气汤加莱菔子行气通便。病情危重，实乃"勉尽人力，不肯稍有遗憾之法也"（《温病条辨》）。

增液承气汤出自于《温病条辨》，是滋阴泄热、增水行舟之剂。温病热结，津液亏耗，燥屎不行，下之又不通，此是无水舟停。所以用增液汤（玄参、生地黄、麦冬）壮水滋阴。硝、黄攻下，以便舟行。阴虚液枯，燥屎不行，下之徒伤其阴，润之又有恋邪之弊，增水行舟之法，以使燥屎顺流而下。硝、黄配增液汤，下之而不伤其阴；增液汤伍硝、黄，润之而无恋邪之弊。

该方虽为温病热结、津液亏耗、燥屎不行而设，但其用药无非增液与通腑两方面。杂病之中，津亏肠道失润，大便不通，病机相同，则可异病同治，采用此方。实践证明，对于肠梗阻、习惯性便秘，每每可奏捷效。

接下来再说一个病例。这个病人持续发热月余，且高热不退，频繁抽搐。住在湘雅医院的感染科，做过多项检查，就是不能确诊，怀疑感染，就是找不到病灶，使用多种抗生素一直未取得疗效。后来，患者的家属想起一表弟在我院外科工作，即我院外科的林医师。他第一反应就想到西医

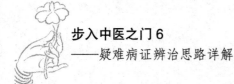

不行，就找中医，人总不能在一棵树上吊死。这与前一病例处置中的医师不同。可以说，林医师的专业信念很坚固。

林医师找我的时候问我是什么病？我估计住院这么久，大会诊一定也不是一次了，就说我也弄不明白，但中医讲究辨证施治，这是我们的长项。

下午 5 时，到湘雅，没想到，他们的医师很客气地接待了我们，虽是私下会诊，却享受了正规邀请的礼遇！并不是所有的西医看不起中医。接待我们的主任医师说："这病我们是没招了，希望你们能帮上忙！"后来，病人痊愈出院。他在西医的感染病学会年会上还讲到这个病例，说："我们没招了，应该去找找中医，就是有一点，中医是怎么看好病的，我们搞不明白。"

接下来我们看看这个病例的诊治过程。

病案 19　高热抽搐——西医束手无策的重症

某男，46 岁，双峰县人。住湘雅感染科。

2014 年 6 月 6 日晚首诊：2014 年 4 月 30 日开始发热，发热前曾患有中耳炎，经治痊愈，其后牙痛，曾予拔牙，拔牙术后 4 日开始发热。在当地治疗近月，其热不退。于 5 月下旬转至湘雅医院感染科，经多项检查，影像学未发现感染病灶，多次脑脊液、血培养亦为阴性，除血常规白细胞 27.5×10^9/L，中性粒细胞 89.2% 外，其他各种生化、免疫检查未发现异常。经美罗培南、万古霉素等多种抗生素治疗，病情无明显缓解。经全院多次大会诊，未明确诊断。病至 6 月 5 日，患者开始频繁出现抽搐。

刻诊见：每日热不退，晨起热轻，下午 3、4 时热势增高，常高达 40℃，近两日虽经镇静剂治疗，但每日抽搐多达七八次，无头痛、呕吐。双眼球结膜充血水肿，口干口苦，喜冷饮，小便黄。舌质干萎，苔黄腻，脉细数。

根据四诊，我认为该病属于痉证，病机为肝火动风，治当以清肝泻火，息风止痉。方以羚羊钩藤汤加减。

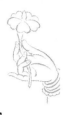

羚羊角（先煎）6g，钩藤 30g、白僵蚕 15g，霜桑叶 10g，川贝母 10g，竹茹 10g，生地黄 30g，菊花 10g，柴胡 10g，黄芩 10g，青蒿 10g，白芍 12g，生甘草 10g。2 剂。

晚 7 时、12 时连进两煎，热势即有下降之势，与前期同时间段比较明显减轻，次日晨 7 时进第 2 剂，其热上午退净，仍与前方煎服，未再发热。

6 月 8 日电话告知，7 日不发热，但仍抽搐 2 次，抽搐次数大为减少，告其原方再进 2 剂。

6 月 10 日电话告知，近两日未发热，亦未再抽搐，告其原方去羚羊角再进 2 剂，随访其后步入坦途。

辨治思路详解：经云："诸风掉眩，皆属于肝。"患者久热不退，导致热极生风，高热、抽搐，眼球结膜充血水肿，口干口苦，喜冷饮，小便黄，均为肝火内炽、热极动风之证，故以羚羊钩藤汤加减治疗清泻肝热、息风止痉。舌干萎，为热极伤阴，故方中生地黄重用，意在甘寒养阴。热势每日以下午 3、4 时定时增高，苔黄腻，说明兼有少阳湿热内蕴，取蒿芩清胆汤之意，以柴胡、黄芩、青蒿和解少阳。另加僵蚕增强息风止痉之功。

我经常外出会诊，但有趣的是请我的大多数是西医，很多还是很有名的西医大教授，这说明什么呢？很值得我们学中医的人去思考！我说这些，不是为了炫耀，而是提醒大家，只有你大胆实践了，才能做到临危不乱，不至于面临危重疑难病症不知所措！

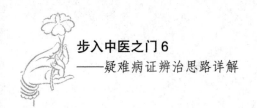

第2讲　心病汗证尤多见，辨分虚实巧选方

　　从事中医的人，都知道有"汗为心之液"之说，但对此理论真正有深刻理解的人并不多。其理论源于《素问·宣明五气》"五脏化液，心为汗"一语，《黄帝内经素问集注》说："心主血，汗乃血之液也。"而《类经》则云："心主血，汗者血之余。"《医宗必读》曰："心之所藏，在内者为血，在外者为汗，汗者心之液也。"故有血汗同源、津血同源之说。

　　在心内科工作久的同道都会有体会，心系疾病临床极易出现汗证，无论是冠心病、扩心病、肺心病，还是心衰或PCI术后。通过对汗证的辨证分析，不仅能有助于对病机的判定，而且对病情的预后判断也有帮助。汗出日久，必耗气伤阴，甚则出现阴阳亡脱之证候。因此，心系汗证的及时治疗，对于心系疾病的康复显得极为重要。

　　临床上心病汗证的出汗部位多见于心胸部，亦可见于全身。关于心病汗证常见的病因病机大致有以下几种。

　　一是虚证，可分为心之气阴两亏、心之气阳两虚、心之阴阳亡脱三型。

　　（1）心之气阴两亏：症见心胸汗出而热，气短，口干，五心烦热，或手足心热，舌质红，少苔，脉细数。治当益气养阴，方用生脉散加浮小麦、麻黄根。就临床所见，此型以胸痹心痛为多。

　　（2）心之气阳两虚：症见心胸汗出而冷，气短，甚则上下气不相续接，畏寒、四肢不温，舌质淡嫩，苔薄白，脉沉细无力。治当温阳益气，方用保元汤合桂枝加龙骨牡蛎汤。临床心衰患者尤以此型为多见。

　　（3）心之阴阳亡脱：症见突然喘息气促，大汗淋漓，声短息微，精神

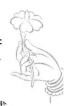

疲惫。阳脱者，冷汗不止，四肢厥冷，舌淡胖有齿痕，苔薄白，脉沉微或脉大按之如空；阴脱者，汗出如油而黏手，舌卷无津，脉细微欲绝。临床多见于急性心衰。偏于阴虚者以大剂生脉饮加大剂量山茱萸为治；偏于阳虚者以参附汤或回阳救逆汤投之；阴阳两虚者又需以全真一气汤为法。虚证之汗证，尚须标本兼治，往往在辨证选方的基础上加浮小麦、麻黄根、瘪桃干、煅龙骨、煅牡蛎收敛止汗。

二是实证，可分为痰热内蕴、心脉瘀阻两型。

（1）痰热内蕴：临床常见于形体肥胖，喜辛辣油腻者。症见汗出而热，其特点为汗出齐颈而还，常胸闷心痛，心悸，口干口苦，舌质红，苔黄腻，脉滑。其治疗当以黄连温胆汤清化痰热，尚需清淡饮食，少食辛辣厚味之品。

（2）心脉瘀阻：患者心胸疼痛反复频繁发作，痛则汗出，其舌质常暗，舌有瘀斑，舌下静脉迂曲，脉涩。治以活血化瘀，代表方为血府逐瘀汤。

下面我们看几个心病汗证的辨治。先看一个心衰重症患者，其面色惨青，四肢湿冷，汗出而冷，脉沉微结代，一派绝汗之表现，险象环生，其治紧守回阳，中西结合，终得回春，实属不易。

1. 扩张型心肌病绝汗案

先看看患者入院时的治疗经过，其病被诊断为"扩张型心肌病、心衰Ⅲ级"。与一般的治法不同，其治疗从中焦入手，采用了健脾燥湿、理气畅中的方法，取得了良好的疗效，为什么？相信大家看完，能从其中获得一些受益。

罗某，男，46 岁，住院病历。

2017 年 9 月 12 日入院：患者 8 年前因胸闷气促反复发作，在湘雅医院被诊断为"扩张性心肌病"，一直在该院门诊或住院治疗，病情一直欠稳定，常因感冒受寒加重。2 个月前病情再次加重，在长沙市某三甲医

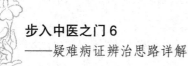

经系统西药治疗，病情一直未见明显缓解。我院骨科王勇主任与其同学，建议转入我院，行中西医结合治疗以提高疗效，遂住入我科。入院时症见：腹胀，呃逆不止，时有嗳气，胸部板闷，咳嗽，痰白，纳少，二便尚可。查：仰靠不能平卧，静息状态无明显气促，面色晦暗而浮，颈静脉充盈，双下肺可闻及湿性啰音，心界向双侧扩大，心率在 110 次/分左右，律不齐，心音强弱不等，腹部膨软，肝脾未触及，双下肢轻度水肿。舌质淡胖，苔厚白腻，脉结代。心电图：快速房颤。胸片：心胸比率 0.7。心脏彩超：RV 21mm，LV 76mm，LA 52mm，AO 26mm，PA 21mm，EF 21.5%，FS 10.3%，各心腔扩大，以左房、左室扩大为著，呈球形，二尖瓣、三尖瓣反流。

西医诊断：扩张型心肌病；快速房颤；心衰Ⅲ级。

中医诊断：心衰。

病机：脾胃亏虚，湿阻中焦。

治法：健脾燥湿，理气畅中。

方药：平胃散合四君子汤加减。

生黄芪 30g，白术 10g，白参 5g，砂仁 6g，厚朴 10g，苍术 10g，陈皮 10g，云茯苓 15g，苏子 10g，仙茅 6g，淫羊藿 15g，炙甘草 10g，枇杷叶 10g，薏苡仁 30g。1 剂。

西药：根据临床诊疗指南，予以强心、利尿、扩血管、调节神经内分泌等，药用"地高辛 0.125mg，po，qd；洛丁新 10mg，po，qd；倍他乐克 25mg，po，bid；5% 葡萄糖注射液 250mL+静滴硝普钠 50mg，ivgtt，qd；肠溶阿司匹林 50mg，po，qd；每天予速尿片 20mg，po，bid；螺内酯 20mg，po，bid。"（西药入院前已用月余）

辨治思路详解：患者虽为心脏疾病，但其临床症状主要表现为：腹胀，呃逆不止，时有嗳气，胸部板闷，咳嗽，痰白，纳少，二便尚可，舌质淡胖，苔厚白腻。从这组证候来看，很显然这病人的主要症状集中

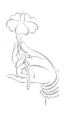

在中焦脾胃。

根据脏腑辨证，患者的临床表现当为湿阻中焦，脾胃气机不畅所致，不仅脾胃气机不畅，而且还出现胃气上逆。病机在中焦，为何会出现心胸板闷不畅呢？《灵枢·经别》云：**足阳明之正，上至髀，入于腹里，属胃，散之脾，上通于心，上循咽……合于阳明也。**"说明足阳明胃经的经脉是和心相联系的，中焦湿浊可以通过经脉上逆，上犯心胸，导致胸阳蔽塞。故其治疗的关键在于燥中焦之湿，健脾胃运化，理中焦气机。方以平胃散燥湿和中，砂仁、苏子理气宽中、降气和胃，人参、黄芪、白术、云茯苓、薏苡仁健脾祛湿，枇杷叶降逆止呕，且能宣畅肺气，肺气宣则一身之气机顺达，此三仁汤用杏仁之法尔。"心气通于肾"，故用仙茅、淫羊藿温肾阳，助阳化湿。

效果如何？服前方第 2 天，腹胀消失，呃逆止，嗳气未再发，胸部感到舒畅，仍咳，痰少。至 27 日，情况稳定，仍守前法加减。

绝汗诊治经过

患者病情在 10 月 2 日急转直下，迅速表现为心阳暴脱，绝汗不止，危在旦夕。接下来我们回顾下这个病人的治疗经过、辨证用药思路、处方用药的效果以及不足的地方。

10 月 3 日查房：患者诉昨日不慎受凉，随后出现喘息气促，咳嗽，咳痰色白，视其面色惨青，头汗出，额头冷，动则前胸、后背冷汗不止，四肢湿冷，小便量少。舌质淡胖，边有齿痕，水滑苔，脉沉细微结代。查体：双肺中下部出现大量湿性啰音。

制附片（先煎）6g，干姜 6g，桂枝 10g，生黄芪 30g，白参 10g，云茯苓 20g，山茱萸 20g，炙甘草 10g。1 剂。

西药在前方案中加硝普钠 50mg+5% 葡萄糖注射液 250mL，静滴，q8h。

辨治思路详解：分析患者病情，当属外感再次导致心衰加重，且病情

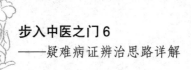

危急。患者喘咳，面色惨青，头汗出，额头冷，动则前胸、后背冷汗不止，四肢湿冷，脉微欲绝，一派元阳欲脱之象。汗为心之液，冷汗不止，心气外泄，有心气亡脱之险。急以四逆汤合参附汤加减回阳救逆，加黄芪益气固脱。重用山茱萸固摄元气，此乃张锡纯之经验。元阳亏虚不能气化，患者小便量少，以桂枝配茯苓温阳化气利尿。

按语：山茱萸固脱出自于近贤张锡纯之《医学衷中参西录》。张氏论云："治寒温外感诸证，大病瘥后不能自复（阴阳气血脱失过甚，呈全身功能衰竭状态），寒热往来，虚汗淋漓（大汗亡阳，气血将脱）；……目睛上窜，势危欲脱（脑危象休克先兆）；或喘逆（呼吸衰竭，气脱于上），或怔忡（严重心律失常，心跳骤停之先兆），或气虚不足以息（呼吸衰竭）。诸证若见一端，即宜急服（来复汤）。"盛赞山茱萸救脱之功，较参、术、芪更佳。"凡人身之阴阳气血将散者，皆能敛之。故救脱之药，当以萸肉为第一。""大能收敛元气，振作精神，固涩滑脱。因得木气最厚，收涩之中兼条畅之性，故又通利九窍，流通血脉……敛正气而不敛邪气。"余师其意，治脱证，每以生脉散或四逆汤中重加山茱萸一味。实践证明，可有效地提高临床疗效。

10 月 4 日查房：病情无明显改善，冷汗加重。改方如下：

制附片（先煎）15g，干姜 10g，桂枝 10g，生黄芪 30g，小红参 10g，云茯苓 30g，麻黄根 6g，浮小麦 10g，炙甘草 10g。

辨治思路详解：汗为心之液，以余之临证经验，心阳虚衰、甚则心阳欲脱之人，每多冷汗不止，甚则冷汗淋漓。若汗不能收，心阳必脱无疑。对此病人的病情，汗的观察极为重要。若经过治疗，汗收，病情很快会好转；若汗出不止，不是辨证失误，就是选方用药存在不足，或病情极为危重，预后极差。

附片为回阳必用之品，该品下可以温元阳以固脱，上可以温心阳以通

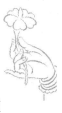

脉，中可以温脾阳以健运，外可以固卫阳以祛寒。每人对温阳之附片反应不一，有小剂量即起效者，也有需大剂量方能显功。就此病人而言，前方辨证选方不应存在失误，但病情无丝毫好转，说明附片仅用 6g 可能存在病重药轻，故无效果。

处方用药与前方大法一致，加大附子用量以增强温阳固脱之功；白参改红参，红参性温，对于阳虚有寒者，其效胜于白参；另加麻黄根、浮小麦收敛止汗。

10 月 9 日查房：患者四肢不再湿冷，冷汗明显减少，面色转润泽，喘平，肺部啰音大大减少。

制附片（先煎）25g，炙甘草 30g，干姜 10g，小红参 15g，生黄芪 50g，桂枝 10g，云茯苓 30g，仙茅 6g，淫羊藿 10g，煅牡蛎（先煎）30g。3 剂。

辨治思路详解：温阳已见效，四肢不再湿冷，汗减，面色转润，可以说药已中病机。思《伤寒论》治少阴病，用大剂量附片组方，遂再加附片用量，更加仙茅、淫羊藿温补肾阳，煅牡蛎收敛止汗。

10 月 12 日查房：四肢虽不湿冷，但仍未温暖，舌质仍淡胖，苔白滑，脉沉细结代。

小红参 15g，制附片（先煎）30g，干姜 10g，炙甘草 30g，桃仁 10g，红花 10g，桂枝 10g，巴戟天 6g，淫羊藿 15g，山茱萸 20g，生黄芪 50g，云茯苓 40g，怀牛膝 10g，五味子 10g。3 剂。

辨治思路详解：于前方加重温阳剂量，佐入通脉之品，实为《医林改错》之急救回阳汤。此方较四逆汤更符合西医学之理。大凡阳气亡脱之人，四末逆冷，西医学认为末梢血液循环不好，王清任在四逆汤中佐入活血之品治疗脱证，与西医之说实有贯通之处。

方用急救回阳汤回阳救逆，加巴戟天、淫羊藿增强温补元阳之功，重

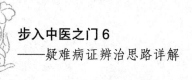
用山茱萸、黄芪益气固脱，怀牛膝、五味子纳气归肾，桂枝通心阳，大剂量茯苓敛心汗。

按语：《医林改错》急救回阳汤，组成：党参24g，附子（大片）24g，干姜12g，白术12g，甘草9g，桃仁（研）6g，红花6g。功能：回阳救逆，活血化瘀。主治：霍乱，上吐下泻，转筋，眼胞塌陷，汗出如水，肢冷如冰。

10月15日查房：病情进一步好转，温阳有效，守前方损益再进。

制附片（先煎）35g，炙甘草30g，干姜10g，桃仁10g，红花10g，小红参15g，巴戟天6g，淫羊藿15g，桂枝10g，山茱萸20g，生黄芪50g，云茯苓40g，怀牛膝10g，五味子10g。3剂。

辨治思路详解：递增附片剂量，确保安全。

10月18日查房：四肢已温暖，冷汗收，咳止，仅右侧下肺可闻及少量湿性啰音。

守前方，附片加量，用40g。

静滴硝普钠减一组。

10月19日患者含第一煎药汁，出现舌麻，此为附片煎煮时间过短，上午未再进药（为防附片中毒），下午面色转灰暗，四肢再次湿冷，头额、心胸冷汗出，气短不得续，先以西地兰静注0.2mg处理，取夷（西医）所长，补我所短。重煎1剂再服。嘱其先煎附片2小时，再与余药同煎1小时，服用前先含服煎汁，如口麻不可用，再延长煎药时间。

辨治思路详解：**患者不能停用半日温阳之剂，可为阳气已极端衰微，预后极差**，嘱其久煎附片2小时，前方继用。辨证已明，用药已到极量，寄希望于奇迹，尽人事尔。医者治病难留命，病不当治，治亦难以取效。

10月20日查房：患者精神转佳，面色变为明朗润泽，四肢转温暖，冷汗收，静息状态下无明显气促，中药守前再进。

10月25日查房：守前方，近几日病情尚稳定，未发急性左心衰，自

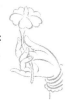

昨日起出现下利清谷，日行 4~5 次，面色灰暗，四肢又凉，舌质淡嫩，苔薄白，脉沉细结代。

白参 15g，制附片（先煎）40g，干姜 10g，炙甘草 30g，桂枝 10g，山茱萸 30g，赤石脂 10g，石榴皮 15g。

辨治思路详解： 下利清谷，为肾阳亏虚，故合桃花汤加石榴皮，温阳、收敛固涩。仍以人参四逆汤温阳益气，佐用山茱萸固元气，以桂枝通心阳。

10 月 27 日泻止，病情稳定。

10 月 29 日因医保费用关系出院，带中药 15 剂出院。

白参 15g，制附片（先煎）40g，干姜 10g，炙甘草 30g，桂枝 10g，山茱萸 30g。

辨治思路详解： 大便未再溏泻，不需再用收敛，前方去石榴皮、赤石脂。

后记：此患者出院后一直在门诊接受中药治疗，以四逆汤为底方加减，附片逐渐加量至 60g，每日 1 剂，病情大为改观。每次就诊都自骑摩托来院，近 1 年病情未反复。后因外感，病情再度加重，入住某西医院，治疗 2 个月无效而亡。

2. 冠脉介入支架术后汗出不止案

唐某，男，45 岁，长沙市人。门诊病历。

2012 年 4 月 12 日首诊：2 个月前因急性心肌梗死在湘雅附二院急诊行心脏支架置入术后，入夜周身汗出不止，屡经西医治疗无效，不得已改求中医。刻诊：汗出不止，恶风，疲乏气短，口干，舌质淡红，苔薄白，脉沉细。

西医诊断：心肌梗死 PCI 术后。

中医诊断：汗证。

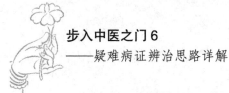

病机：气阴两亏，营卫不和。

治法：补益气阴，调和营卫。

方药：生脉散合桂枝加龙骨牡蛎汤加减。

黄芪 30g，白参 5g，麦冬 10g，五味子 10g，桂枝 10g，白芍 10g，煅牡蛎（先煎）30g，煅龙骨（先煎）30g，生姜 3 片，大枣 10 枚，炙甘草 10g。7 剂。

2012 年 4 月 19 日二诊：服药 2 剂汗止，疲乏减，口不干。效不更方，守方 5 剂巩固。

辨治思路详解：临床上 PCI 术后汗出不止者非常多见，西医对此多无良策，每每转求于中医。PCI 术后为什么常出现汗证？我的看法是，其病机与心肌梗死及手术耗损宗气密切相关。心脏之搏动，心脉之畅行，需依赖于宗气之充足。《灵枢·邪客》说："宗气……以贯心脉，而行呼吸。"而张锡纯说宗气为"诸气之纲领"。《医旨绪余·宗气营气卫气说》曰："宗气者，为言气之宗主也，此气搏于胸中，混混沌沌，人莫得而见其端倪，此其体也。及其行也，肺得之而为呼，肾得之而为吸，营得之而营于中，卫得之而卫于外。"宗气虚则在外之卫气亦不足，卫外不固，营阴不能内守，每致心胸汗出不止。《难经·十四难》说："损其心者，调其营卫。"其中的含义可能就有心病汗证治疗需调其营卫。

患者病起急性心肌梗死介入术后，心气大伤，宗气受损，卫气亏虚，营阴不能内守，以致久汗损气耗阴，而见疲乏气短，口干。故其治疗当固宗气，益气阴，调和营卫，收敛止汗。故方以生脉散加减，方中参、芪补宗气，麦冬、五味子益心阴，桂枝汤调和营卫，加煅龙骨、煅牡蛎固涩止汗。

3. 心衰汗出水肿案

朱某，女，78 岁。门诊病历。

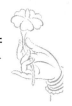

2012 年 5 月 7 日首诊：反复阵发性胸痛 10 余年，气短伴肢肿 3 年，再发加重 1 周。现症见：胸部汗出不止，动则气促，腹胀，畏寒，腰骶尤甚，手足麻木，口干，小便频，大便溏，双下肢重度水肿，舌质淡红，苔薄黄，脉沉细。患者多次住院治疗，明确诊断为冠心病、心脏扩大、心功能Ⅳ级。因其心衰反复发作，病情较重，建议住院治疗，但家属因其最后一次住院出院不足半月，拒绝。

西医诊断：冠心病；心脏扩大；心功能Ⅳ级。

中医诊断：水肿；汗证。

病机：肺脾气虚，水湿内停。

治法：健脾益肺，利水渗湿。

方药：参苓白术散合苓桂术甘汤加减。

白参 10g，生黄芪 30g，桂枝 10g，白术 10g，茯苓 30g，薏苡仁 30g，生姜皮 10g，大腹皮 10g，陈皮 10g，砂仁 10g，炙甘草 10g，麦冬 10g，五味子 10g。10 剂。

辨治思路详解：患者气短，腹胀，肢肿，便溏，舌质淡红，脉沉细，一派中气亏虚、脾虚湿阻之象。"脾气一虚，肺气先绝"，故见胸闷气短，动则尤甚。营卫出中焦，中气亏虚，则卫气必损，卫虚不能固护肌表，腠理开泄，则营阴外泄而汗出不止，故方以参苓白术散加黄芪健脾益气利水；小便频、口干、苔薄黄为长期使用呋塞米之药证，利水过久而伤阴液，故方加麦冬、五味子养阴；畏寒，腰骶尤甚，提示湿阻阳气不通，故加桂枝温阳化气，且与方中白术、茯苓、甘草共同组成苓桂术甘汤。加大腹皮、生姜皮祛皮里膜外之水，增强利尿消肿之功。

2012 年 5 月 17 日二诊：腹胀、肢肿、手麻均明显好转，汗出已止，大便仍溏。舌质淡红，苔薄黄，脉沉细。

上方加紫苏梗 10g。14 剂。

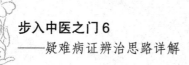

辨治思路详解： 汗为心之液，汗出已止，说明药中病机，心气有恢复之佳象。症已大减，故守前方。腹胀，加紫苏梗理气和胃。

2012年5月31日三诊：腹胀显减，水肿大为消退，呃逆，大便仍溏，舌质淡红，苔薄黄，脉沉细。

白参10g，生黄芪30g，白术10g，薏苡仁30g，砂仁6g，陈皮10g，茯苓30g，藿梗10g，汉防己10g，紫苏梗6g，大腹皮15g，生姜皮6g。14剂。

辨治思路详解： 前用参苓白术散加减健脾利水，腹胀显减，药中病机，再加藿梗理气和胃。

2012年7月19日四诊：已无腹胀，水肿除，诸症均缓解，舌质淡红，苔薄黄，脉沉细。

白参10g，生黄芪30g，茯苓15g，薏苡仁30g，桂枝10g，麦冬10g，五味子10g，生姜皮10g，大腹皮10g，白术10g，炙甘草10g，紫苏梗10g。14剂。

辨治思路详解： 病情缓解，以参苓白术散合苓桂术甘汤加减以温阳健脾利水。苔薄黄为利尿日久，耗气伤阴，合生脉散以益气养阴，以巩固疗效。

按语： 参苓白术散由人参、白术（麸炒）、茯苓、山药、薏苡仁（炒）、莲子、白扁豆（炒）、砂仁、桔梗、甘草组成，具有补脾气、益肺气、培土生金之功。临床上常用于脾虚湿盛之泄泻，或脾虚痰阻、上蓄于肺之咳嗽痰喘等症。余在临床上喜以此方治疗心衰，其辨证要点是除胸闷、气促外，尚有腹胀、纳差、便溏、肢肿等脾气亏虚病证。畏冷合用苓桂术甘汤，多在方中加入大剂量黄芪（30~50g），肢肿甚者每合五苓散或加生姜皮、大腹皮，疗效确实可靠。

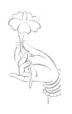

4. 冠心病 PCI 术后盗汗案

杨某，男，72 岁。门诊病历。

2015 年 9 月 15 日首诊：阵发性胸闷气短反复发作 20 余年，确诊为冠心病，2001 年因心肌梗死在湘雅二院行心脏支架术，其后一直口服西药治疗。**近半年来，入夜汗出湿衣，每夜需换衣二三套，汗冷，畏风，**下肢胫前内侧水肿，按之凹陷不起，夜尿频。舌质淡红，苔黄，脉弦。既往有高血压、痛风、丹毒病史。

西医诊断：冠心病，心绞痛，心功能Ⅲ级。

中医诊断：盗汗。

病机：心脾气虚，营卫不和。

治法：补益心脾，调和营卫，利水消肿。

方药：参苓白术散合桂枝加龙骨牡蛎汤加减。

黄芪 30g，白参 10g，茯苓 30g，薏苡仁 30g，陈皮 10g，砂仁 6g，桂枝 10g，白芍 10g，煅龙骨（先煎）30g，煅牡蛎（先煎）30g，炙甘草 10g，当归 20g，大枣 10 枚，生姜 3 片。7 剂。

辨治思路详解：心病日久，心气必亏，又症见下肢胫前内侧水肿，从经络循行分析，胫内侧为足太阴脾循行之部位，结合舌质淡红，当为脾虚水湿内停。故方以参、芪补益心脾之气，茯苓、薏苡仁健脾利水渗湿。水停则湿阻，湿阻则脾气滞，凡水由脾胃亏虚引起者，当佐入陈皮、砂仁理气以运脾，盖气行则水行。虽为盗汗，主症仍为汗出、恶风，桂枝加龙骨牡蛎汤调和营卫、收敛止汗最为合拍，故合用之。血汗同源，心主血，汗出过多，阴血必损，佐入当归养血和血。

2015 年 9 月 24 日二诊：盗汗大减，夜间已不需更衣，下肢水肿减轻，膝痛，小便频，大便可。舌质淡红，苔薄白，脉沉弦。

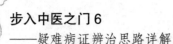

黄芪 30g，茯苓 30g，桂枝 10g，生姜 3 片，大枣 10 枚，白芍 10g，煅龙骨（先煎）30g，煅牡蛎（先煎）30g，炙甘草 10g，续断 10g，狗脊 10g，怀牛膝 15g。14 剂。

辨治思路详解： 病症大减，方证相符，仍守前法，以黄芪补心脾之气，合茯苓健脾利水，继用桂枝加龙骨牡蛎汤调和营卫，收敛止汗。膝为肾之用，肾司二便，膝痛、夜尿频证属肾气亏虚毋需质疑，加续断、狗脊、怀牛膝益肾。

5. 复杂性先心病术后偏身盗汗案

蒋某，男，36 岁，邵阳市人。门诊病历。

2015 年 12 月 1 日首诊：患复杂性先心病（SLL 型：室间隔缺损，矫正型大血管转位，肺动脉瓣狭窄，右室流出道梗阻，右旋心），1997 年 10 月 10 日于湘雅二院行室间隔缺损修补术、肺动脉瓣狭窄切开术、右室流出道疏通术。1 年前因肺部感染服用西药（具体不详）后出现盗汗，曾于多处就诊效果不显。现症见：盗汗甚，汗冷，夜间需换衣 3 次，感冒后加重，左半身汗出多，右半身少汗，喝热汤亦大汗出，畏寒，偶发寒战，冷入骨，口干，心悸，气短，疲乏，焦虑，偶发心痛，持续 1~2 秒，能自行缓解。舌质淡红，苔薄白，脉沉细。

检查资料：湘雅医院（2014 年 4 月 8 日）彩超示先心病：矫正型大动脉转位，室间隔缺损修补术后，起搏器安置术后（室水平未见明显残余分流），全心增大，主、肺动脉稍宽；肺动脉瓣二叶瓣（先天性畸形）射流速度增快并轻度反流；二、三尖瓣轻中度反流，主动脉瓣轻度反流。

西医诊断：复杂性先心病（SLL 型），矫正型大动脉转位，室间隔缺损修补术后，起搏器安置术后，心房扑动。

中医诊断：汗证。

病机：心肾阳虚，营卫不和。

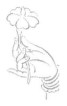

治法：温补心肾，调和营卫。

方药：桂枝加附子汤加减。

制附片（先煎）5g，桂枝10g，白芍10g，炙甘草10g，大枣10枚，生姜3片，桑叶15g，茯苓30g，煅龙骨（先煎）30g，煅牡蛎（先煎）30g，柴胡10g，黄芩6g。7剂。

辨治思路详解： 心悸，气短，疲乏，焦虑，偶发心痛，乃心气亏虚；畏寒，偶发寒战，冷入骨，乃肾阳亏虚；盗汗甚，汗冷，畏寒，营卫不和也；汗出偏身，升降失常，阴阳不和。方以桂枝汤调和营卫，加龙骨、牡蛎收敛止汗；佐以柴胡、黄芩调和阴阳；加制附片温补肾阳；大剂量茯苓能补心气止心汗，大剂量桑叶敛肺汗，乃前人之经验，其汗证病发心肺疾患后，故用之。

2015年12月10日二诊：上症稍有好转，仍盗汗，心悸，气短，疲乏，畏寒，身冷，大便溏，日2次。舌质淡红，苔薄白，脉沉细无力。

白参10g，黄芪30g，升麻5g，柴胡5g，桔梗10g，制附片（先煎）15g，桂枝10g，白芍10g，生姜3片，大枣10枚，煅龙骨30g，煅牡蛎（先煎）30g，麦冬10g，远志6g，茯神15g，五味子10g，炙甘草10g。10剂。

辨治思路详解： 诸症未见大的好转，辨证当重新审视。服前方后便溏，结合用药，方中黄芩苦寒伤阳，患者素有阳虚，复因黄芩苦寒损伤脾阳，故见便溏，苦寒之品不可再用，去黄芩。患者心悸、气短，为宗气亏虚之明征，宗气贯心脉而司呼吸，故方以升陷汤去知母加人参升补宗气。盗汗，畏寒，身冷，为素有阳虚，卫外不固，以制附片、桂枝汤温补肾阳，调和营卫。加龙骨、牡蛎收敛止汗。汗出日久必损阴津，故加麦冬、五味子养阴。心悸，焦虑，乃心神失养，佐远志、茯神养心安神。

2015年12月24日三诊：盗汗大为好转，下半夜无汗出，仅上半夜需

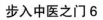
换衣 1 次，夜间心悸好转，精神转佳，食后胃脘饱胀，反胃，畏风。舌质淡红，苔薄白，脉沉细。

白参 10g，麦冬 10g，五味子 10g，桂枝 10g，白芍 10g，炙甘草 10g，生姜 3 片，大枣 10 枚，煅龙骨（先煎）30g，煅牡蛎（先煎）30g，法半夏 10g，苏梗 10g，厚朴 10g，茯苓 15g。10 剂。

辨治思路详解：盗汗、心悸明显好转，说明益气温阳、调和营卫、收敛止汗符合病机，故仍以白参益心气，桂枝加龙骨牡蛎和营卫以止汗。久汗必伤阴，故合生脉散养心阴。食后胃脘饱胀，反胃乃胃气壅滞上逆，予四七汤理气和胃，降逆止呕。

药毕汗止，腹胀、反胃除，诸症缓解。

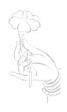

第3讲　心律失常分快慢，辨证用方有规律

　　心律失常临床极为多见，有功能性的，也有心脏器质性疾病引起的。其分型甚为复杂，但总的来说，可分为快速性心律失常、缓慢性心律失常。西医对于快速性心律失常，临床上常用的药物有β受体阻滞剂、地高辛、美西律和胺碘酮，或行射频消融术等，但受益者并不多。对于缓慢性心律失常，如房室传导阻滞、病态窦房结综合征所致者，缺乏有效的治疗药物，每需依赖安装起搏器。由于种种原因，如患者经济拮据、心理因素等，部分患者并不能接受。而中医药在心律失常方面大有学问可做。

　　心律失常属于中医心悸、怔忡范畴。早在《内经》已认识到心悸的病因有宗气外泄、心脉不通、突受惊恐、复感外邪等。汉代张仲景的《金匮要略》和《伤寒论》，称之为"心动悸""心下悸""心中悸"及"惊悸"等，并认为其主要病因有惊扰、水饮、虚劳及汗后受邪等，并记载了心悸时表现的结、代、促脉及其区别，提出了基本治则，并以炙甘草汤等为治疗心悸的常用方剂。《医学正传·惊悸怔忡健忘证》对惊悸、怔忡的区别与联系有详尽的描述："怔忡者，心中惕惕然动摇而不得安静，无时而作者是也；惊悸者，蓦然而跳跃惊动，而有欲厥之状，有时而作者是也。"《红炉点雪·惊悸怔忡健忘》云："惊者，心卒动而不宁也；悸者，心跳动而怕惊者；怔忡者，心中躁动不安，惕惕然如人将捕之也。"

　　余在临床上治疗心悸，大致分型与用方如下。

　　（1）气虚血少：不论有无器质性心脏病变，症见心动悸而不安，疲乏少气，形体虚羸，舌干萎或舌光少苔，脉结代，心率快慢不一者，以炙甘草汤加减治疗，其中炙甘草必用30g以上以补心气，生地黄60～120g，该方必以酒煎方可取效，因地黄所含的抗心律失常成分不能为水所提取，必加以酒方可煎出。

（2）宗气下陷：此型常见于扩心病、风心病、甲心病、围产性心肌病所致心衰患者，或缺血性心肌病型冠心病及各种功能性心律失常或房室传导阻滞者，临床以心悸、气短、提不上气、动则气欲脱为辨证要点。凡具此证，必以升陷汤去知母加人参、山茱萸大补宗气，每在方中加葛根升中焦清阳，甘松健脾胃，以促宗气之生成，且葛根、甘松二味有良好的抗心律失常作用。若多汗者合桂枝加龙骨牡蛎汤。

（3）寒凝心脉：此型常见于缓慢性心律失常或房室传导阻滞，患者每感心悸怔忡，常伴畏冷，四肢不温，喜温饮，舌质淡嫩，脉沉细。常以阳和汤加减温阳通脉。临床使用时，常将方中肉桂改成桂枝以温通心阳，肉桂善补下焦元阳，多守而少走，通心阳之力不足。吾常在方中佐入细辛、附片以增强温通心脉之力。若系老年患者，兼见便秘者，每在方中加入怀牛膝、肉苁蓉、锁阳之类温阳通便。

（4）心胆气虚：心悸，善惊易恐，坐卧不安，病人常感心中有做贼恐被抓捕之不宁，少寐多梦，人感疲乏，舌苔薄白或如常，脉象动数或虚弦。余临证常用桂枝加龙骨牡蛎汤合安神定志丸，以镇定神志、养心安神。桂枝汤中桂枝有温肝阳、条达肝气作用，白芍能养肝阴，正合肝体阴用阳之特点，方中龙、牡镇静安神。此系余在临床上对桂枝加龙骨牡蛎汤的拓展使用，屡屡取得良好的抗心律失常疗效。

五脏相关，又有脾气亏虚、肾精不足而致心神失养，痰火扰心、水饮凌心而致心神不宁者，当随证施治。

下面从实例看几例心律失常的辨证施治。

1. 心源性晕厥案

李某，女，73岁，长沙市人。门诊病历。

2013年1月17日首诊：**反复晕厥，移时自醒，近1周发作6次**。发

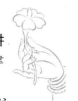

作前心悸，上下气不相续接，胸闷，头晕，纳差，舌质淡红，苔薄白，脉沉细。血压：120/70mmHg。既往有冠心病、心律失常病史。拒查 24 小时动态心电图。建议住院治疗，患者拒绝，告其原治疗心脏病西药（酒石酸美托洛尔、单硝酸异山梨酯、曲美他嗪、肠溶阿司匹林）原量续服。

西医诊断：心源性晕厥？

中医诊断：厥证。

病机：宗气下陷，肾精亏虚。

治法：升提宗气，补益肾精。

方药：升陷汤加减。

黄芪 50g，白参 5g，升麻 5g，柴胡 5g，桔梗 10g，山茱萸 10g，何首乌 15g，菟丝子 10g，补骨脂 10g，怀牛膝 15g，巴戟天 15g，丹参 15g。7 剂。

辨治思路详解： 传统中医理论认为，老年眩晕多责之于肾精不足，不能上注于脑，脑髓失养。《灵枢·卫气》说："上虚则眩。"《灵枢·海论》云："髓海不足，则脑转耳鸣，胫酸眩冒。"其说与临床极为符合，对于老年眩晕治疗来说，益肾为重要的法则之一。

然《灵枢·口问》又说："上气不足，脑为之不满，耳为之苦鸣，头为之苦倾，目为之眩。"张锡纯认为大气陷，不能上达于脑亦可发为眩晕。由此，张氏提出了另一创新理论，认为宗气下陷亦可出现上述类似症状，他说："其神昏健忘者，大气因下陷，不能上达于脑，而脑髓神经无所凭借也。""而此气（大气，即宗气），且能撑持全身，振作精神，以及心思脑力、官骸动作，莫不赖乎此气。此气一虚，呼吸即觉不利，而且肢体酸懒，精神昏愦，脑力心思为之顿减。"这一创新理论为心脑血管病的治疗开拓了新的治疗思路。

《内经》明确指出，心脏之所以能充血脉，其关键在于宗气的作用。《灵枢·邪客》说："宗气积于胸中，出于喉咙，以贯心脉，而行呼吸。"说明

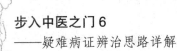

宗气是推动心脏搏动使血液在脉管运行的主要动力。《素问·平人气象论》言："胃之大络，名曰虚里，贯膈络肺，出于左乳下，其动应衣（手），脉宗气也。""左乳下，其动应衣"，"其"说的是心脏的搏动。张锡纯在《医学衷中参西录》一书中说："胸中大气，一名宗气，《内经》谓其积于胸中，以贯心脉，而行呼吸。盖心肺均在膈上，原在大气包举之内，是以心血之循环、肺气之呼吸，皆大气主之。"又说"且细审'以贯心脉，而行呼吸'之语，是大气不但为诸气之纲领，并可为周身血脉之纲领矣"。张氏对《内经》宗气理论的发挥，为当代众多医家从宗气下陷论治心系疾病提供了理论依据。宗气不仅能"贯心脉"，而且"行呼吸"，宗气亏虚或下陷，必然导致肺主治节功能紊乱，从而出现心搏异常。

本案主症为反复晕厥，移时自醒，**发作前心悸，上下气不相续接**，胸闷，头晕，兼见纳差，舌质淡红，苔薄白，脉沉细。符合张氏对《内经》学说的发扬，故以升陷汤以升举宗气。年老之人，多有肾气亏虚，佐以山茱萸、何首乌、菟丝子、补骨脂、怀牛膝、巴戟天益肾补精，丹参以通血脉。

2013年1月24日二诊：**服药7日，只发作3次晕厥，持续时间较前为短，已较前大为好转，仍发作前心悸**，兼见面浮肿，但下肢不肿，大便日行2～3次，舌质淡红，苔薄白，脉沉细。建议住院治疗（患者拒绝）。

黄芪50g，白参10g，升麻5g，柴胡5g，桔梗10g，桂枝10g，丹参15g，三七粉5g（冲服），当归15g，炙甘草10g。7剂。

辨治思路详解：药已中病机，患者无耳鸣、腰膝酸软、足弱等肾虚之症状，故去益肾药。心主血脉，心动在于阳气之鼓动，故以升陷汤升补宗气，加桂枝温通心阳。宗气亏虚，不能行血，每有心血瘀阻之"隐"机。故加丹参、三七粉、当归养血和血。

2013年1月31日三诊：服药期间，**只发作3次头晕，但无意识障碍**，大便溏，日2～3次。舌质淡红，苔薄白，脉弦。

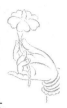

黄芪 50g，白参 10g，升麻 5g，柴胡 5g，当归 15g，白术 10g，茯苓 20g，陈皮 10g，葛根 30g，赤石脂 15g，何首乌 10g，丹参 15g。7 剂。

辨治思路详解：病情大为缓解，只晕不厥，说明升补宗气之法辨证准确，现见大便溏，次数多，说明不仅宗气虚，而中焦之气亦陷，故改补中益气汤加减。盖宗气之形成，乃中焦之水谷之气与大自然清气相合而成，故补中气亦可间接升补宗气。故方以补中益气汤健脾益气，升阳举陷，加葛根升阳止泻，佐赤石脂收敛止泻。宗气之形成根于肾气，故加何首乌益肾精。

2013 年 3 月 7 日四诊：服上方，诸症缓解，**头晕 2 个月未再发作**。近期又发大便次数多，日 2 ~ 3 次。舌质淡红，苔薄白，脉沉细。

续服上方 14 剂。

按语：升陷汤出自张锡纯《医学衷中参西录》，全方由黄芪、升麻、柴胡、桔梗、知母所组成。"治胸中大气下陷，气短不足以息，或努力呼吸，有似乎喘，或气息将停，危在顷刻。其兼证，或寒热往来，或咽干作渴，或满闷怔忡，或神昏健忘，种种病状，诚难悉数。其脉象沉迟微弱，关前尤甚。其剧者，或六脉不全，或参伍不调。"方"以黄芪为主者，因黄芪既善补气，又善升气，且其质轻松，中含氧气，与胸中大气有同气相求之妙用。惟其性稍热，故以知母之凉润者济之；柴胡为少阳之药，能引大气之陷者自左上升；升麻为阳明之药，能引大气之陷者自右上升；桔梗为药中之舟楫，能载诸药之力上达胸中，故用之为向导也。至其气分虚极者，酌加人参，所以培气之本也；或更加萸肉，所以防气之涣也。至若少腹下坠或更作疼，其人之大气直陷至九渊，必需升麻之大力者以升提之，故又加升麻五分或倍作二钱也。方中之用意如此，至随时活泼加减，尤在临证者之善变通耳"。

余在临床上，凡症见心悸、气短甚则上下气不相续接，多以升陷汤加

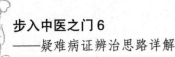

减治疗。尤其对于心系疾病，如心衰、心律失常、扩心病、肺心病、脑动脉硬化等。在使用该方时，每去知母，加白参。盖大多数心病患者求于中医者，多经长期的西医治疗，病久而阳气已损，知母性寒而不适宜，单以黄芪补气而力不足。临床上心衰患者多合参苓白术散；心律失常常在方中加入甘松、葛根；肺心病者多佐以蒲黄、五灵脂、蛤蚧、紫河车等味；脑动脉硬化每在方中加入葛根、丹参、田三七；而对于冠心病频发心绞痛多伍以三七、丹参、水蛭、九香虫。实践证明，临床疗效较满意。

2. 多源性室性、室上性早搏案

范某，女，54岁，西医副主任医师，湖北黄石十五冶人。门诊病历。

2015年3月3日首诊：诉2014年因心脏多源性早搏住院2次，经美托洛尔、稳心颗粒、他汀类降脂药、血管紧张素转换酶抑制剂，以及丹参、黄芪、红花等中药注射液治疗，但效果不理想。只要连续输液10天或静注抗生素就会咳嗽不止。刻诊：心悸，畏冷，遇冷则咳，疲乏气短，大便溏，舌质淡红，苔薄白，脉沉细无力、结代。心电图：多源性室性、室上性早搏。

西医诊断：多源性室性、室上性早搏。

中医诊断：心悸。

病机：心阳亏虚，脾虚气陷。

治法：温通心阳，升阳举陷。

方药：四逆汤和补中益气汤加减。

制附片（先煎）10g，干姜6g，炙甘草6g，桂枝10g，茯苓30g，黄芪30g，白参6g，升麻5g，柴胡5g，桔梗10g，白术10g，大枣10枚。10剂。

辨治思路详解：患者心悸，伴畏冷，遇冷则咳，输液亦咳，心阳亏虚

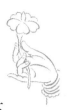

证昭然若揭；疲乏气短，大便溏，舌质淡，苔薄白，脉沉细无力，中气不足诸证俱备。脾之经别，"上注入心"，若中气下陷，不能上养于心，则亦发心悸。故其治，一当温通心阳，二需补中益气。方以制附片、干姜、桂枝温通心阳，黄芪、白参、茯苓、升麻、柴胡、白术、大枣、炙甘草益气健脾，升阳举陷。宗气者，司呼吸贯心脉也。宗气之合成，乃系中焦清阳之气与自然界之清气相合，大凡中气亏虚，每致宗气不足，加桔梗于方中，暗合升陷汤之意。

2015 年 3 月 20 日二诊：微信告知，服药后心悸明显好转，早搏白天明显减少（大部分情况无早搏），精神状况明显好转，脉搏比前有力，舌苔薄白有齿痕，夜晚舌干但不想喝水，大便溏，夜晚早搏明显，偶尔血压略有升高（近半年血压偶升高，与早搏有一点关系）。

前方加葛根 30g，再用 10 剂。

辨治思路详解：心悸大为好转，仍便溏，加葛根升清以举陷。

2015 年 4 月 24 日微信告知，服 20 剂药后，早搏消失，胸闷、心悸症状消失，精神也随之好转，原来脉沉细，现脉搏较前有力。

2016 年春节回长沙给其兄拜年，至医院面谢，云服上方后心律失常未再发作。

按语：葛根有解肌退热、透疹、生津止渴、升阳止泻之功。常用于表证发热，项背强痛，麻疹不透，热病口渴，阴虚消渴，热泻热痢，脾虚泄泻。目前临床上使用最多的是：①舒筋缓急，常用于颈项僵痛，如颈椎病、落枕等；②糖尿病，证见气阴两亏者；③脾虚泄泻。

现代研究表明，葛根水煎剂、醇浸膏、总黄酮和葛根素均有明显的扩张冠状血管作用，能使冠脉血流量增加，血管阻力降低。葛根总黄酮和葛根素能减慢心率，降低心脏总外周阻力，减少心肌耗氧量，提高心肌工作效率。葛根素还能明显减少缺血引起的心肌乳酸的产生，改善梗死心肌的代谢。葛根醇浸膏、大豆苷元和葛根素均可显著对抗乌头碱和氯化钡诱发

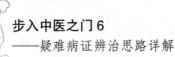

的心律失常，葛根素还能明显缩短氯仿、肾上腺素诱发的家兔心律失常时间，葛根素能明显缩小心肌梗死范围，被认为是一种 β 肾上腺素受体阻滞剂。

余在临床常用葛根治疗心律失常、冠心病心绞痛，但使用的前提是辨证属于中医的脾气亏虚、心脉失养。临床症见：胸痹心痛，或心悸，兼见纳差，腹胀，大便溏，疲倦乏力，舌质淡红，苔薄白或白腻，脉沉细。实践证明，只要辨证准确，常常可以取得满意的临床疗效。

3. 心律失常型右室先天性心肌致密化不全案

何某，女，67 岁，湖南永州人。门诊病历。

2015 年 7 月 2 日首诊：12 年前开始出现胸闷、心悸、气短症状反复发作，多次在湘雅医院住院治疗。2014 年 6 月湘雅二院检查，心脏超声：心脏普大；24 小时动态心电图显示：窦性心律，心动过缓，可见显著的心动过缓；多发性室性早搏，可见成对的室性早搏及短阵室速；房性早搏，偶见成对的房性早搏及房性短阵心动过速。共记录心率 65976 次，**平均 47 次/分，最少 37 次/分**。胸片示：心脏扩大（普大型），肺淤血，右侧包裹性胸腔积液；超声显示：腹腔、盆腔积液。明确诊断为心肌致密化不全（右心），心脏扩大，心功能Ⅲ级，严重心动过缓，Ⅲ度房室传导阻滞。具有绝对安装起搏器指征，但患者因经济拮据原因予以拒绝。其后以药物治疗（具体不详），病情一直不能稳定。

刻诊症见：心悸，胸闷，气短，腹胀，纳差，时欲便，小便少，下肢水肿，寐差，畏寒。舌质淡红，苔薄白，脉细迟结代（**心率 40 次/分**）。

既往有糖尿病、颈椎病、子宫肌瘤等病史。

西医诊断：心律失常型右室先天性心肌致密化不全。

中医诊断：心悸。

病机：脾气下陷，心阳不足。

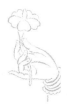

治法：补中益气，温通心阳。

方药：补中益气汤加减。

制附片（先煎）10g，桂枝10g，白参10g，黄芪50g，升麻5g，柴胡5g，茯苓30g，薏苡仁30g，生姜皮10g，大腹皮10g，白术10g，炙甘草10g。7剂。

辨治思路详解： 腹胀，时欲便，纳差，其症状集中在脾胃，结合气短，舌质淡红，苔薄白，脉细，脾气亏虚毋庸置疑；脾气亏虚，中焦清阳不升，则胸中宗气合成不足，宗气不能贯心脉司呼吸，故胸闷、气短、心悸并见。寐差，畏寒，脉迟（心率40次/分），结合小便少，下肢水肿，可明确存在心肾阳虚。心阳不足，不能鼓动血脉，则脉迟，不能温养心神则失眠；肾阳不能温煦则畏寒，不能化气行水则小便少、下肢水肿。故其治疗以补中益气汤健脾升清。配以制附片、桂枝温通心肾阳气，化气行水。加生姜皮、大腹皮利水消肿。

2015年7月7日二诊：无明显心悸，腹胀消，纳增。仍有气短，头晕，肢冷，行走偏向一侧，伸舌不偏，口眼无歪斜，下肢肌力可，下肢水肿减轻。舌红无苔，有津液，苔薄白，**脉沉细缓（心率50次/分）。**

黄芪30g，白参15g，升麻5g，柴胡5g，茯苓30g，薏苡仁30g，防己10g，生姜皮10g，大腹皮10g，丹参15g，三七（冲服）5g，炙甘草10g，桔梗10g。15剂。

辨治思路详解： 前用补中益气加温阳有效，心率已明显增快，诸症明显改善。患者出现头晕，行走偏向一侧，有可能出现了脑梗死，患者因经济困难，拒绝头部影像学检查。故仍以黄芪、白参、升麻、柴胡、桔梗升补宗气；茯苓、薏苡仁配黄芪、白参健脾祛湿，防己、生姜皮、大腹皮利水消肿；合丹参、三七活血通脉。但出现舌红无苔，暂去附、桂

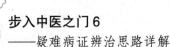

等温阳之品。

2015 年 7 月 28 日三诊：头晕，左侧偏步好转，可平卧，恶风，下肢微肿，肢凉。舌质淡红，苔薄白，脉沉细。**心率 62 次/分，律齐。**

黄芪 30g，白参 10g，升麻 5g，柴胡 5g，茯苓 30g，薏苡仁 30g，白术 15g，桂枝 6g，淫羊藿 10g，炙甘草 10g。15 剂。

辨治思路详解： 前用益气，心率大增，水肿渐消，患者已无明显心悸、气短，仍守前法，以黄芪、白参、升麻、柴胡、茯苓、薏苡仁、白术健脾升清、利水消肿。肢凉畏风，阳气亏虚，加桂枝、淫羊藿温通心肾阳气。

4. 窦性心动过缓案

颜某，男，41 岁。门诊病历。

2014 年 9 月 29 日首诊：头晕，乏力，提不上气，反复发作，病已半年，兼见嗜睡，畏冷，大便先硬后溏，舌淡红，苔薄白，脉细缓。血压：108/60mmHg。心电图：窦性心动过缓，**心率 47 次/分。**

西医诊断：窦性心动过缓。

中医诊断：眩晕。

病机：中气下陷，肾阳不足。

治法：益气升陷，温补肾阳。

方药：补中益气汤合四逆汤加减。

白参 10g，黄芪 30g，升麻 5g，柴胡 5g，桔梗 10g，陈皮 10g，白术 10g，云茯苓 30g，制附片（先煎）5g，干姜 3g，炙甘草 10g，葛根 30g。10 剂。

辨治思路详解： 头晕，乏力，提不上气，为气虚下陷、清窍失养之证，结合大便先硬后溏、舌淡红、苔薄白等，当断为脾气亏虚湿阻之证。其病

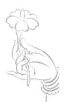

位在脾，何以心动过缓？《灵枢·经脉》云：**"脾足太阴之脉……属脾，络胃……其支者，复从胃，别上膈，注心中。"** 脾之清气有下陷之势，不能循经上升以养心脉，本身就可导致心脉无力鼓动。且《内经》谓宗气积于胸中，以贯心脉而行呼吸。今脾气下陷，不能上布于肺，与大自然之清气相合而为宗气，宗气亏虚，不能推动心脉，故而脉缓。《伤寒论》"少阴之为病，脉微细，但欲寐也"，患者嗜睡，畏冷，少阴阳气亏虚无疑。

故其治疗，首在益气升陷，同时又需温补肾阳。方以补中益气汤健脾益气，升阳举陷，加桔梗引中焦之气上入胸中，即补宗气也，加葛根升清止泻，合四逆汤温补元阳。

2014 年 10 月 9 日二诊：上症好转，头晕减轻，时有背胀，得温则舒，便质好转，稍有不成形，多梦。舌淡红，苔薄白，脉沉细，**心率 70 次/分**。

前方加鹿角霜 15g。10 剂。

辨治思路详解： 前方已然有效，心律、心率已经正常，背胀，得温则舒。督脉起于少腹，以下骨中央（胞中），下出会阴，经长强，行于**后背正中**，上至风府。说明存在督脉阳气不足，加鹿角霜温补督脉。

5. 窦性心动过缓案

郭某，男，49 岁。门诊病历。

2015 年 8 月 8 日首诊：反复发作心悸，眩晕，疲乏，二便可，形体肥胖。舌质淡红，苔薄白，脉缓。心电图：窦性心动过缓（**心率 49 次**）。既往有高脂血症。

西医诊断：窦性心动过缓。

中医诊断：心悸。

病机：宗气亏虚，心阳不振。

治法：补益心气，温通心阳。

方药：升陷汤合阳和汤加减。

黄芪30g，白参10g，升麻5g，柴胡5g，桔梗10g，炙麻黄6g，熟地黄15g，桂枝10g，附片（先煎）10g，炙甘草10g。7剂。

辨治思路详解：心悸，眩晕，疲乏，舌质淡红，苔薄白，脉缓，一派气虚之证。张锡纯认为大气为全身气血之纲领，不仅能贯心脉司呼吸，且元神之温养亦赖宗气之上升。凡宗气亏虚，不能贯心脉则心悸，不能上养元神则眩晕，故以升陷汤升补宗气。脉迟缓，除了宗气推动无力外，常有心阳亏虚，不能鼓动血脉，故合以阳和汤养心血、温通心脉。该方为治疗阴疽之常用方，能养血和营，温阳化痰消肿。诸多医家用该方治疗慢性心律失常患者，常有佳效。余每取该方中炙麻黄、熟地黄、桂枝加附片以温通心阳治疗窦性心动过缓。

2015年9月15日二诊：头晕、心悸显著减轻。舌质淡红，苔薄白，脉缓（**心率57次/分**）。

上方加鹿角胶10g。14剂。

辨治思路详解：业已大效，再加鹿角霜温阳养心通脉。

按语：阳和汤由熟地黄、肉桂、白芥子、姜炭、生甘草、麻黄、鹿角胶组成。本为治疗阴疽而设，为温里剂，具有温阳补血、散寒通滞之功效。主治阴疽漫肿无头，皮色不变，酸痛无热，口中不渴，舌淡苔白，脉沉细或迟细，或贴骨疽、脱疽、流注、痰核、鹤膝风等属于阴寒证者。

大量临床报道，本方可用于治疗骨结核、慢性骨髓炎、骨膜炎、慢性淋巴结炎、类风湿关节炎、无菌性肌肉深部脓肿、坐骨神经炎、血栓闭塞性脉管炎、腹膜结核、妇女乳腺小叶增生、痛经等证属阳虚寒凝者。

余在临床，常以此方去白芥子治疗慢性心律失常属于心肾阳虚的患者，改方中姜炭为干姜、肉桂为桂枝。如此则熟地黄补肾精益心血，鹿角胶、干姜温补心肾之阳，麻黄、桂枝温通心阳。并随证加减，兼宗气下陷者合用升陷汤，心胆气虚者合用安神定志丸，胸痹心痛者合用丹参、田三

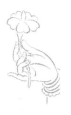

七、水蛭，每获良效。

6. 冠心病心动过缓案

欧阳某，女，84 岁。门诊病历。

2015 年 10 月 22 日首诊：胸痛、胸闷反复发作 25 年，加重伴头晕 1 个月。上症于我院心内科住院诊断为：冠心病，心绞痛，心律失常；高血压病 3 级，很高危组；痛风；习惯性便秘。现服用硝苯地平、脑心通、银杏叶胶囊，无明显改善。现症见：面黄，胸痛阵发，需含服硝酸甘油方能缓解，头晕，气短，上下不相续接，动则胸闷、心悸，发作则全身乏力，不能行动，每日发作 1~2 次或 2 日一发，背胀，口干口苦，纳可，大便结，寐欠佳，双下肢不肿。舌质淡红，苔黄腻，脉沉细。

24 小时动态心电图示：阵发性心动过缓，35~45 次/分。建议起搏器治疗，因患者年事已高，拒绝安装起搏器。

西医诊断：冠心病，心绞痛，心动过缓。

中医诊断：胸痹，心悸。

病机：宗气下陷，心脉瘀阻。

治法：大补宗气。

方药：升陷汤加减。

白参 10g，黄芪 30g，升麻 5g，柴胡 5g，桔梗 10g，丹参 15g，三七（冲服）5g，九香虫 5g，知母 6g。7 剂。

辨治思路详解：本病可分两组症状，第一组头晕，胸痛，心动过缓频发，胸闷心悸，发则气短，发后周身无力，不能行动，此组症状当为宗气亏虚，不能贯心脉以运血；第二组症状为便秘，口干口苦，舌苔黄腻，此组症状为习惯性便秘所引起的症状，腑气不通，浊毒之气上攻，则口干口苦，浊气上泛于舌，则为苔黄腻。故方以升陷汤（黄芪、升麻、柴胡、桔

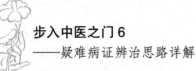

梗、知母）加人参大补宗气。宗气亏虚，不能行气血，以致心脉痹阻而发心痛，故加丹参、田三七、九香虫行气活血止痛。

2015年11月17日二诊：胸闷痛缓解，仍时有心动过缓（心率最慢时36次/分）发作，发则心悸，疲乏，气短，左侧头痛，肢凉，大便干结。舌质淡红，苔黄腻，脉沉弦。

制附片（先煎）10g，干姜6g，炙甘草10g，桂枝6g，黄芪30g，白参10g，升麻5g，柴胡5g，桔梗10g，肉苁蓉20g，当归20g。7剂。

辨治思路详解：前用升补宗气，胸闷痛得以缓解，说明患者确实存在宗气下陷之病机。然心动过缓仍发，肢冷，结合便秘，脉沉弦，当考虑有心肾阳气亏虚，肾阳虚不能鼓舞心阳，故心动过缓；阳虚不能温煦，达于四肢，故见四肢冷；阳虚不能温煦推动，故见大便秘结。故方以升陷汤去苦寒之知母加人参升补宗气；以四逆汤温补心肾阳气，加桂枝通心阳；配肉苁蓉、当归润肠通便。

按语：当归味甘而重，故专能补血，其气轻而辛，故又能行血，补中有动，行中有补，为血中之要药。因而，它既能补血，又能活血；既可通经，又能活络。《注解伤寒论》："脉者血之府，诸血皆属心，凡通脉者必先补心益血，故张仲景治手足厥寒，脉细欲绝者，用当归之苦温以助心血。"

余在临床上，凡老年心系疾病有习惯性便秘者，每以大量当归佐入方中，一则当归可以养血通脉，二则可以益精血、润肠通便，可谓一举两得。临床上常配伍肉苁蓉、锁阳等。

2015年11月26日三诊：上症好转，精神好转，心悸发作明显减少，气短，但无上下气不相续接之感，疲乏好转，手冷除。仍大便干结。舌质淡红，苔黄薄白，脉弦。刻诊：心率71次/分，律齐。

制附片（先煎）10g，干姜6g，炙甘草10g，桂枝6g，黄芪30g，白参10g，肉苁蓉20g，当归20g，锁阳20g，陈皮10g，火麻仁15g。7剂。

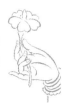

辨治思路详解：上方有效，故仍以四逆汤温补心肾阳气，桂枝通心阳。气短，但无上下气不相续接之感，疲乏好转，大气下陷之机已控制，故以参、芪补心气，而不用升麻、柴胡升陷。便秘仍未解决，故再加锁阳、火麻仁、陈皮润肠理气通便。

2015 年 12 月 3 日四诊：头晕除，疲乏，腰下坠，时咳，大便干而不结。舌质淡红，苔薄白，脉迟。

制附片（先煎）6g，干姜 3g，炙甘草 10g，桂枝 6g，黄芪 30g，白参 5g，肉苁蓉 20g，当归 20g，陈皮 10g，续断 10g，杜仲 10g，玄参 10g。7 剂。

辨治思路详解：腰下坠，疲乏，肾气亏虚也，故加续断、杜仲益肾。久用辛温，防其温而过度，以玄参咸凉反佐。

2015 年 12 月 17 日五诊：诸症减轻，近 10 日未发心动过缓，大便干。舌质淡红，苔薄白，脉弦。心率 69 次/分，律齐。

上方加锁阳 20g，升麻 5g，枳实 10g。7 剂。

辨治思路详解：温阳补气已见大效，未再发作心动过缓，但仍便干，故在前方中加锁阳增强润肠通便作用，以升麻、枳实升清降浊。

7. 冠心病心律失常案

刘某，女，61 岁。门诊病历。

2014 年 12 月 18 日初诊：患冠心病 10 余年，频发心悸，每年需住院数次，近日又发心悸、胸闷，发作时欲大便，气短，口干口苦，大便干。舌质红，苔黄腻，脉细数。

西医诊断：冠心病，心律失常。

中医诊断：心悸。

病机：宗气下陷，痰热内蕴。

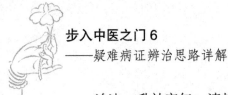

治法：升补宗气，清热化痰。

方药：升陷汤合温胆汤加减。

白参 10g，黄芪 20g，升麻 5g，柴胡 5g，桔梗 10g，竹茹 10g，枳实 10g，陈皮 10g，法半夏 10g，茯神 15g，炙甘草 10g，远志 6g。7 剂。

辨治思路详解：宗气，一名大气。《灵枢·邪客》指出："宗气积于胸中，出于喉咙，以贯心脉而行呼吸焉。"张锡纯认为，宗气"不但为后天诸气之纲领，并可为全身血脉之纲领矣"。喻嘉言《医门法律》指出："五脏六腑，大经小络，昼夜循环不息，必赖胸中大气斡旋其间。"

宗气虚主要表现为心肺功能的下降，气虚鼓动无力则心率缓慢或结代；气血斡旋无力则劳动耐力减低，劳则气短，心悸，乏力。宗气下陷是宗气虚的进一步发展，宗气下陷的主要表现，张锡纯描述为"气短不足以息，或努力呼吸，有似乎喘，或气息将停，危在顷刻……其脉象沉迟微弱，关前尤甚；其剧者，或六脉不全，或参五不调"。宗气既陷，清阳不升，胸阳不能温通血脉则胸中窒息感甚或胸痛；宗气下陷，无力鼓动心搏则心悸，脉细弱而迟或小数，或促而结代；宗气无以灌注营养头目耳窍肢体诸脏，则出现疲劳乏力及精神、神经症状。

综上所述，可见患者心悸、胸闷频繁发作，**发作时欲大便，气短**，宗气下陷为其主要之病机。但同时又见口干口苦，大便干，舌质红，苔黄腻，为夹有痰热内蕴扰心之病机。故方以升陷汤去知母加人参升补宗气，合温胆汤清化痰热，伍远志宁心安神。

2015 年 4 月 25 日二诊：服上方后**心悸 4 个月未发**，近日又发胸闷气短，伴夜间左手无名指疼痛，口苦，失眠。舌质淡红，苔薄白，脉沉细。

柴胡 10g，黄芩 10g，法半夏 10g，白芍 25g，当归 15g，丹参 15g，乳香 6g，没药 6g，炙甘草 10g，川芎 20g，夏枯草 10g，生姜 3 片，大枣 10 枚。7 剂。

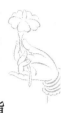

辨治思路详解：《灵枢·经脉》云："三焦手少阳之脉，**起于小指次指之端，上出两指之间**……入缺盆，布膻中，**散络心包**……"少阳经气不利，气血不畅，故见胸闷、口苦、无名指疼痛。方以小柴胡汤调和少阳经气，以当归、丹参、乳香、没药、川芎活血通络以止痛，以夏枯草配半夏交通阴阳以安神。

按语：首诊其病为宗气下陷，痰热内扰，方以升陷汤合温胆汤加减；此诊其病机却表现为少阳经气不利，心血瘀阻，方以小柴胡汤合活络效灵丹加减。正所谓法随证立，方随法转。处方用药，总宜辨证施治，不可墨守成规。

2016 年 6 月 2 日三诊：服上**药后 1 年余未发心悸**，近 2 个月发作心悸 3 次，心悸时自测心率 110 次/分左右，发病时畏寒肢冷，汗出，疲乏气短，提不上气，寐差，大便溏，每日 1～2 次。需服用安定方可入睡。舌质淡红，苔薄白，脉沉细。

白参 10g，黄芪 20g，升麻 5g，柴胡 5g，桔梗 10g，桂枝 10g，白芍 10g，生姜 3 片，大枣 10 枚，炙甘草 10g，龙骨（先煎）30g，牡蛎（先煎）30g，制附片 6g，白术 10g，茯苓 30g。10 剂。

辨治思路详解：心悸发则气短、疲乏，提不上气，为典型的宗气下陷。同时出现畏寒肢冷，为心阳不足。汗为心之液，心悸发则汗出，乃阳虚不能固摄营阴。《难经·十四难》云："损其心者，调其营卫。"故方以白参、黄芪、升麻、柴胡、桔梗升补宗气，桂枝汤调和营卫，加附片温心阳，伍龙、牡镇心安神，有大便溏以白术、茯苓配白参、黄芪益气健脾，渗湿止泻。

按语：本病前后 3 次就诊，每诊均取得满意的临床疗效，而处方用药不同，临证时总宜辨证施治，法从证立，方从法转，不可以一诊效方而固守之。

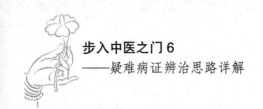

第4讲　胸痹心痛尤多见，治从脏腑相关论

做一个好中医，一定要有整体观。整体观是中医辨证施治的特色，在诊治疾病时，不能仅将视野局限于疾病的局部，应充分从五脏六腑之间的生理病理相互联系出发加以综合分析，把握病机之所在，从而制定贴切的治疗大法，准确选方，获取良效。

下面我们以"胸痹心痛"为例加以说明。当今中医教材将胸痹心痛的病机归纳为本虚标实。本虚者，阴阳气血亏虚；标实者，为气滞、寒凝、痰阻、血瘀。治本虚不外益气、补血、滋阴、温阳，治标则不离散寒、豁痰、行气、活血。但在临床上，若拘泥于此，则很难真正地把握好疾病病机，取得良好的临床疗效。

诊治胸痹心痛，除了必须掌握上面这些基本内容外，当根据五脏相关，各脏腑之间病理生理联系，不仅着眼于心，还应根据脏腑经络辨证进行综合分析，从更深层次把握病机。

诸脏腑是如何与心（心包）产生联系的？简单地说，就是通过经脉与心（心包）相联系的，经脉是气血循行的通路，也是病理生理相互联系和影响的物质基础。诸脏气血不畅、阴阳失调可以通过经脉影响心脏，心脏有疾也可以通过经脉传导表现在其他脏腑。各脏腑经脉与心（心包）的联系如下。

心

手少阴经：起于心中，出属心系。手少阴络：入于心中。

手太阳经：络心。手太阳之正：走心。

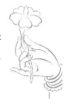

足太阴经：支者"注心中"。

足少阴经：支者"络心"。

足太阳经别：其一道循膂当心入散。

足少阳经别：贯心。

足阳明经别：上通于心。

手厥阴络：络心系。

督脉：上贯心。

心包

手厥阴经：属心包络。

手少阳经：散络心包。

足少阴络：上走于心包下。

《内经》不仅明确阐述了诸脏与心（心包）的联系，同时在各经脉证候、络脉主病等内容中记载了大量有关"心病"的病症。

下面从临床实例出发，体会下如何从脏腑相关论诊治胸痹心痛，希望这几则病案对大家有所裨益。

1. 从少阳治胸痹心痛案

杨某，男，70 岁。门诊病历。

2016 年 1 月 21 日首诊：患"冠心病心绞痛"多年，近期症状加重，在某医院住院治疗半月，疗效欠佳，出院即来求诊中医。诉近月胸背胀痛反复发作，每发胸痛持续 15 ~ 30 分钟，尤以上午 10 时、下午 4 时发作较多，发作前耳鸣，继而胸痛，心中热，继则背胀，同时伴上肢胀痛，视物旋转，呃逆后胸胀症状缓解，口苦，咽干。舌质淡红，苔白腻，脉沉细。

西医诊断：冠心病，心绞痛。

中医诊断：胸痹。

病机：少阳经气不利，心脉瘀阻。

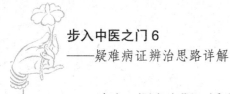

治法：调和少阳，活血通络。

方药：小柴胡汤合肝着汤加减。

柴胡10g，黄芩10g，法半夏10g，白芍30g，炙甘草10g，白参10g，旋覆花10g，当归10g，丹参10g，茜草10g，九香虫3g，枳实10g。7剂。

辨治思路详解：《灵枢·经脉》说："三焦手少阳之脉……布膻中，散络心包……""手少阳之别……**外绕臂，注胸中，合心主……**""足少阳之正，绕髀，入毛际，合于厥阴；别者入季胁之间，**循胸里**，属胆，散之上肝，**贯心**，以上挟咽……**是动则病：口苦，善太息，心胁痛**……"可见少阳经气不畅，每致心脉瘀阻，而为胸痹心痛。

"胆足少阳之脉……其支者，**从耳后入耳中，出走耳前**，至目锐眦后。""三焦手少阳之脉……其支者……系耳后，直上出耳上角……其支者，**从耳后入耳中，出走耳前**……"且手少阳**"外绕臂"**，患者胸背疼痛发作前出现耳鸣，发病时有上肢胀，更进一步说明少阳经气不利。

《伤寒论》说："少阳之为病，**口苦，咽干，目眩也**。"今患者胸背疼痛，每发**视物旋转，口苦，咽干**，少阳经气不利其证已明。

少阳属木，疏土而助脾之运化，今少阳经气不利，横逆犯胃，故出现脾胃气滞，呃逆则舒。上午10时、下午4时属土，此时发病正应胆木乘土。

综上所述，患者胸痹心痛之病机关键在于少阳经气不利，进而导致心脉瘀阻，其治重点在于调和少阳之气，理气活血，通脉止痛。故方以小柴胡汤调和少阳之气；当归、丹参、茜草辛润通络，活血化瘀止痛；枳实、九香虫理气止痛；旋覆花降胃气止呃。

按语：九香虫，咸、温，归肝、脾、肾经，具有良好的理气止痛、温中助阳作用。临床上对于寒凝气滞胃痛、胸胁疼痛以及肝气郁滞痛经具有良好的止痛效果。我在临床上**喜用该品治疗气滞型胸痹心痛，实践证明，九香虫对于冠心病心绞痛属于气滞血瘀型者，止痛效果迅速显著**。《本草

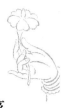

新编》说："九香虫，虫中之至佳者，入丸散中，以扶衰弱最宜。"说明该品行气而不耗气，且有扶正之功，对于本虚标实之胸痹心痛极为合适。余每以此品 3 ~ 5g 加入辨证方中煎服，多能获取迅速缓解心痛的良效，此系笔者临床个人心得。该品尚有温肾壮阳之功效，用于治疗肾虚阳痿，《本草新编》云其能"兴阳益精"。

2016 年 1 月 28 日二诊：患者诉上症"好转 90% 以上"，背胀、心中热除，但下午 5 时后耳鸣、胸闷，夜间仍有胸闷感。舌质淡红，苔薄白，脉沉细。

上方加熟地黄 15g，山茱萸 10g，巴戟天 10g。14 剂。

辨治思路详解：《灵枢·经脉》云："肾足少阴之脉……其支者，从肺出，络心，注胸中。是主肾所生病者：……烦心，心痛……嗜卧……"肾开窍于耳，下午 5 时为十二经气血流注足少阴肾经之时，此时出现耳鸣、胸闷，表明该患者除了少阳经气不和的病机外，尚有少阴经气亏虚，不能涵养心脉之病机，故在前方中加熟地黄、山茱萸、巴戟天益肾气。

药后诸症缓解。

按语：胸痹系临床常见病，但辨证突破常式思维，不仅从胸痛主症出发，同时将耳后疼痛、目眩、口苦、咽干等综合考虑，根据《灵枢·经脉》篇有关少阳经循行及主病，及《伤寒论》少阳病之提纲进行分析，认为胸痹心痛的发作病机在于少阳经气不畅，进而导致心脉瘀阻。巧妙地运用经方小柴胡汤进行加减治疗，获得良效。

2. 从少阳治胸痹失眠案

李某，女，65 岁。门诊病历。

2014 年 10 月 28 日首诊：反复发作胸闷心痛 10 年，长期服用西药治疗，病情尚稳定。然近半月，每夜必发左胸闷痛。现症见：胸闷心痛，定时而发，每发必在夜间 11 ~ 12 时，持续 1 小时，可自行缓解，发则伴口

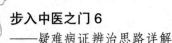

干口苦，失眠，每夜仅睡3小时。舌质淡红，苔薄黄，脉弦细。

西医诊断：冠心病，心绞痛。

中医诊断：胸痹心痛。

病机：少阳不和，络脉痹阻。

治法：调和少阳，活血通络。

方药：小柴胡汤合肝着汤加减。

柴胡10g，黄芩10g，法半夏10g，生白芍10g，党参10g，生姜3片，大枣10枚，炙甘草10g，丹参15g，三七粉（吞服）5g，旋覆花10g，茜草10g。7剂。

辨治思路详解：胸痹心痛，其病机为本虚标实，故为医者多从寒、痰、气、瘀入手治其标，益气、温阳、养阴、滋血培其本，此为大法也。为医者常拘泥于此，而少能突破定式。本案心痛发作极具特点，每发均在夜间11～12时，持续1小时，可自行缓解，从子午流注纳支法看，此时当为气血流注足少阳胆经之时，"**足少阳之正……循胸里，属胆，散之上肝，贯心，以上挟咽……。是动则病：口苦，善太息，心胁痛……**"参考口干口苦，失眠，其病机当为胆经气机不利，脉络不和，故其治疗需突破定式，圆机活法，当以和解少阳，故方以小柴胡汤为基本方，合肝着汤辛润通络止痛。

2014年11月3日二诊：诉第2剂药后，夜间不再发作心胸痛，失眠已有明显好转，每夜可入睡5小时。舌质淡红，苔薄黄，脉弦细。

上方加夏枯草10g。

辨治思路详解：药已中病机，病情缓解明显，故方中加夏枯草，伍半夏交通阴阳，以进一步改善睡眠。

按语：本案与第1案不同，二者都从少阳入手治疗胸痹心痛，但前者从经络辨证入手，本案则从子午流注纳支法入手辨证，治疗相近，辨证入

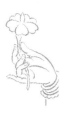

手不同，读者当用心体会之。

3. 从太阴治胸痹心痛案

杜某，女，63 岁，长沙市人。门诊病历。

2015 年 10 月 20 日首诊：反复发作胸闷、气短年余，动则加重，多夜间发作胸闷，纳可，便调。舌质淡红，苔薄白，脉沉细。既往有高血压病史，一直服药控制。血压：120/80mmHg。

西医诊断：冠心病，心绞痛。

中医诊断：胸痹。

病机：宗气亏虚，心血瘀阻。

治法：升补宗气，活血化瘀。

方药：升陷汤合瓜蒌薤白半夏汤加减。

白参 10g，黄芪 15g，升麻 5g，柴胡 5g，桔梗 10g，丹参 15g，三七（冲服）5g，水蛭配方颗粒 6g（分 2 次，冲服），瓜蒌皮 10g，薤白 10g，法半夏 10g，炙甘草 10g。10 剂。

辨治思路详解：劳则耗气，今胸闷气短，劳则加重，宗气亏虚不能贯心脉也。夜间多发说明除宗气虚外，尚有胸中阳气不振之病机，故方以升陷汤大补宗气，加丹参、三七、水蛭活血通脉，以瓜蒌薤白半夏汤豁痰通阳、逐阴止痛。

2015 年 11 月 12 日二诊：劳则胸闷、胸痛，大便溏。舌质淡红，苔薄白，脉沉细。

白参 10g，黄芪 30g，升麻 5g，柴胡 5g，桔梗 10g，丹参 15g，三七（冲服）5g，水蛭配方颗粒 6g（分 2 次，冲服），山楂 30g。14 剂。

辨治思路详解：劳则胸痛，其病机在于气虚无力贯注心脉。故仍以升

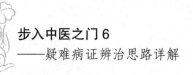

陷汤加丹参、三七、水蛭补宗气以贯心脉、活血化瘀以通络。大便溏，用山楂助消化，且该品具有良好的活血降脂作用，对于冠心病合并高血脂患者尤宜。

按语：水蛭，咸、苦，平，有小毒。《神农本草经》说："主逐恶血、瘀血、月闭，破血瘕积聚，无子，利水道。"故仲景方入大黄䗪虫丸而治干血、骨蒸、皮肤甲错、咳嗽成劳者；入鳖甲煎丸而治久疟疟母、寒热面黄、腹胀而似劳者；入抵当汤、丸而治伤寒小腹硬满、小便自利、发狂而属蓄血证者。

《神农本草经百种录》说："凡人身瘀血方阻，尚有生气者易治，阻之久，则无生气而难治。盖血既离经，与正气全不相属，投之轻药，则拒而不纳，药过峻，又反能伤未败之血，故治之极难。水蛭最喜食人之血，而性又迟缓善入，**迟缓则生血不伤，善入则坚积易破，借其力以攻积久之滞，自有利而无害也。**"而现代研究证明，水蛭具有很好的抗凝血、抗栓作用，水蛭素是迄今为止，世界上最强的凝血酶特效抑制剂。不仅能阻止纤维蛋白原凝固，也能阻止凝血酶催化的进一步的血瘀反应。胸痹之重症，每有瘀血阻于心脉，余在临床常在辨证方中加入水蛭，配合丹参、田三七养血活血，治疗胸痹心痛频发且剧烈者，多能迅速取得缓解症状、减少发作次数之效。

余曾治疗某退休老人，70岁左右，患冠心病多年，心绞痛频发，其病情十分危重。每行不到10步，便捂胸而立，心痛发而不敢前行，在湘雅附二院做冠脉造影证实冠脉三支均严重狭窄，因患有严重的糖尿病，不能置入支架和进行冠脉搭桥，只好改求中医治疗。余以水蛭、丹参、三七、薤白、法半夏、枳实、鬼箭羽、苍术等味加减，半年后，患者不仅很少发作心绞痛，而且可以做轻度的体力活动，如种植蔬菜等，亦未发现水蛭带来的毒副作用。

2015年12月3日三诊：上症好转，服上方上火，口干，大便仍溏。

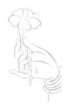

舌质淡红，苔薄白，脉沉细。

黄芪 30g，白参 10g，升麻 5g，柴胡 5g，桔梗 10g，白术 10g，陈皮 10g，葛根 30g，丹参 10g，三七（冲服）5g，水蛭配方颗粒 6g（分 2 次，冲服），炙甘草 10g，玄参 10g，知母 6g。14 剂。

辨治思路详解：胸闷气短减，说明补宗气、活血化瘀有效。《灵枢·经脉》："**脾足太阴之脉……其支者，复从胃别上膈，注心中。**"便溏，结合劳则病重，苔薄白，脉沉细，当为脾气亏虚，清阳下陷，其胸痹心痛当存在脾虚清阳不能上营心络之病机，故在方中加白术、陈皮与参、芪、升、柴组成补中益气汤升补中气，加葛根升清止泻。上方甘温升阳出现口干，为防温而过度，予玄参、知母性凉之品反佐。

前用补宗气有效，盖宗气为脾之清气与自然界之清气合成。进一步分析，患者存在腹泻，加之气虚，其宗气不足根本原因在于脾虚清气不升。

2015 年 12 月 22 日四诊：气短显减，偶有胸闷，无胸痛，可上 4 楼以上，仍大便溏。舌质淡红，苔薄白，脉弦。

黄芪 30g，白参 10g，桔梗 10g，白术 10g，陈皮 10g，葛根 30g，丹参 10g，三七（冲服）5g，水蛭 6g，炙甘草 10g，玄参 10g，知母 6g，仙鹤草 30g，赤石脂 20g，茯苓 30g。14 剂。

辨治思路详解：偶有胸闷，气短显减，耐力显增，说明从脾气亏虚、血瘀心脉治疗符合病机。仍以补中益气汤佐入活血通络之品。便溏，加仙鹤草益气，茯苓健脾，赤石脂收敛固涩。

2016 年 1 月 19 日五诊：患者服药后无特殊不适，无胸闷、胸痛症状，劳动和提重物亦不诱发。

4. 从太阴治疗胸痹心痛案

高某，男，75 岁。门诊病历。

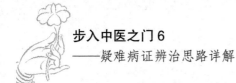
2015 年 5 月 12 日首诊：患冠心病、高血压多年，一直规范使用西药口服治疗。但近 1 周胸痛频繁发作，每日发作 10 余次，每次发作持续 3 分钟左右，必含服"速效救心丸"方能止痛。口服常用西药，病情无明显缓解，汗出，心悸，疲乏，双下肢乏力，多年来脘腹冷痛，大便干，失眠，舌质淡红，苔薄白，脉细弦。血压：150/60mmHg。

西医诊断：冠心病，心绞痛，高血压病。

中医诊断：胸痹心痛。

病机：阳虚寒凝，心脉瘀阻。

治法：温中散寒，活血通脉。

方药：附子理中汤合桂枝加龙骨牡蛎汤加减。

白参 10g，干姜 6g，白术 10g，炙甘草 10g，制附片（先煎）10g，三七粉（冲服）5g，桂枝 10g，白芍 10g，煅龙骨（先煎）30g，煅牡蛎（先煎）30g，当归 10g，丹参 10g，水蛭配方颗粒 3g（冲服），炙甘草 10g，生姜 3 片，大枣 10 枚。7 剂。

辨治思路详解：本病临床症状繁杂。可分为三组症状。

第一组：既往病多年脘腹冷痛，大便干，失眠，结合脉细，当考虑脾阳亏虚，脾阳虚，中焦不得温煦，故脘腹冷痛；不能温煦大肠，阴寒凝结，故大便干结；虚阳上扰心神故失眠，治当温补脾阳。《灵枢·经脉》："**脾足太阴之脉……其支者，复从胃别上膈，注心中。**"今脾阳虚，阴寒之邪沿经脉上犯于心，凝滞心络，发为心痛。故方选《金匮要略》治中焦之寒、阴浊上犯心胸之人参汤（即理中汤）温脾散寒，加附片温阳散寒止痛。

第二组为心悸，疲乏，双下肢乏力。《灵枢·经脉》说："手少阴气绝，则脉不通，脉不通则血不流。"清·王清任说："元气即虚，必不能达于血管，血管无气，必停留而瘀。"结合心胸疼痛，其病机为心气亏虚，血脉瘀阻，心神失养，治当益心气、通心络，药用当归、丹参、水蛭配白参。

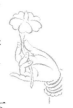

第三组为汗出。心主营，汗为心之液，而卫气出中焦，今中焦脾阳不足，卫气必亏。卫弱不能固摄，营阴外泄故汗多。《难经·十四难》说："损其心者，调其营卫。"故予桂枝汤调和营卫，加煅龙骨、煅牡蛎收敛止汗。

按语：从中焦治胸痹，《金匮要略》早有记载："胸痹心中痞，留气结在胸，胸满，胁下逆抢心……人参汤亦主之。"即言中焦虚寒，寒邪经脾经上犯于心脉，以致寒凝心脉而发胸痛。

2015 年 5 月 19 日二诊：胸痛每日发作三四次，较前明显减少。仍胸汗出，心悸，气短，疲乏，脘腹、下肢冷。舌质淡红，苔薄白，脉沉弦。血压：140/78mmHg。

瓜蒌皮 10g，薤白 10g，法半夏 10g，当归 15g，桂枝 10g，白芍 10g，九香虫 5g，细辛 5g，炙甘草 10g，白参 10g，黄芪 30g，升麻 5g，柴胡 5g，桔梗 10g。14 剂。

辨治思路详解：胸痛减，温阳通脉有效，脘腹、下肢冷说明病机为中下焦阳虚，阴寒之邪上乘盘踞于胸，正合《金匮要略》对胸痹的病机论述——"阳微阴弦"。故方以瓜蒌皮、薤白、法半夏通阳宣痹，合当归四逆汤温通心脉，加九香虫理气止痛。宗气贯心脉司呼吸，心悸、气短兼有乏力，宗气下陷昭然若揭，其病在心，升补宗气势在必然，故合用升陷汤。

2015 年 6 月 2 日三诊：胸痛发作显减，近 1 周仅发作 2 次，持续时间极短，汗止，已无心悸气短，脘腹冷明显减轻。舌质淡红，苔薄白，脉沉弦。血压：130/75mmHg。

黄芪 30g，白参 10g，瓜蒌皮 10g，薤白 10g，法半夏 10g，桂枝 10g，细辛 3g，丹参 15g，水蛭 3g，九香虫 3g，炙甘草 10g。14 剂。

辨治思路详解：病情大减，守前法再进。已无心悸气短，无需升提中气，去升麻、柴胡。

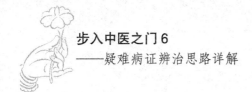

5. 从少阴治胸痹心痛案

黄某，男，70岁。门诊病历。

2015年10月13日首诊：反复胸闷胸痛20余年，因上症于2015年7月在省人民医院住院治疗，诊断为"冠心病，不稳定性心绞痛，心功能Ⅲ级；高血压病3级，极高危；2型糖尿病；胆囊切除术后"。现胸闷频繁发作，失眠，大便干结如羊屎（长期服用番泻叶），喜吐白泡沫痰，下肢不肿。舌质淡红，苔薄黄，脉沉细。既往有2型糖尿病病史多年。

西医诊断：冠心病，不稳定性心绞痛。

中医诊断：胸痹。

病机：肾阳亏虚，腑浊攻心。

治法：温肾通腑，化浊宁心。

方药：济川煎合温胆汤加减。

肉苁蓉20g，怀牛膝20g，当归20g，熟大黄10g，升麻5g，枳实10g，竹茹10g，陈皮10g，法半夏10g，茯神15g，夜交藤15g，夏枯草10g。14剂。

辨治思路详解：胸痹心痛为老年人之常见疾患，其治按教材治本当在益气、温阳、补血、滋阴，治标当不出活血、散寒、理气、化痰之法。然老年人多肾精亏虚，此为其病理的基本改变。临证时尤当注意，老年患者肾精亏虚，每每出现习惯性大便秘结，久用寒凉通下，愈下愈秘，愈秘愈下，以致肾阳受损，便秘久经治疗而不能愈。其病理最后表现为肾精亏不能濡润大肠，肾阳亏不能温通推动大便下行，以致长期腑气不通，浊毒内存体内，诸症峰起，变端丛生。喜吐痰沫，实为久用寒凉，以致阳虚不能气化津液，痰饮内生。

肾司二便，《灵枢·经脉》云："足少阴之别……并经上走于心包下。"

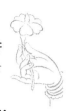

"肾足少阴之脉……**其支者，从肺出，络心，注胸中。是主肾所生病者：……烦心，心痛……嗜卧……**"可见若二便不通，浊毒之邪可沿肾经上扰心神，阻滞心脉而致失眠、心痛等症。

经云："**小大不利治其标，小大利治其本**"，非常强调内科杂病治疗中六腑通畅的重要性，临床上要时刻牢记。对于老年患者大便秘结，其治疗当益肾精、温肾阳、升清降浊并行，最好的方剂就是济川煎。该方肉苁蓉、怀牛膝、当归质润可益肾精，性温可以温肾阳，更有升麻、枳壳升清降浊，可谓面面俱到，临床疗效十分肯定。

故本病的治疗，采用了"上病下治"的治疗方法，以济川煎加大黄温肾阳、益肾精、升清降浊以通便，用温胆汤以化浊邪，佐夜交藤安心神，以夏枯草配法半夏交通阴阳以安心神。

按语：番泻叶为苦寒泻下通便药，泻下效果迅速，但其性寒，久用最易损伤阳气。习惯性便秘患者，常常喜用番泻叶泡服通便，以其效速而使用方便，不知久服阳气耗损，以致阳虚不能推动大肠排便，愈服愈秘，以致数年便秘不能缓解。遇此患者，余每以济川煎加减，温阳通便，一般 1～2 个月，习惯性便秘可获彻底痊愈。

2015 年 10 月 27 日二诊：胸闷发作减少，背痛，呈持续性。大便干结，便意频，走路不稳，口中有泡沫痰，寐差，仅能入睡 2～3 小时，舌质淡红，苔薄白，脉弦。

瓜蒌皮 10g，薤白 10g，桂枝 10g，瓜蒌子 10g，白术 10g，黄芪 30g，熟地黄 20g，锁阳 20g，肉苁蓉 20g，葛根 30g，丹参 10g，三七（冲服）5g，炙甘草 10g。14 剂。

辨治思路详解：大便干结，便意频，腑气有通畅之势，予以锁阳、肉苁蓉补肾润肠以通便；喜吐泡沫痰，胸闷，为痰浊痹阻胸阳，心脉不畅，故以瓜蒌薤白桂枝汤豁痰通痹；督脉循于脊中，背痛，呈持续性，兼见步态不稳，当为肾督亏虚，经气不畅，故以黄芪、熟地黄益气补督，另以丹参、三七活血通脉，葛根舒筋缓急止痛。

2015 年 11 月 10 日三诊：胸闷发作次数显减，2 周仅发作 1 次，寐安，背痛显减，大便已明显变软，排便无力，仍口吐白色泡沫状痰，夜尿 5～6 次。舌质红，苔黄腻，脉弦。

肉苁蓉 20g，当归 20g，怀牛膝 20g，锁阳 20g，升麻 5g，枳实 10g，熟地黄 20g，黄芪 20g，葛根 30g，丹参 10g，三七（冲服）5g，炙甘草 10g。14 剂。

辨治思路详解：病情明显缓解。大便已明显变软，但排便费力，夜尿 5～6 次，皆为肾虚不能温润大便，摄固小便。故方仍以济川煎温肾阳通便；排便无力，气虚也，加黄芪益气。苔黄腻非为痰热，乃肠中浊气泛于上所致。仍以熟地黄配葛根、丹参、三七益肾督、通络脉治背痛。便通则寐安，可见浊邪扰心之祸弊，再次印证了"六腑以通为用"的重要性。

2015 年 11 月 26 日四诊：未再服用番泻叶，大便质地正常，日 1 次，排便乏力，偶发左侧胸部憋闷，不咳，口吐清涎，喜温饮，夜尿 3～4 次。舌质淡红，苔薄白，脉弦。

制附片（先煎）10g，桂枝 6g，熟地黄 15g，山茱萸 10g，山药 10g，当归 20g，黄芪 20g，丹参 10g，三七（冲服）5g，益智仁 20g，白术 10g，茯苓 30g，炙甘草 10g，干姜 5g。7 剂。

辨治思路详解：大便已正常，胸痛显减，前方已中病机。夜尿 3～4 次，喜温饮，肾阳虚也，故方以制附片、桂枝、熟地黄、山茱萸、山药温补肾阳。肾主唾，脾主涎，患者喜吐清涎，正合肾阳不足不能温脾、痰涎内生之理，故以干姜、白术、茯苓、炙甘草温阳健脾，温化痰饮，加益智仁温脾摄涎。排便无力，以黄芪配当归益气润肠通便。伍以三七、丹参通心脉。

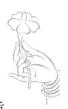

2015 年 12 月 3 日五诊：胸闷、背痛未再发作。大便日行 1~2 次，质软，费力，纳食多腹胀。舌质淡红，苔薄白，脉沉弦。查空腹血糖：10mmol/L，餐后血糖 14mmol/L。

木香 6g，砂仁 10g，党参 15g，白术 30g，陈皮 10g，法半夏 10g，茯苓 10g，炙甘草 10g，黄芪 30g，当归 20g，肉苁蓉 20g，郁李仁 15g。7 剂。

二甲双胍 0.25g，po，tid。

辨治思路详解：纳食多腹胀，大便日行 1~2 次，质软，舌质淡红，苔薄白，脾虚气滞之证显然可见，改用香砂六君子健脾理气，仍以黄芪配当归、肉苁蓉、郁李仁益气润肠通便。血糖高以二甲双胍降糖。

主症已发生变化，纳食多腹胀，排便乏力为主，重点在消化系。故其方随证变化，此为"法从证立，方从法变"。

2015 年 12 月 10 日六诊：胸闷、背痛未再发作。大便日 2~3 次，解之乏力，质可，多食后腹胀，口涎多。舌质淡红，苔薄黄，脉弦。

上方易党参为白参 10g。14 剂。

辨治思路详解：胸闷、背痛未再发作。多食后腹胀，口涎多，为脾虚不能运化，脾气壅滞之证，仍守前法，以白参易党参，增强益气健脾之功能。

按语：胸痹心痛多见于老年人，很多病人除胸痹外，有长期便秘，其病机主要在于肾精亏虚、肾阳亏虚，不能温润推动大肠，以致便秘，浊毒内生，循经上犯心脉。其治必须遵照"小大不利治其标，小大利治其本"的原则，通腑排浊，方能取得良好的临床效果。余每在临床上以济川煎去泽泻为底方，随症加减，或配以活血化瘀，药取三七、丹参、水蛭、当归等；或伍以通阳豁痰，方取瓜蒌薤白半夏汤、瓜蒌薤白桂枝汤等。

本案尚存肾阳亏虚，不能暖脾，以致痰浊内生，阴寒痰浊之邪上犯胸阳，凝滞心脉，发为心痛，故其治紧扣温肾、健脾治其本，通便、活血治其标，终取佳效。

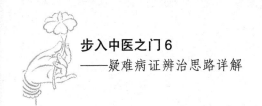
第5讲　心衰紧守肺脾肾，治分三焦细辨证

本讲说说我治疗心衰的临床感悟。目前主流的看法，根据心衰的临床表现，治疗心衰多从中医的"喘""心悸""水肿"等入手治疗。然余根据多年的临床经验，认为慢性心力衰竭宜从中医的水肿与饮证入手，在治疗上当从三焦分治，上焦紧扣心肺，中焦紧守脾胃，下焦不离肾阳。

心衰在临床上其主要症状可以简单地分为以下几组：①心肌收缩无力，组织灌注不足，缺血缺氧，出现心悸、气短，劳则加重，周身无力等症状。②肺循环淤血的临床表现，其主要症状为胸闷、气短，劳则加重，咳吐清稀泡沫痰，甚或粉红色泡沫痰。③体循环淤血：面目、肢体水肿，按之凹陷不起，胸腔、腹腔积液等。④胃肠道水肿症状，常见胃脘胀满、腹满、大便稀溏、纳差等。⑤心衰导致肾脏灌注不足，以致小便量少，肢体水肿，四肢不温等。

从中西汇通角度，我们可以进行以下演绎。

一是上焦心肺。心脏扩大→收缩无力→排血减少，运动则回心血量增加→左房压力增加→肺淤血加重→劳力性呼吸困难、气短、上下气不相续接，劳则气短加重。**符合中医"劳则耗气""动则气短"之气虚特征。**

心脏扩大→收缩无力→排血减少→代偿性心率增快，器官组织灌注不足→心悸、疲倦、乏力。**符合中医气虚之一般全身症状。**

推论一：《医学衷中参西录》说："胸中大气，一名宗气，《内经》谓其积于胸中，以贯心脉，而行呼吸。"心衰多见呼吸困难，气短，上下气不相续接，劳则加重，心悸，疲倦，脉沉细无力，其证候群与宗气下陷临

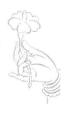

床表现相一致。提示**心衰中医关键病机之一为宗气下陷**。

左心衰→慢性肺循环淤血→肺静脉压力增高→血管渗透性增加→**咳嗽、咳痰，其痰以白色浆液性泡沫痰为最常见**，甚则咳粉红色泡沫痰，或痰中带血丝。

推论二：咳嗽、咳痰，其痰以白色浆液性泡沫痰，结合心衰体循环淤血以致肢端不温、小便量少，其证候正与中医之寒饮伏肺临床表现相符合，临床上西医的治疗，利尿剂可以有效缓解肺水肿，温阳化水之真武汤可以有效治疗心衰阳虚水停，凌心射肺之肿、悸、喘咳症状，提示心衰中医病机之二为水饮伏肺，其病机关键环节仍在于阳虚水停，水邪射肺。

二是中焦脾胃。右心衰→体循环淤血→胃肠道、肝淤血→消化道症状→胃脘胀满、纳差、恶心欲呕、大便稀溏。**其症状符合中医之水湿困脾之证候。**

左心衰→心排血减少→肾脏灌注不足→尿量减少→回心血流量增加→右心衰加重→胃肠淤血加重→消化道症状加重。**其形成机理与肾阳亏虚不能温暖脾土，脾失健运，水湿内停类似。**

推论三：胃脘胀满、纳差、恶心欲呕、大便稀溏等临床表现，与中医脾虚不能运化水湿、湿邪困脾如出一辙，而温肾阳健脾能有效改善水湿内停之症状。**提示心衰中医病机之三为脾虚湿阻。**

三是下焦肾阳。左心衰→心排血减少→肾脏灌注不足→尿量减少→水液潴留→面目、肢体水肿，胸腹腔积液，四肢不温。

推论四：小便量少，四肢水肿，扪之不温，与中医之肾阳亏虚，不能化气行水，以致水肿病机类同。

综上所述，可以做出以下结论，心衰中医之病位在心，涉及脾、肺、肾，其病机关键在于宗气不足，肾阳亏虚，不能化水行气，从而导致水湿内停，水湿困脾，凌心射肺。

其病机与临床组方参见如下简图：

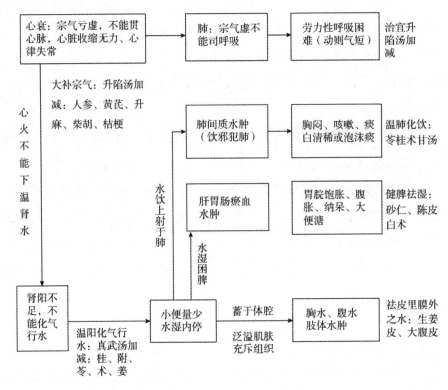

接下来看几个病例的治疗思路，每一诊都对处方用药进行了详细分析，虽然病案显得繁杂，但若能用心体会，则可从更深层次去把握心衰的治疗要点。

1. 冠心病心衰案

张某，女，82岁。门诊病历。

2015年4月9日首诊：反复阵发性胸痛10年，胸闷气促3年，再发加重伴下肢水肿2周。刻诊：颜面浮肿，高枕不能平卧，气短，上下气不相续接，畏寒，口干，纳差，腹胀，大便溏，小便少，双下肢凹陷性水肿。舌质淡红，苔薄白，脉沉细结代。既往有高血压病史。

西医诊断：冠心病，心房颤动，心功能Ⅳ级。

中医诊断：心衰。

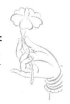

病机：心脾气虚，阳虚水停。

治法：益气健脾，温阳利水。

方药：心康饮（自拟方）加减。

白参 10g，黄芪 30g，升麻 5g，柴胡 5g，桔梗 10g，茯苓 30g，薏苡仁 30g，制附片（先煎）10g，桂枝 6g，生姜皮 10g，大腹皮 10g。14 剂。

辨治思路详解：患者心衰，症见气短，上下气不相续接，脉结代，必为宗气亏虚，盖宗气贯心脉而司呼吸，故药用白参、黄芪、升麻、柴胡、桔梗升补宗气。纳差，腹胀，乃水湿困脾，故用茯苓、薏苡仁、生姜皮、大腹皮配参、芪健脾利水，理气除胀。下肢、颜面浮肿，小便少，畏寒，为肾阳虚，不能化气利水，故药用桂、附相伍温阳化气利小便。口干，乃下焦阳虚，不能蒸腾气化，水津不能上布所致，温阳本为正法，勿需另用药。

2015 年 4 月 29 日二诊：胸闷、气短诸症缓解，水肿消，纳增，大便日 3 次。舌质淡红，苔白腻，脉沉细。

白参 10g，黄芪 30g，升麻 3g，柴胡 5g，桔梗 10g，茯苓 30g，薏苡仁 30g，附片（先煎）5g，桂枝 6g，生姜皮 10g，大腹皮 10g，陈皮 10g，白术 15g，炙甘草 10g。14 剂。

辨治思路详解：大便日行 3 次，乃脾气下陷不能固摄，在方中佐入陈皮、白术，暗合补中益气汤益气健脾、升阳固摄之意。

2015 年 9 月 24 日三诊：服上方后，诸症缓解，5 个月来病情一直稳定。近日又现腹泻，畏寒，下肢微肿。舌质淡红，苔薄白，脉沉细。

制附片（先煎）6g，干姜 6g，白参 10g，白术 10g，茯苓 30g，炙甘草 10g，葛根 30g，神曲 10g，黄芪 30g，薏苡仁 30g，生姜皮 10g，大腹皮 10g。14 剂。

辨治思路详解：腹泻，畏寒，舌质淡红，苔薄白，脉沉细，当为典型的脾阳亏虚之证，故方以附子理中汤温运脾阳，加葛根升清以止泻，伍神曲助参、术以健脾。下肢微肿，为脾虚不能运化水湿，方以黄芪配茯苓、薏苡仁、生姜皮、大腹皮健脾利水。

2. 甲状腺毒症性心肌病案

周某，女，58 岁，湘阴县人。门诊病历。

2015 年 5 月 28 日首诊：既往病历记载，患甲状腺毒症性心肌病，全心扩大，病程 12 年。2 年来生活难以自理，2014 年 12 月于湘阴县第二人民医院住院，诊断为"甲状腺毒症性心肌病，全心扩大，冠状动脉粥样硬化，快速性房颤，心功能Ⅳ级；消化道溃疡？肝实质弥漫性损害；骨质疏松"。对症治疗后稍有好转，但生活难以自理，家人代求诊。诉：胸闷，气短，动则益甚，生活难以自理，口干，纳差，乏力，肢冷，小便少。舌质淡红，苔薄白，脉沉细。

检查资料：心脏彩超（2014 年 12 月 4 日湘乡市第二人民医院，检查号 1412047512）：LA 44mm，RA 35mm，LV 55mm，RV 35mm。EF 39%，FS 19%。全心扩大，室壁运动弥漫性减弱不协调，左心功能减退。心动过速，心律不齐，二尖瓣、三尖瓣反流（中度），肺动脉瓣反流（轻度）。

西医诊断：甲状腺毒症性心肌病，全心扩大，快速性房颤，心功能Ⅳ级。

中医诊断：心衰。

病机：阴阳两虚，心脾气弱。

治法：温阳益阴，补益心脾。

方药：全真一气汤加减。

制附片（先煎）10g，桂枝 6g，白参 10g，黄芪 30g，麦冬 10g，五味子 10g，茯苓 30g，薏苡仁 30g，陈皮 10g，砂仁 6g，白术 10g，生姜皮 10g，大腹皮 10g，炙甘草 10g。15 剂。

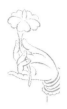

辨治思路详解： 胸闷，气短，口干，心之气阴两虚也；肢冷，小便少，脉沉细，肾阳虚，不能温煦气化也；纳差，疲乏，脾气亏也。病机有三，当用合方，补心气，益心阴，生脉散；温肾阳，参附汤也；健脾补土，参苓白术散也。更加黄芪配生姜皮、大腹皮健脾利水。

2015 年 6 月 16 日二诊： 患者未来，其女微信通信，上症明显改善，无胸闷症状，食欲好，减少利尿剂，小便正常。

处方： 上方续服。

后随访，一直每 2 天 1 剂药守方，可胜任一般家务。

按语： 全真一气汤出自冯楚瞻《冯氏锦囊秘录》，全方由熟地黄、白术、牛膝、人参、熟附子（先煎）、麦冬、五味子组成。本方乃参附汤、生脉散合方加味而成，温阳而无升浮之弊，育阴兼有化气之功。有大量报道，心衰、肺心病、休克等危重症而见阴阳两虚者，用此方每可取得满意的临床疗效，是一首非常值得研究的效方。

3. 酒精性心肌病案

叶某，男，64 岁，邵阳市人。门诊病历。

2014 年 5 月 5 日首诊：4 年前因动则气短在邵阳市第一人民医院就诊，诊断为"扩心病"，一直在该院门诊和住院治疗，病情尚稳定。近期因建新房劳累，又出现气短，纳差，下肢水肿，二便可，舌质淡红，苔薄白，脉沉细。既往有嗜酒史，每日两餐，每餐在半斤以上，饮酒近 20 年。目前一直服用"地高辛 0.125mg，qd；螺内酯 20mg，qd；呋塞米 20mg，qd；酒石酸美托洛尔 6.25mg，bid"。

心脏彩超（邵阳市第一人民医院，2014-04-17，超声号 X14041733）：LV 64mm，LA 40mm，AO 27mm，RV 28mm，PA 21mm，LVPW 10mm，IVS 10mm，EF 40%，FS 20%。结果示：左房室增大，室壁运动减弱，主动脉硬化，二、三尖瓣反流，左心功能下降。查心电图：$V_{1\sim6}$ T 波倒置。

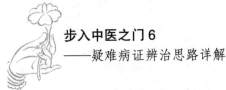
西医诊断：酒精性心肌病，心脏扩大，心功能Ⅲ级。

中医诊断：心衰。

病机：宗气亏虚，脾虚水停。

治法：升补宗气，健脾利水。

方药：升陷汤合参苓白术散加减。

白参 10g，黄芪 50g，升麻 5g，柴胡 5g，桔梗 10g，茯苓 30g，薏苡仁 30g，砂仁 6g，陈皮 10g，生姜皮 10g，大腹皮 10g，炙甘草 10g。20 剂。

辨治思路详解：宗气贯心脉，司呼吸，统领全身之气。患者由于长期饮酒，以致酒毒攻心，损伤心气，故见劳则气短。脾主运化，饮酒伤脾，脾失健运，水湿内停，而症见纳差，下肢水肿。结合舌质淡红，苔薄白，脉沉细，辨证为心脾气虚。故其治疗当大补宗气，药用白参、黄芪、升麻、柴胡、桔梗；又当健脾祛湿，故臣以茯苓、薏苡仁健脾利水，佐用生姜皮、大腹皮利水消肿。湿阻则气滞，伍以砂仁、陈皮理气醒脾；炙甘草调和诸药。

2014 年 6 月 26 日二诊：无明显胸闷气短，肿消，纳可，病情明显好转。

上方加桂枝 5g。30 剂。

辨治思路详解：病情已明显缓解，久病宜守方，缓缓图之。佐入桂枝通心阳。

2014 年 7 月 31 日三诊：病情稳定，无明显胸闷气短，时有乏力，便溏。舌质淡红，苔薄白，脉沉细。

黄芪 30g，白参 10g，升麻 5g，柴胡 5g，桔梗 10g，桂枝 6g，陈皮 10g，砂仁 6g，茯苓 30g，薏苡仁 30g，白术 10g，生姜皮 10g。30 剂。

辨治思路详解：乏力、便溏，脾虚气陷也。前方加入陈皮，与白参、

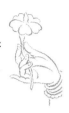

升麻、柴胡、陈皮、茯苓、白术相合，正合补中益气汤组方，补益中气，升清举陷。未用当归，因其便溏，而当归性润有滑肠之作用。

2014 年 9 月 4 日四诊：近期又因房屋装修劳累，出现气短，劳则加重。无水肿。舌质淡红，苔白腻，脉弦。

心脏彩超（本院超声号 140904092187）：RV 19mm，LV 61mm，LA 38mm，AO 24mm，PA 20mm，RA 35mm，IVS 9mm，LVPW 9mm，EF 34%，FS 16%。检查示：左心增大；二、三尖瓣反流；肺动脉瓣反流；主动脉弹性下降；左心功能差。

黄芪 50g，白参 5g，升麻 3g，柴胡 5g，桔梗 10g，茯苓 30g，薏苡仁 30g，丹参 10g，三七（冲服）3g，桂枝 6g，白术 10g，炙甘草 10g。20 剂。

辨治思路详解：超声显示：尽管 EF 34%，FS 16%，有轻度下降，但左室、左房内径较前相比有缩小趋势，病情总体稳定。劳则耗气，近因装修劳力过度，又现气短，总为宗气不足，不能贯心脉，统领周身之气，治当守升补宗气。心主血脉，心气亏虚，气虚日久则必有不能运血而致血脉不畅之病理存在，故加三七、丹参养血活血。嘱其注意休息。

2014 年 12 月 18 日五诊：每日 1 剂，守上方至 11 月初，诸症皆除。现无明显不适，平卧，下肢不肿，可步行 4 公里以上不用休息，纳可，二便调。舌质淡红，苔薄白，脉沉细。

白参 10g，黄芪 30g，陈皮 10g，砂仁 6g，茯苓 30g，薏苡仁 30g，生姜皮 10g，大腹皮 10g，桂枝 6g，丹参 10g，三七（冲服）5g，炙甘草 10g。30 剂。

辨治思路详解：患者心功能大为好转，可连续步行 4 公里以上。守前法再进。

2015 年 2 月 5 日六诊：自诉守上方，隔日 1 剂，病情一直很稳定。近

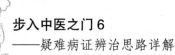

因劳累甚，又现短气、上下气不相续接，纳可。舌质淡红，苔黄腻，脉沉细。

心脏彩超（本院超声号 150205091407）：RV 15mm，LV 69mm，LA 46mm，AO 24mm，PA 19mm，RA 34mm，IVS 9mm，LVPW 9mm，EF 19%，FS 9%。左心增大；二、三尖瓣反流；肺动脉瓣反流；主动脉弹性下降；左心功能减退。

黄芪 30g，白参 10g，升麻 5g，柴胡 5g，桔梗 10g，茯苓 20g，薏苡仁 20g，丹参 10g，三七（冲服）5g，桂枝 5g，白术 10g，炙甘草 10g。30 剂。

辨治思路详解：劳甚又现左室、左房扩大，EF、FS 下降。可见中医之"劳则耗气"有其客观的病理变化。仍守上法，配以"振源胶囊"改善心肌能量代谢。

2015 年 3 月 10 日七诊：一般情况可，静息下无明显气短，但耐力下降，劳则气短，下肢轻肿，二便可，纳可。舌质淡红，苔薄黄，脉沉细。

黄芪 50g，白参 10g，升麻 5g，柴胡 5g，桔梗 10g，桂枝 6g，茯苓 30g，薏苡仁 30g，生姜皮 10g，大腹皮 10g，陈皮 10g，炙甘草 10g。30 剂。

辨治思路详解：病情改善，目前病机主要为宗气虚不能贯心脉，脾气虚不能运湿。故方以升陷汤补宗气，黄芪、茯苓、薏苡仁、生姜皮、大腹皮健脾利水，加桂枝温阳化气行水。

2015 年 4 月 15 日八诊：一口气可上 3 楼，不肿，可平卧。舌质淡红，苔薄白，脉沉细。

心脏彩超（2015-4-13，邵阳市第一人民医院，超声号 X150413）：LV 70mm，LA 40mm，AO 29mm，RV 27mm，RA 28mm，PA 22mm，LVPW 10mm，IVS 9mm，EF 44%，FS 22%。超声提示：左心增大，室壁运动不协调，二、三尖瓣反流，左室功能减退。

上方加白术 10g。30 剂。

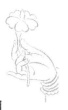

辨治思路详解： 病情较前缓解，EF、FS 较前明显上升，心功能有明显改善，守方再进，加白术意在增强健脾益气作用。

2015 年 5 月 21 日九诊：病情稳定，无明显不适，舌质淡红，苔薄白，脉沉细。

黄芪 30g，白参 10g，升麻 5g，柴胡 5g，茯苓 20g，薏苡仁 30g，生姜皮 10g，大腹皮 10g，炙甘草 10g，桂枝 6g。30 剂。

辨治思路详解： 病情改善，仍守前法。

2015 年 6 月 23 日十诊：病情稳定，近日便溏。舌质淡红，苔薄白，脉沉细。

心脏彩超（本院超声号 150623094330）：RV 17mm，LV 65mm，LA 36mm，AO 30mm，PA 20mm，RA 35mm，IVS 10mm，LVPW 10mm，EF 35%，FS 17%。超声提示：左心增大，二、三尖瓣反流，肺动脉瓣反流，主动脉弹性下降，左心功能差。

上方加白术 10g，葛根 30g。30 剂。

辨治思路详解： 病情基本稳定，仍守前法。便溏加白术健脾，葛根升清止泻。其后以黄芪、白参、茯苓、升麻、柴胡、桔梗、薏苡仁、生姜皮、大腹皮、砂仁、炙甘草为基本方，腹胀加陈皮，便溏加葛根，一直守方治疗，病情非常稳定，无明显不适，耐力亦可，生活质量良好。

2015 年 12 月 10 日十一诊：上方 3 日服用 2 剂或隔日一服。病情稳定，无任何明显不适。舌质淡红，苔薄白，脉沉细。

心脏彩超（本院超声号 151210081768）：RV 19mm，LV 61mm，LA 38mm，AO 28mm，PA 21mm，RA 35mm，IVS 10mm，LVPW 10mm，EF 42%，FS 21%。左心增大，二、三尖瓣反流，肺动脉瓣反流，主动脉弹性下降，左心功能差。

上方 30 剂，隔日 1 剂。

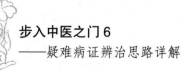

辨治思路详解：病情较前缓解，左室、左房明显缩小，EF、FS 较前明显上升，心功能有明显改善，效不更方。

2016 年 1 月 12 日十二诊：病情稳定。舌质淡红，苔薄白，脉沉细。

黄芪 30g，白参 10g，升麻 5g，柴胡 5g，桔梗 10g，茯苓 30g，薏苡仁 30g，大腹皮 10g，生姜皮 10g，桂枝 5g，炙甘草 10g。30 剂。

2016 年 5 月 5 日复查心脏彩超（本院 20161210081768）：RV 20mm，LV 60mm，LA 39mm，RA 35mm，EF 46%，FS 23%。心脏功能明显较前改善。

2016 年 10 月 10 日随访，病情稳定，可胜任一般轻体力劳动。

4. 风湿性心脏病案

胡某，女，49 岁，湘潭市人。门诊病历。

2014 年 9 月 5 日首诊：因反复活动后胸闷、气促 12 年，加重伴咳嗽 1 个月，于 2013 年 8 月 4 日入住湘雅附二院心胸外科（住院号：1006765），入院前（2013 年 7 月 2 日）心脏彩超检查，确诊为风湿性心脏病、二尖瓣重度狭窄伴关闭不全、肺动脉高压、心功能Ⅲ级。入院后于 2013 年 8 月 7 日行二尖瓣置换+左房成形术，术中置入 27#进口机械二尖瓣 1 枚，于 2013 年 8 月 24 日出院（出院带药：地高辛、万爽力、华法令、速尿、补达秀），回当地医院门诊治疗。

2014 年 8 月 15 日入住我院（住院号：00151852），入院时诉腹胀半年，间断黑便半月，症见：面色黧黑，唇绀，持续腹胀，时有恶心、干呕、大便频，一日数行，质溏，色黑，活动后胸闷气促，偶有咳嗽，少痰，纳差，舌质红，苔薄黄，脉结代。诊断：风湿性心脏病，心脏扩大，心房颤动，心功能Ⅳ级，二尖瓣换瓣术后，肺部感染，右侧胸腔积液，肺动脉高压，消化道出血？入院经强心、利尿、调整华法令剂量、抑酸护胃等治疗，于

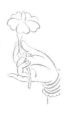

2014 年 8 月 26 日好转出院。

此诊为出院后首次复诊，刻诊症见：面色黧黑，唇绀，**动则气促，上下气不相续接，腹部胀大，胃脘腹部持续胀满不适**，畏冷，四肢不温，下肢微肿，可见大量瘀斑，小便短少，大便稀溏。舌质淡红，苔薄黄，脉沉细结代。

西医诊断：风湿性心脏病，心脏扩大，二尖瓣换瓣术后，心房颤动，心功能Ⅳ级。

中医诊断：心衰。

病机：宗气下陷，阳虚水停。

治法：升提宗气，温阳利水。

方药：升陷汤合真武汤加减。

黄芪 30g，白参 10g，升麻 5g，柴胡 5g，茯苓 30g，薏苡仁 30g，生姜皮 10g，大腹皮 10g，制附片（先煎）10g，桂枝 10g，白术 10g，炙甘草 10g。15 剂。

华法令减半量，1.25mg，qd。定期监测 INR。

辨治思路详解：大凡心衰，临床上常见病机有三点：一是宗气下陷；二是心肾阳亏；三是脾虚湿阻。观本案患者动则气促，脉结代，宗气亏虚之象已十分明了，盖宗气司呼吸贯心脉也；畏冷，四肢不温，面色黧黑，唇绀，小便短少，脉沉细，阳气亏虚毋庸置疑；胃脘腹部持续胀满不适，下肢微肿，大便稀溏，脾虚湿阻之明证也。下肢皮下有大量瘀斑，可能与华法令过量有关，当减其量。综合诸证，从中医角度看，其病机当为气虚不能摄血。故其治疗当升补宗气、温阳利水、健脾化湿。方用黄芪、白参、升麻、柴胡升补宗气，制附片、桂枝温阳化气，气化则水自行也，茯苓、白术、薏苡仁、生姜皮、大腹皮健脾利水，炙甘草调和诸药。

2014 年 9 月 26 日二诊：诉服上方诸症有明显改善，又自行按方购药

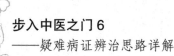
5 剂。畏冷、胸闷气短明显好转，耐力有明显增加，腹大明显减小，腹胀时轻时重，下肢瘀斑已消失，纳差，大便仍溏，但不黑。舌质淡红，苔薄黄，脉沉细结代。

黄芪 30g，白参 10g，升麻 5g，柴胡 5g，砂仁 6g，陈皮 10g，茯苓 30g，薏苡仁 30g，生姜皮 10g，大腹皮 10g，制附片（先煎）15g，桂枝 10g，白术 10g，炙甘草 10g。14 剂。

辨治思路详解：已见大效，故仍守上法，腹胀未能尽除，加砂仁、陈皮，理气除胀。

2014 年 10 月 20 日三诊：诉服上方有较大改善，又自行按上方购药 10 剂。后诉腹大消失，腹部胀满大减，动则气促明显减轻，大便正常。视其腹平，下肢已无水肿，小便量可，寐差。舌质淡红，苔薄白，脉沉细结代。

上方加茯神 20g。

辨治思路详解：诸症继减，守前方，仍寐差，加茯神益心安神。

2014 年 11 月 10 日四诊：面色黧黑、唇绀明显减轻，**自诉半年多来，从未有此舒适，腹无不适，**纳可，动则气促症状已不明显，大便正常，小便量可。舌质淡红，苔薄白，脉沉细结代。

黄芪 30g，白参 10g，升麻 5g，柴胡 5g，桔梗 10g，陈皮 10g，茯苓 30g，薏苡仁 30g，生姜皮 10g，大腹皮 10g，制附片（先煎）10g，桂枝 10g，白术 10g，炙甘草 10g。30 剂。

辨治思路详解：病症缓解，守方巩固。

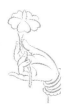

第6讲　肺虚勿忘补宗气，细辨兼证治相随

宗气积聚于胸中，胸中乃心肺所居之处，所以宗气的功能与心、肺二脏的关系最为密切。但其功能又与其分布的部位紧密相关。《灵枢·邪客》："宗气……出于喉咙，以贯心脉而行呼吸焉。"张锡纯说："肺司呼吸，人之所共知也，而谓肺之所以能呼吸者，实赖胸中大气。"宗气走息道以行呼吸的功能特点为后世升补宗气法治疗诸多急慢性危重疑难呼吸系统疾患奠定了理论基础。

1. 狼疮性肺炎案

谢某，女，24岁，湖北襄阳人。住院病历。

2015年2月17日首诊：诉1年半前开始出现胸闷气促，在武汉同济医院确诊为"系统性红斑狼疮，狼疮性肺炎"，后赴南京军区南京总医院就诊，该院予以吗替麦考酚酯胶囊（2g/d）、泼尼松（30mg/d）、他克莫司（3mg/d），病情没有得到很好控制，呈逐渐加重趋势。10余天前，因肺部感染病情加重，在武汉某医院，经静滴激素、抗生素等治疗，病情仍未得到有效控制。通过网上预约来我院就诊。症见：**无力自己行走**，其兄以车推入诊室，**时见面色苍白，头倾视深，答话气短而低，稍多言则气欲脱**。诉近10天胸闷，喘息气促，咳吐白色如泡沫状痰，夜间盗冷汗，畏冷。舌质淡红，苔薄白，脉沉细无力。

西医诊断：系统性红斑狼疮，狼疮性肺炎。

中医诊断：肺痹。

病机：大气下陷，寒饮客肺。

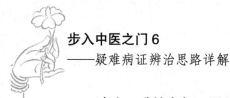

治法：升补宗气，温肺散饮。

方药：升陷汤合苓甘五味姜辛汤。

黄芪 30g，白参 10g，升麻 5g，柴胡 5g，桔梗 10g，制附片 3g，桂枝 10g，炙甘草 10g，茯苓 30g，干姜 6g，细辛 3g，五味子 10g，红景天 20g，紫河车 10g（吞服），地龙 20g。7 剂。

辨治思路详解：《医学衷中参西录》曰："肺司呼吸，人之所共知也，而谓肺之所以能呼吸者，实赖胸中大气，不惟不业医者不知，即医家知之亦鲜""大气者，充满胸中，以司肺呼吸之气也""大气者，诚以其能撑持全身，为诸气之纲领，包举肺外，司呼吸之枢机……且知《内经》之所谓宗气，亦即胸中之大气。"患者症见无力行走，面色苍白，答话气短而低，稍多言则气欲脱，胸闷，喘息气促，脉沉细无力，一派大气下陷之重症，故急急升固大气为要，方以升陷汤去知母，加人参、红景天大补宗气。张氏在《医学衷中参西录》中注释该方时说气虚极者加人参。而痰白如泡沫状，夜间盗冷汗，畏冷，舌质淡红，苔薄白，脉沉细无力，又系肺阳亏虚、寒饮伏肺之明证，故以苓甘五味姜辛汤加附片温肺散寒化饮。加地龙一则可以平喘，二则久病入络，该药可以通肺络。

按语：免疫系统疾病多为多脏器损害，常并发肺部病变，如间质性肺炎、肺纤维化等。其临床表现与中医所说之肺痹相似。《素问·痹论》："皮痹不已，复感于邪，内舍于肺。"《灵枢·邪气脏腑病形》曰："肺痹引胸背，起恶日光。"《素问·痹论》云："肺痹者，烦满喘而呕。"《圣济总录·肺痹》说："皮痹不已，复感于邪，内舍于肺，是为肺痹。其候胸背痛甚，上气，烦满，喘而呕是也。"《症因脉治·肺痹》记载了肺痹的病因、临床表现与处方用药："肺痹之症，即皮痹也。烦满喘呕，逆气上冲，右胁刺痛，牵引缺盆，右臂不举，痛引腋下。"治用橘皮丸、杏仁丸、当归汤、五味子汤、泻白散、生脉散、人参平肺散等。可资参考。

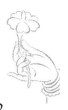

2015 年 3 月 3 日二诊：步行就诊，诉服前方，胸闷气促明显缓解，2 月 26 日感冒发热，经用泼尼松、抗生素热未退。刻诊：发热，胸闷气短，但较首诊大有减轻，仍咳嗽，痰呈白色泡沫状，畏冷，纳差。舌质淡红，苔薄白，脉沉细。查：肺部有大量干湿啰音。处理：收住院。西药予美罗培南静滴。中医辨证为大气下陷、寒饮内停。发热，口干，风寒有化热入里之象，予以升补大气、温肺散寒治其本，佐以清热化痰治其标。

黄芪 60g，白参 10g，升麻 3g，柴胡 5g，桔梗 10g，干姜 6g，细辛 5g，五味子 10g，茯苓 30g，芦根 20g，薏苡仁 30g，红景天 25g，地龙 15g，瓜蒌皮 15g，炙甘草 10g。7 剂。

辨治思路详解： 仍以升陷汤加人参、红景天升补大气，合苓甘五味姜辛汤温肺化饮。口干、发热，为外感寒邪郁而化热入里，加芦根、薏苡仁、地龙、瓜蒌皮甘微寒之品清其热，化痰宽胸。

2015 年 3 月 11 日三诊：住院 3 日，热退，胸闷气促明显减轻，气短乏力显减。吗替麦考酚酯胶囊已用 1 年半，建议去南京总医院调整免疫抑制方案。7 日去南京，方案调整为：停吗替麦考酚酯胶囊，服羟氯喹（0.2g/d）、他克莫司（2mg/d）、泼尼松（30mg/d）。刻诊：其咳减，痰呈白色泡沫，背起带状疱疹，灼热疼痛，二便正常。舌质淡红，苔薄白，脉沉细。

黄芪 30g，白参 10g，升麻 3g，柴胡 5g，桔梗 10g，桂枝 3g，干姜 3g，细辛 3g，红景天 25g，芦根 30g，薏苡仁 30g，淫羊藿 10g，仙茅 6g，瓜蒌皮 30g，红花 10g，甘草 10g。10 剂。

辨治思路详解： 背部起带状疱疹实乃久用免疫抑制剂导致机体抗邪能力下降所致。淫羊藿、仙茅具有较好提高免疫功能之效，故用之。素体阳气亏虚，虽感染热毒侵及背部络脉，亦不可以轻易使用大剂清热解毒之品损伤肺阳，故以古之效方瓜蒌皮、红花、甘草甘凉辛润通络，活血止痛。

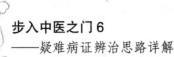

按语： 有关瓜蒌、红花、甘草三味治疗带状疱疹的用法，源于《冷庐医话》。其云："胁痛当辨左右，有谓左为肝火或气，右为脾火或痰与食。（丹溪则谓左属瘀血右属痰。）有谓左属肝，右为肝移邪于肺。余观程杏轩治胁痛在右而便闭，仿黄古潭治左胁痛法，用栝蒌一枚，甘草二钱，红花五分，神效。以栝蒌滑而润下，能治插胁之痛，甘草缓中濡燥，红花流通血脉，肝柔肺润，其效可必，是肝移邪于肺之说为的也。"后世医家，每将此方运用于带状疱疹病在胸背者，临床实践证明可有效提高临床疗效。

2015 年 3 月 26 日四诊：不咳，腰部带状疱疹结痂，静息呼吸顺畅，上楼则感气短，纳可，二便正常。舌质淡红，苔薄白，脉沉细有力。

黄芪 30g，白参 10g，红景天 12g，升麻 3g，柴胡 5g，桔梗 10g，桂枝 3g，淫羊藿 10g，仙茅 6g，当归 10g，瓜蒌皮 10g，干姜 3g，茯苓 15g，炙甘草 10g。14 剂。

辨治思路详解： 病入坦途，仍守前法。

2015 年 4 月 9 日五诊：近日受凉，咳嗽，咽痛，咳黄痰。舌质淡红，苔薄白，脉沉细。

黄芪 30g，白参 10g，红景天 12g，桔梗 15g，黄芩 10g，瓜蒌皮 10g，浙贝母 10g，芦根 30g，薏苡仁 30g，薄荷 10g，前胡 10g，甘草 10g。10 剂。

辨治思路详解：《金匮要略》说："夫病痼疾，加以卒病，当先治其卒病，后乃治其痼疾也。"其新病感受风热之邪，化热入里而见咳嗽，咽痛，咳黄痰。急则治标，方以黄芩、芦根清肺热；薄荷疏风解表，解毒利咽；瓜蒌皮、浙贝母、芦根、薏苡仁清化痰热；前胡、桔梗一升一降，宣肺止咳；甘草调和诸药。仍以黄芪、白参、红景天补肺气以固本。

2015 年 4 月 23 日六诊：已恢复工作，面色红润，气短不明显，劳甚则有轻微气短，二便可。舌质淡红，苔薄白，脉细。

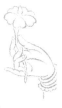

白参 10g，黄芪 20g，升麻 3g，柴胡 5g，桔梗 10g，桂枝 3g，防风 10g，白术 10g，淫羊藿 10g，仙茅 6g，当归 15g，红景天 10g，炙甘草 10g。15 剂。

辨治思路详解：病情缓解，守前法以巩固之。

2016 年 6 月随诊，仅有微量蛋白尿，病情一直很稳定。

2. 肺心病案

何某，女，84 岁。门诊病历。

2011 年 3 月 17 日首诊：患肺心病多年，近年反复住院治疗，近月病又加重。精神极差，胸闷，心悸，气短，动则加重，上下气不相续接，面浮，双下肢凹陷性水肿，咳吐大量白色泡沫痰，纳差，二便可。舌质淡红，苔薄白，脉沉细无力。听诊：双下肺大量湿性啰音。因刚出院不久，拒绝住院治疗。

西医诊断：肺源性心脏病，心功能Ⅳ级。

中医诊断：肺胀。

病机：宗气下陷，阳虚水泛。

治法：升补宗气，温阳化饮。

方药：升陷汤合苓桂术甘汤加减。

生黄芪 30g，白参 10g，升麻 3g，柴胡 5g，白术 15g，陈皮 10g，砂仁 6g，云茯苓 30g，制附片（先煎）10g，桂枝 10g，生姜皮 10g，大腹皮 10g。7 剂。

辨治思路详解：《灵枢·邪客》说："宗气积于胸中，出于喉咙，以贯心脉，而行呼吸。"张锡纯在《医学衷中参西录》中说："胸中大气，一名宗气，《内经》谓其积于胸中，以贯心脉而行呼吸。盖心肺均在膈上，原在大气包举之内，是以心血之循环，肺气之呼吸，皆大气主之。"肺源性

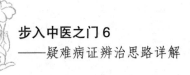

心脏病多系久病，以致心肺之气大虚，同时兼夹痰、水、瘀等标证。余在临床每以补心肺之气（即宗气）以固本，伍以化饮、利水、祛瘀以治其标。若标本皆急，则标本同治，即《内经》所云"甚者独行，间者并行"之法。

本案胸闷，心悸，气短，动则加重，上下气不相续接，可见心肺之气大虚，宗气不能贯心脉而行呼吸，故以生黄芪、白参、升麻、柴胡升补宗气。面浮，下肢肿，咳吐大量泡沫痰，舌质淡红，苔薄白，脉沉细无力，为痰饮伏肺。《金匮要略》云"病痰饮者，当以温药和之"，药以苓桂术甘汤加附片温阳以化饮，加生姜皮、大腹皮利水以消肿。"脾为生痰之源，肺为贮痰之器"，故方以白参、茯苓、白术、砂仁、陈皮益气健脾化痰以杜生痰之源。

2011年3月24日二诊：气短明显好转，仍咳吐大量白色泡沫痰，口中咸，舌质淡红，苔白，脉沉细。

干姜10g，云茯苓15g，细辛3g，白术10g，五味子10g，炙甘草10g，制附片（先煎）10g，桂枝10g。7剂。

辨治思路详解：气短好转，宗气已固。以咳吐大量白色泡沫痰、口中咸为主要症状，其病机为阳虚寒饮内停，故方以苓甘五味姜辛汤温肺化饮。该方以干姜为君，既温肺散寒以化饮，又温运脾阳以化湿；臣以细辛，取其辛散之性，温肺散寒，助干姜温肺散寒化饮之力；复以茯苓健脾渗湿，化饮利水，一以导水饮之邪从小便而去，一以杜绝生饮之源，合干姜温化渗利，健脾助运。为防干姜、细辛耗伤肺气，又佐以五味子敛肺止咳，与干姜、细辛相伍，一温一散一敛，使散不伤正，敛不留邪，且能调节肺司开合之职，为仲景用以温肺化饮的常用组合。加桂枝合方中术、苓、草则暗含苓桂术甘汤之意，意在温阳化饮。加附片增强温阳化饮之功，正合《金匮要略》所云"病痰饮者，当以温药和之"。

2011年4月1日三诊：不咳，双下肢无水肿，偶感背胀，双下肢乏力，

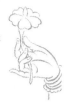

头胀。舌质淡红，苔薄白，脉沉细。

制附片（先煎）5g，桂枝10g，熟地黄30g，怀山药10g，山茱萸10g，杜仲10g，川续断10g，鹿角霜30g，枸杞子10g，菟丝子10g，炙甘草10g。7剂。

辨治思路详解： 患者前症已愈，它症又起，故不可循其旧法，现症见背胀、双下肢乏力、头胀，为肾阳不足，督脉亏虚，故治以右归丸加减以温肾助阳，补益督脉，以鹿角霜温补督脉之阳气，加续断加强补肾之功。

按语： "慢阻肺"患者常因外感而加重，西医每用大剂量抗生素，导致阳气受损，寒饮伏肺，咳嗽，痰清稀或如泡沫状，味咸。余在临床对此类患者主张温阳化饮，很少使用清热化痰之品，常以小青龙汤、苓甘五味姜辛汤、苓桂术甘汤加减治疗，每取佳效。

3. 肺癌术后盗汗案

曾某，女，40岁，湖南省妇幼保健院医师。门诊病历。

2013年12月23日首诊：平素无明显不适症状，2个月前年度体检发现左上肺占位性病变，行手术切除，病理检查确诊为肺癌。手术后出现气短，乏力，恶风，每夜周身盗汗不止，需换衣三四套，极为烦恼，纳可，二便可。舌质淡红，苔薄白，脉沉细。

西医诊断：肺癌术后。

中医诊断：汗证。

病机：肺气亏虚，营卫不和。

治法：益气补肺，调和营卫。

方药：桂枝龙骨牡蛎汤加减。

白参10g，黄芪30g，桂枝10g，白芍10g，煅牡蛎（先煎）30g，煅龙骨（先煎）30g，浮小麦10g，麻黄根10g，生姜3片，大枣10枚，炙

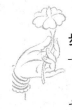

甘草10g。7剂。

另以五倍子打粉，陈醋调，敷神阙穴。

辨治思路详解： 手术损伤肺气，肺气亏虚，故气短、乏力。肺气亏虚，卫气不固，营阴不能内守，津液外泄，故汗出而恶风。《难经·十四难》云"损其肺者，益其气"，故治以参、芪补肺气；汗出恶风，营卫不和，予桂枝汤调和营卫；以煅牡蛎、煅龙骨、浮小麦、麻黄根、五倍子敛汗止汗。

2013年12月31日复诊：诉服上方1剂汗大减，2剂汗即止，叹服中医之疗效云云。仍气短，时干咳，舌质淡红而干，苔薄白，脉沉细。因下周行化疗，故以三仙汤合八珍汤加灵芝菌先安固未损之地，防化疗之损伤。桑叶、枇杷叶、前胡、紫菀清燥止咳。

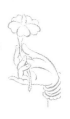

第 7 讲　小大不利治其标，通腑泻浊不可忘

五脏与六腑的功能特点不同，五脏藏精气而不泻，故满而不能实；六腑传化物而不藏，故实而不能满。六腑以通为用。在临床上，很多医者并不注重二便不通在疾病发病中的重要作用，只注重疾病本身。岂不知二便不通，必致腑浊、水浊之邪停于体内，不能外排，诸症蜂起，每致医者陷于困境，束手无策，《内经》"小大不利治其标，小大利治其本"之训示，当牢记于心。

1. 频发晕厥 2 月余案

邱某，男，68 岁。门诊病历。

2015 年 7 月 14 日初诊：患者诉近 2 月余频繁突发晕厥，在湘雅医院住院治疗 2 月余，无明显好转。现症见：晕厥频发，移时自醒，醒后无肢体功能障碍，日发作 4～6 次，发作前无明显预兆及不适，肢体活动正常，纳可。**大便干结，21 日一行。**舌质淡红，苔黄腻，脉弦。湘雅出院带药：阿司匹林肠溶片 0.1g，qd；尼莫地平片 20mg，bid；奥拉西坦胶囊 1 粒，bid。湘雅医院检查结果：头部 MRI+MRA：脑动脉硬化，脑萎缩。血糖、血脂、肾功能、心电图、脑电图均正常。肾脏彩超：右肾囊肿。既往有高血压病史。

西医诊断：脑动脉硬化，习惯性便秘。

中医诊断：厥证。

病机：腑气不通，浊毒上攻。

治法：润肠通便，泻浊降逆。

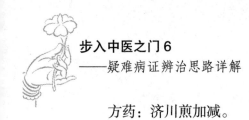

方药：济川煎加减。

肉苁蓉 20g，怀牛膝 20g，锁阳 20g，火麻仁 20g，当归 20g，升麻 5g，枳实 10g，丹参 15g，三七粉（冲服）5g，炙甘草 10g。14 剂。

辨治思路详解：《景岳全书·传忠录》云："万事皆有本，而治病之法尤惟求本为首务。"患者临床上虽主要表现为频繁发作晕厥，但在详细问诊后发现患者存在长期的习惯性便秘，且每次解便间隔时间长达 21 天。"六腑以通为用"，《太清调气经》曰："浊者，因五脏而出之。"若脏腑的功能失常，则浊气排出不畅，积聚体内，引起机体的损害和疾病的发作。今患者大便不通，必致肠中腑浊之气上冲，蒙蔽清窍，干扰心神，而发晕厥。经云："小大不利治其标，小大利治其本。"《景岳全书·传忠录》："盖中满则上焦不通，小大不利则下焦不通，此不得不为治标以开通道路，而为升降之所由，是则虽曰治标而实亦所以治本也。"故其治疗之关键，当通便以泻浊，使浊不干清，其厥自当不发。

年迈之人，多肾精亏虚，元阳不足，其产生习惯性便秘的病机关键便在于此。患者苔黄腻，为肠中腑浊上泛，并非湿热。故方取济川煎去泽泻加火麻仁、锁阳益肾精，温元阳，润肠通便。王充在《论衡·道虚篇》中说："夫血脉之藏于身也，犹江河之流地。江河之流，浊而不清，血脉之动，亦扰不安。"浊入血脉，每致血脉运行不畅，故加丹参、田三七活血通脉。以炙甘草调和诸药。

2015 年 7 月 28 日二诊：诉服药后大便即通，周身轻松，次日便不再发作晕厥，服药后大便每日一解，质地正常，近两日偏干燥，前额隐痛。舌质淡红，苔黄腻，脉沉细。

当归 20g，肉苁蓉 20g，怀牛膝 20g，升麻 5g，枳实 10g，锁阳 20g，丹参 15g，三七粉（冲服）5g，水蛭 3g，葛根 30g，天麻 10g。14 剂。

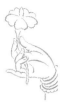

辨治思路详解：经通腑泻浊，晕厥不再发作，药已对症，前额隐痛，乃为肠中浊邪沿阳明胃经上冲所致。继用济川煎润肠通便，以丹参、三七、水蛭活血通络。用葛根引天麻入阳明经，息风止痛。

其后守上法治疗 2 个月，大便正常，随访近年，未再发作晕厥。

2. 冠心病心绞痛案

简某，女，57 岁。门诊病历。

2014 年 9 月 17 日首诊：患冠心病心绞痛多年，现胸闷反复发作，劳则诱发，长期大便秘结。舌质淡红，苔薄白，脉沉细。既往有高血压、糖尿病病史。

西医诊断：冠心病，心绞痛。

中医诊断：胸痹。

病机：浊邪上犯，心脉瘀阻。

治法：通腑泻浊，活血通脉。

方药：济川煎加减。

当归 20g，肉苁蓉 20g，怀牛膝 20g，升麻 3g，枳实 10g，丹参 10g，三七粉（冲服）5g，水蛭 3g，熟大黄 10g，黄芪 20g，瓜蒌皮 10g。10 剂。

辨治思路详解："**大肠、小肠皆属于胃**"，六腑以通为用，"**足阳明之正，上至髀，入于腹里，属胃，散之脾，上通于心**"，**胃气以下降为顺**。患者久有大便秘结，腑气不通，肠道败浊之邪不得外排，上逆犯胃，循胃经上逆，窜于心络，以至心脉痹阻，发为胸痹，故见胸闷反复发作。《素问·至真要大论》："伏其所主，必先其所因。"《素问·标本病传论》："小大不利治其标，小大利治其本。"今患者大便结，结合舌质淡红、苔薄白、脉沉细，断为阳气亏虚，不能温通肠道，故以济川煎加大黄温通润下，俾大便通畅，浊气外有出路，不再上逆犯于心，心脉通畅，胸痹自解。佐以

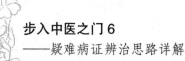

丹参、三七、水蛭活血通脉。配瓜蒌皮宽胸理气。胸闷，劳则诱发，心气亏虚昭然若揭，故加以黄芪补益心气。

2014 年 10 月 9 日二诊：大便已畅，胸闷明显减轻，气短。舌质暗红，苔黄腻，脉细。

当归 20g，肉苁蓉 20g，怀牛膝 20g，升麻 3g，枳实 10g，丹参 15g，鬼箭羽 15g，水蛭 3g，三七（冲服）5g，黄连 3g，法半夏 10g，瓜蒌子 15g。10 剂。

辨治思路详解：大便已畅，胸闷明显减轻，药已中病机，仍以济川煎温阳通便。舌质暗红，苔黄腻，为痰瘀互结，以丹参、鬼箭羽、水蛭活血通脉。凡血瘀兼血糖高者，活血宜选鬼箭羽，该药活血之外，有良好的降糖作用。合小陷胸汤清热化痰。

2015 年 9 月 10 日三诊：**诉服上方后，胸闷近 1 年未发。**近日心悸、胸闷又发，二便可，舌质红，苔黄腻，脉细。

竹茹 10g，枳实 10g，陈皮 10g，法半夏 10g，茯苓 10g，炙甘草 10g，黄连 6g，丹参 15g，三七（冲服）5g，水蛭 3g。14 剂。

倍他乐克 6.25mg，bid。稳心颗粒 1 袋，tid。

辨治思路详解：心悸，舌质红，苔黄腻，为痰热扰心。痰阻则血瘀，心脉不畅，故胸闷又发，治宜化痰清热，活血通脉，**主症为心悸，方以黄连温胆汤清热化痰安神，**加丹参、三七、水蛭活血通脉。

2015 年 9 月 29 日四诊：症减，仍偶有胸闷，心悸，舌质淡红，苔薄黄，脉沉细。

瓜蒌皮 10g，薤白 10g，法半夏 10g，枳实 10g，旋覆花 10g，茜草 10g，丹参 15g，三七（冲服）5g，九香虫 5g，水蛭 6g。10 剂。

辨治思路详解：症已缓解，药中病机，痰瘀显减，仍以化痰通络为大法。偶有胸闷、心悸，"急则治其标，缓则治其本"，改从胸痹治。以瓜蒌皮、薤白、法半夏、枳实化痰宣痹泄浊，旋覆花、茜草辛润通络，丹参、三七、九香虫、水蛭活血通络。所谓"方随法立，法随证转"，用方总宜圆机活法。

3. 冠心病心绞痛案

黄某，女，61 岁。门诊病历。

2014 年 2 月 27 日首诊：阵发性胸闷痛反复发作 5 年，近月发作尤频。头晕，四肢不温。**大便干结如羊屎，7～10 日一解，病已 10 多年。**舌质淡红，苔黄腻，脉沉细。有糖尿病、冠心病、高脂血症病史。

西医诊断：冠心病，心绞痛。

中医诊断：胸痹。

病机：寒凝便秘，腑浊上逆。

治法：温阳散寒，泻滞通络。

方药：济川煎加减。

当归 20g，怀牛膝 20g，肉苁蓉 20g，升麻 5g，枳实 10g，决明子 20g，生山楂 20g，天麻 10g，鬼箭羽 12g，桂枝 6g。7 剂。

辨治思路详解：临床上大多数医家治疗胸痹每每受中医教材之影响，多从寒凝、气滞、血瘀、痰浊痹阻入手组方，更有部分为医者受西医解剖之左右，见胸痹开方必以活血化瘀为主，孰不知，在王清任以前医家治疗胸痹多遵仲景学说，治疗遵循"阳微阴弦"思想，强调胸阳不振、阴寒上逆之病机，用方多以张仲景之瓜蒌薤白半夏汤、瓜蒌薤白桂枝汤、瓜蒌薤白白酒汤等加减。

中医治病之特色在于整体观念，也就是说分析病情时，不能仅着眼于

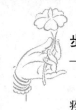

疾病局部，应从全身整体状态入手，将望、闻、问、切四诊所得资料加以综合分析。此患者除了胸闷、胸痛 5 年外，另有一个很重要的问题，那就是便秘 10 余年。长期便秘，必然导致腑浊在体内作祟，干扰人体正常的脏腑功能。"六腑以通为用""小大不利治其标，小大利治其本"，强调保持六腑通畅在疾病治疗中的重要地位。"大肠、小肠皆属于胃"，而胃足阳明之别，上贯膈，注于心。今便秘日久，腑中浊气沿阳明经脉上冲，阻滞心脉，发为胸痹，故其治当以通腑泻浊为首务。结合四肢不温、脉沉细，当为阳虚便秘。年高之人，习惯性便秘以济川煎温通润下最能符合病机，故方以济川煎加决明子润肠通便，加山楂、鬼箭羽活血通脉，桂枝通心阳。患者头晕，加天麻息风定眩。

患者有高脂血症，故活血药选用山楂，该品活血之外，尚有良好的降脂作用，而润肠选用决明子，亦是此意。鬼箭羽活血之外，尚有良好的降糖效果，患者有糖尿病，故用之。

2014 年 3 月 6 日二诊：服药胸闷消失，大便干，每日一解，口中乏味。舌质淡红，苔薄黄，脉沉细。

当归 20g，怀牛膝 20g，肉苁蓉 20g，升麻 5g，枳实 10g，生山楂 30g，决明子 15g，苍术 15g，鬼箭羽 15g，黄芪 20g，丹参 15g，鸡血藤 15g。14 剂。

辨治思路详解：药中病机，再加丹参、鸡血藤养血活血通心脉。口中乏味乃脾虚湿阻，加苍术燥湿健脾，且苍术配鬼箭羽可以降血糖。

2014 年 3 月 27 日三诊：未再发胸痛，大便正常，时有腹胀，晨起吐痰，痰色白。舌质淡红，苔薄白，脉沉细。

上方加陈皮 10g，茯苓 30g。14 剂。

辨治思路详解：时有腹胀，晨起吐痰，痰色白。为脾虚气滞痰阻，故加陈皮、茯苓配黄芪、苍术以健脾益气、燥湿化痰。

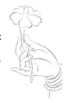

4. 肺癌案

高某，女，70岁，湖南省株洲市人。

2014年12月19日初诊：诉患肺癌1年余，首用西药进行靶向治疗，肿块得消。2014年11月12日复查CT示右下肺再次发现肿块1.7cm×2.7cm（株洲北雅医院），西医认为"靶向治疗"已产生耐药性，而致病情复发，建议中医治疗。刻诊：周身无明显疼痛，畏冷，受寒则咳嗽，反复口腔溃疡，失眠，喜温饮，咽干。舌质淡红，苔薄白，脉沉细。

西医诊断：肺癌。

中医诊断：肺癌。

病机：阳气亏虚，痰凝血瘀。

治法：温阳化痰，通络散结。

方药：阳和汤合金蚣丸加减。

1. 汤剂：黄芪20g，白参5g，桂枝6g，熟地黄15g，鹿角胶（烊化）10g，干姜6g，白芥子10g，石见穿15g，猫爪草15g，玄参10g，浙贝母10g，生牡蛎（先煎）30g。14剂，水煎服，每日1剂。

2. 加减金蚣丸胶囊：白花蛇5条，全蝎10g，蜈蚣1条，丹参20g，三七20g，壁虎30g，白僵蚕60g，穿山甲20g。共打粉，每次2g，口服，每日2次。

按语：金蚣丸出自《外科十三方考》，该书系近代外科名医张觉人整理民间铃医所传外科实用之方编著而成。书中所载十三方皆被民间摇铃走医视为枕中鸿宝、不传之秘。书中所载诸方用于临床颇皆实用，每每效若桴鼓。金蚣丸药物组成：金头蜈蚣15条（去头足，微炒），全蝎20个（去头、足，米泔水洗），穿山甲20片（土炒成珠），僵蚕20条（炒去丝），朱砂2钱，明雄2钱，川大黄3钱。

余在临床治肿瘤喜以此方加减解毒化痰，祛瘀散结，常去朱砂、明雄、

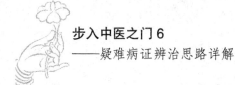

川大黄，加守宫、小白花蛇、浙贝母、田三七等味。

2015年1月29日二诊：守方1个月，畏冷、口腔溃疡消失，不咳，仍失眠，纳可，腰腿疼痛。舌质淡红，苔薄白，脉沉细。**诉患习惯性便秘20余年，有腰椎病病史。**

黄芪20g，白参10g，肉苁蓉20g，当归20g，升麻5g，枳实10g，锁阳20g，怀牛膝20g，桔梗10g，石见穿15g，猫爪草10g，灵芝菌10g，炙甘草10g。14剂，水煎服，每日1剂。

加减金蚣丸胶囊继服。

2015年3月24日三诊：守上方治疗，一直无胸痛、咳嗽、咳血等症状，未见消瘦等恶病质症状，纳可，寐安，大便顺畅，每日1次，质地正常。口腔溃疡未发，疲乏，畏冷好转，腿痛。舌质淡红，苔薄白，脉沉细。

白参10g，黄芪30g，当归15g，肉苁蓉20g，怀牛膝20g，桔梗10g，锁阳20g，猫爪草15g，石见穿15g，灵芝菌10g，巴戟天15g，炙甘草10g。30剂，水煎服，每日1剂。

加减金蚣丸胶囊继服。

2015年5月12日四诊：复查CT（2015-4-24）原右下肺肿块1.7cm×2.7cm（2014-11-12）缩小至1.5cm×2.0cm（株州北雅医院）。诉时有畏冷、偶有膝痛外，无其他任何不适，纳可，寐安，大便畅。舌质淡红，苔薄白，脉沉细。

白参10g，黄芪30g，当归20g，肉苁蓉20g，锁阳20g，怀牛膝20g，猫爪草10g，石见穿10g，灵芝菌10g，巴戟天10g，杜仲10g，鹿角霜15g，炙甘草10g。15剂，水煎服，每日1剂。

加减金蚣丸胶囊继服。

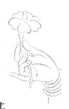

辨治思路详解：患者患肺癌已久，目前西医治疗每多在基因检测的基础上运用靶向疗法，但很多病人用过一段时间后，靶向治疗失效，此患者即属此类。首诊见畏冷、受风则咳，喜温饮，舌质淡红，苔薄白，脉沉细，断为肺阳亏虚，痰凝血瘀，聚而凝结在肺发为肺癌，其口腔溃疡、口干为阳虚，虚火上浮而致，其治当治其本，温阳以收敛浮火。故治以阳和汤温阳化痰通络，久病必虚，肺气亏虚，去麻黄防其耗散肺气，加黄芪温补肺气，佐以石见穿、猫爪草、消瘰丸通络散结。更用《外科十三方考》之金蚣丸加减搜痰剔络，活血化瘀，消散肿块。大凡肿瘤之病，每多日久而致痰浊、瘀血客于络脉，此类疾患，草木之品难以获效，唯虫类走窜入络之品效佳。

二诊：畏寒、咳嗽、口腔溃疡诸症皆除，而又诉大便难数年。肺与大肠相表里，若大便不通，每每肠中浊气循经上冲于肺，客于肺络，阻碍气血之运行，发生气滞血瘀，终致血凝为块，发为肿瘤。由此角度推论病机，大便不通为其本，肺生肿瘤为其标。《素问·标本传病论》曰："先小大便不利而后生他病者，治其本也。"根据辨证断为阳虚便秘，故治疗以济川煎加锁阳去泽泻温阳润肠通便，佐入参、芪益肺气，仍以石见穿、猫爪草、消瘰丸、加减金蚣丸搜痰剔络，通络散结。其后守其大法，终获良效。

2016 年 9 月再诊，诉无明显不适，复查 CT 肿块无明显变化。

5. 神经性头痛 6 年案

舒某，男，68 岁。

2016 年 3 月 31 日初诊：反复头痛 6 年，再发加重 4 天。上症由多年前脑外伤所致，遇寒加重，畏寒，劳则疲乏，纳可。**数年来大便干结，2日一行。**舌质淡红，苔薄白，脉沉细。有高血压病病史，一直服用左旋氨氯地平治疗。

西医诊断：神经性头痛。

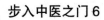
中医诊断：头痛。

病机：阳虚寒凝，腑浊上冲。

治法：温阳散寒，通腑泻浊。

方药：济川煎加减。

当归20g，肉苁蓉20g，怀牛膝20g，升麻5g，枳实10g，制附片（先煎）10g，细辛3g，川芎20g，僵蚕10g，蜈蚣（研末吞）1条，全蝎（研末吞）5g，白芍30g，炙甘草10g，三七10g，天麻15g。10剂。

辨治思路详解：患者头痛虽为外伤引起，然根据其头痛的临床表现，遇寒加重，畏寒，劳则疲乏，舌质淡红，苔薄白，脉沉细，可以推断其主要病机为阳气亏虚，寒凝络脉。中医之病机，不能仅从病因上进行分析，而是要根据临床症状，审证求"机"。同时，患者数年大便干结，必存在腑浊内干、上逆犯脑之病机，结合畏寒、劳则疲乏，其便秘之原因当为阳虚寒凝所致。在内科杂病中，老人之习惯性便秘，多为肾阳亏虚，真阴不足，不能温煦濡润大肠。根据《内经》"甚则独之，间者并行""小大不利治其标"的原则，其治疗当需通腑与通络止痛并行。故方以济川煎去泽泻温肾益精、润肠通便，同时予制附片、细辛散寒通络，更用川芎、僵蚕、蜈蚣、全蝎、三七活血通络止痛，白芍、炙甘草缓急止痛，天麻息风止痛。

2016年4月7日二诊：便畅，头痛大减。

上方加葛根30g，丹参10g。10剂。

辨治思路详解：药中病机，诸症明显缓解，再加葛根通脑络，丹参活血化瘀，以增强疗效。

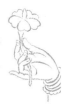

第8讲　人以天地之气生，阴阳升降藏真机

《内经》认为地球上的所有生命皆是天地日月运行而产生的阴阳二气的产物，故有"阴阳者，天地之道也，万物之纲纪，变化之父母，生杀之本始"之说。"四时之变，寒暑之胜，重阴必阳，重阳必阴，故阴主寒，阳主热……寒生热，热生寒，此阴阳之变也。""阴阳者，万物之能始也"，阴阳二气的平衡、稳定的交替运动是化育生命的本源。"生之本，本于阴阳"，而"人以天地之气生，四时之法成"，故养生必"法于阴阳，调于四时"，治病之法则必遵"谨察阴阳所在而调之，以平为期"。

一年四时阳升阴降交替有序，一日之阴阳亦如四时，子时一阳所生，午时一阴所生，阴阳消长无时不在。若为良医，诊病必参天地之变、阴阳二气之交替，不违"天人合一"之旨。下面从实例体会阴阳升降、消长变化在辨证施治中的运用。

1. 上半年脱发下半年生发案

张某，女，49岁。门诊病历。

2015年4月20日首诊：病起婚姻不幸，情志抑郁。4年来上半年发与眉逐日脱尽，形如僧尼。下半年发长渐至满头，眉又重生，至春又脱，如此反复。刻诊见：发黑白相间，头部可见多处大片斑秃无发，两眉尽脱，纳可，大小便正常。舌质淡红，苔薄白，脉沉细。

西医诊断：脱发。

中医诊断：脱发。

病机：肝气郁结，肾精亏损。

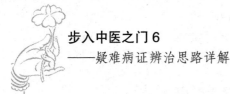

治法：疏肝解郁，补肾益精。

方药：逍遥散合妇人乌发丹加减。

柴胡 10g，白芍 20g，当归 10g，薄荷 10g，白术 10g，合欢皮 10g，侧柏叶 10g，何首乌 15g，黑芝麻 10g，熟地黄 15g，木瓜 10g，炙甘草 10g。14 剂。

2015 年 7 月 15 日二诊：上方连服 3 个月，方来就诊。诉脱发较历年大为好转，视其斑秃处均可见新发生长，两眉皆已生长，二便正常。舌质淡红，苔薄白，脉弦。

柴胡 10g，白芍 10g，当归 10g，白术 10g，补骨脂 10g，骨碎补 10g，何首乌 15g，黑芝麻 15g，熟地黄 15g，侧柏叶 15g，合欢皮 10g，菟丝子 10g，山茱萸 10g，炙甘草 10g。20 剂。

2016 年春夏交季因他病求诊，知其脱眉掉发之症未像往年再现。

辨治思路详解：妇人以肝为先天之本，患者年过 40，阴气自半，复因情志不畅，肝阴暗耗。肝气主升，须得肾水涵养，至春肝阳升发，肝阴不足，必下吸肾阴，以至肾精亏损，不能濡养发眉，故见发眉渐脱。夏至以后，阴气渐生，肾阴得充，眉发得养，故而又得复生，"天人合一"大道之理彰显无疑。治宜疏肝解郁，兼补肾精。方用逍遥散加合欢皮疏肝解郁，木瓜敛肝，以制肝升太过，何首乌、黑芝麻、熟地黄、侧柏叶益肾精生发眉。二诊药已获大效，与往年不同，不仅眉发脱落大减，反有新生，业已大效，故仍守前法，补骨脂、骨碎补、菟丝子、山茱萸增强益肾生发之功。

2. 交节必发眩晕案

周某，女，72 岁，长沙人。门诊病历。

2013 年 10 月 24 日首诊：2013 年 5 月 2 日开始无明显诱因出现眩晕，

视物旋转，伴恶心呕吐，大汗淋漓，持续4小时左右自行缓解，其后每月上旬6~8日、下旬21~23日间，节气交节之日必病发眩晕，经多医院检查未做出明确诊断。每发均伴恶心、呕吐痰涎、汗出，持续时间不等，可自行缓解，兼见耳闭、便结。舌质淡红，苔薄白，脉弦。有高血压病史，规范服用药物治疗，控制可。刻诊：血压140/80mmHg。

西医诊断：眩晕查因。

中医诊断：眩晕。

病机：阴阳失和，风痰上扰。

治法：调和阴阳，化痰息风。

方药：小柴胡汤合半夏白术天麻汤加减。

柴胡10g，黄芩10g，党参10g，生姜3片，大枣10枚，炙甘草10g，天麻15g，法半夏10g，陈皮10g，白术10g，茯苓15g，泽泻10g。14剂。

辨治思路详解：《素问·宝命全形论》说："天覆地载，万物悉备，莫贵于人，人以天地之气生，四时之法成。"《素问·六微旨大论》说："天枢之上，天气主之；天枢之下，地气主之；气交之分，人气从之，万物由之。"节气为气候变换、阴阳转化之节点。"人以天地之气生，四时之法成"，人的生命活动莫不受天地阴阳之气变化影响。患者每每发病在节气交点上，说明其体内阴阳失调，不能顺应自然气候之变化，治以调和阴阳为首要，故选小柴胡汤。眩晕，呕吐痰涎，为兼有风痰内阻，故合以半夏白术天麻汤化痰息风。眩晕，每发均伴恶心，呕吐痰涎，与《金匮要略》"心下有支饮，其人苦冒眩，泽泻汤（泽泻五两、白术二两）主之"所云之病机颇合。故在上方中又加入泽泻。

2013年11月14日二诊：立冬（11月7日）眩晕又发，但已明显减轻，仅持续1小时左右，伴恶心，但无呕吐，汗出明显减少，畏冷，后项疼痛，听力差，左大趾麻木，舌质淡红，苔薄黄，脉弦。血压160/80mmHg。

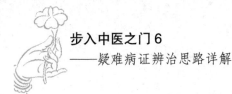

柴胡 10g，黄芩 10g，法半夏 10g，白参 5g，天麻 10g，葛根 30g，丹参 15g，熟地黄 15g，淫羊藿 10g，仙茅 10g，生姜 3 片，大枣 10 枚，炙甘草 10g。7 剂。

辨治思路详解：患者服药后症状缓解，说明药已中病机，不再呕吐痰涎，故去半夏白术天麻汤、泽泻汤。"肝足厥阴之脉，起于大趾丛毛之际"，且肝主风，故左大趾麻木为肝风所动之象，故在小柴胡汤基础上加入天麻以息风。畏冷，后项疼痛，听力差，为肾督阳虚，督脉走行后项，肾开窍于耳，患者年高，本已元阳不足，故加熟地黄、淫羊藿、仙茅温补肾督；后项疼痛伍以葛根舒筋解肌，丹参活血。

2013 年 11 月 21 日三诊：现头晕、耳鸣、身痛减轻，汗出减少，汗出以头颈为多。半夜痰多，吐完方能入睡，无恶心。舌质淡红，苔薄白，脉弦。

上方加陈皮 10g，白术 10g，茯苓 15g。7 剂。

辨治思路详解：症状虽进一步减轻，但夜半吐痰，痰净方能入睡，说明仍存在风痰内阻，故方中加陈皮、白术、茯苓，与原方中天麻、法半夏共同组成半夏白术天麻汤健脾祛风化痰。

2013 年 11 月 28 日四诊：小雪之日（11 月 22 日）仅发轻度头晕，持续时间极短，无恶心，不汗出，夜喜吐痰，颈根胀痛。

柴胡 10g，黄芩 10g，法半夏 10g，白参 5g，白芍 10g，天麻 10g，陈皮 10g，白术 10g，茯苓 30g，葛根 30g，桂枝 10g，生姜 3 片，大枣 10 枚，炙甘草 10g。7 剂。

辨治思路详解：《灵枢·卫气行》说"阳主昼，阴主夜"，夜间呕痰，说明阳虚不能温化痰饮，体内阴邪过盛，即阳不足者，阴必乘之。《金匮要略》云"病痰饮者，当以温药和之"，故在上方中加入桂枝，与方中白术、茯苓、炙甘草组成苓桂术甘汤温阳以化饮。

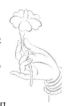

颈根为太阳经脉循行之部位，颈根胀为太阳经气不利，故合入桂枝加葛根汤疏利太阳经气，舒筋缓急。

2013 年 12 月 14 日五诊：大雪之日（12 月 7 日），仅有极轻微头晕，持续约 1 分钟，已无恶心，后背有少量汗出。舌质淡红，苔薄白，脉弦。

柴胡 10g，黄芩 10g，法半夏 10g，白参 5g，天麻 10g，白芍 10g，陈皮 10g，茯苓 10g，葛根 30g，桂枝 10g，生姜 3 片，大枣 10 枚，炙甘草 10g，黄芪 15g。7 剂。

辨治思路详解： 病已向愈，仍守上方。

2013 年 12 月 26 日六诊：冬至之日（12 月 22 日）无眩晕发作。现感左耳后疼痛，肩背胀，左手无名指沿手背至前臂中线麻木，左腿外侧麻木疼痛，右手中指沿手背至前臂中线麻木。舌质淡红，苔薄白，脉弦。

柴胡 10g，黄芩 10g，党参 15g，法半夏 10g，白芍 15g，生姜 3 片，大枣 10 枚，炙甘草 10g，当归 10g，丹参 10g，乳香 6g，没药 6g，苏木 10g。14 剂。

辨治思路详解：《灵枢·经脉》云："三焦手少阳之脉，起于小指次指之端，上出两指之间，循手表腕，出臂外两骨之间，上贯肘……其支者，从膻中，上出缺盆，上项，系耳后，直上出耳上角，以屈下颊至颐……""胆足少阳之脉……下耳后，循颈，行手少阳之前，至肩上……其直者……下合髀厌中。以下循髀阳，出膝外廉，下外辅骨之前，直下抵绝骨之端……"患者左耳后疼痛，肩背胀，左手无名指延及前臂中线麻木，左腿外侧麻木疼痛，右手中指延及前臂中线麻木均在手足少阳经脉循行部位，当为少阳经气不和，故以小柴胡汤和解少阳，合入活络效灵丹加苏木行气活血通络。

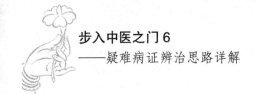

3. 白日背冷夜间背热案

熊某，女，60 岁。门诊病历。

2015 年 6 月 11 日首诊：阵发性头晕、心悸，提不上气，白日背冷，入夜背热，手足心热，饮冷则胃痛，便秘。舌质淡红，苔黄腻，脉沉细。

西医诊断：自主神经功能紊乱。

中医诊断：虚劳。

病机：阴阳两虚。

治法：阴阳兼调。

方药：桂枝加龙骨牡蛎汤加减。

黄芪 30g，白参 10g，桂枝 10g，白芍 10g，生龙骨（先煎）30g，生牡蛎（先煎）30g，浮小麦 10g，大枣 10 枚，生姜 3 片，炙甘草 10g，肉苁蓉 20g。7 剂。

辨治思路详解： 本病为阴阳两虚之虚劳，阴阳相互维系，阴损及阳，阳损及阴，阴阳两虚则出现寒热错杂之证，"背为阳中之阳"，阳虚不能温煦肌表，故白日背冷；阴虚则虚火内生，则见夜间背热、手足心热；阳虚不能温通，故见胃冷痛；阴虚不能濡润，则发便秘。便秘则浊气上泛，而见苔黄腻。气虚不能司呼吸则气短，营亏不能养心神则心悸。故而治以桂枝汤辛甘化阳、酸甘化阴，交通阴阳；加龙、牡镇心安神；合参、芪益气补阳；伍肉苁蓉益肾精、温肾阳、润肠通便。

2015 年 6 月 18 日二诊：头晕除，气短明显好转，夜间背热白昼背冷消失，手足心热大减。舌质淡红，苔黄腻，脉沉细。

上方加麦冬 10g，五味子 10g。7 剂。

辨治思路详解： 手足心为少阴经所过，其热为心阴不足，虚火循经，故加麦冬、五味子，合人参补益心之气阴。

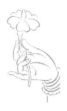

4. 睡醒发冷案

姜某，女，67岁。门诊病历。

2014年6月5日首诊：2个月来每早睡醒必畏寒、发冷、恐惧，兼见四肢麻木，周身乏力，腹胀便溏。舌质淡红，苔薄白，脉沉细。血压144/70mmHg。既往有冠心病病史。

西医诊断：冠心病。

中医诊断：胸痹。

病机：心脾阳虚。

治法：温补心脾，升阳止泻。

方药：升陷汤加减。

黄芪30g，白参10g，升麻5g，柴胡5g，桔梗10g，山茱萸30g，茯神10g，远志6g，桂枝6g，陈皮6g，砂仁6g，炙甘草10g。7剂。

辨治思路详解：睡醒发冷，乃阳不能自阴出，表失温煦，结合恐惧，脉沉细，可以断定心阳不足也，心阳虚不能温养心神，则恐惧不安；脾虚则不能禀水谷之气以营四肢，故见肢麻；脾虚不能健运，气机不畅，水湿内停，清浊不分，相混而下则发为大便溏。四诊合参，当为心脾阳气亏虚，方用升陷汤加山茱萸、桂枝益心气、温心阳，加茯神、远志宁心安神，黄芪、白参、陈皮、砂仁四药相伍健脾理气。

2014年6月12日二诊：上症仍发，但大减，醒时口干口苦，上午9时、下午5~7时畏冷，5~7时大便4~5次，便溏，喜温饮。舌质淡红，苔薄白，脉沉细。

黄芪30g，白参10g，升麻5g，柴胡10g，陈皮10g，白术10g，茯苓15g，黄芩10g，法半夏10g，桂枝10g，龙骨（先煎）30g，茯神15g，远志6g，炙甘草10g。7剂。

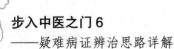
辨治思路详解： 上症大减说明益气升阳有效，大便溏，日行数次，说明脾虚不能运化为病机的关键之处，故改方以补中益气汤，升阳举陷，健脾止泻。经云："凡十一脏皆取决于胆"，今见醒时口干口苦，上午9时、下午5~7时定时畏冷，当为少阳胆经气机不利，故合以小柴胡汤，和解少阳，加桂枝温通胆气，佐龙骨、茯神、远志安神定志。

2014年6月19日三诊：上症减，定时畏冷除，大便减至日2~3次，下肢冷，拘挛。舌质淡红，苔薄白，脉沉细。

加制附片6g，去半夏。7剂。

辨治思路详解： 下午5~7时为气血流注足少阴肾经之时，提示此时便溏，不仅有脾虚因素，而且有肾阳亏虚、不能暖土之因素。下肢冷、拘挛均为阳虚不能温煦之症，可为佐证，故加附片温肾阳，去半夏，二者相反也。

2014年6月26日四诊：睡醒必发冷大减，发作次数较前减少，大便日行1次，质黏。舌质淡红，苔薄白，脉沉弦。

上方加葛根30g。7剂。

辨治思路详解： 加葛根升清止泻。

2014年7月3日五诊：睡醒发冷除，上午9时、下午5时头晕，后项胀，背痛。舌质淡红，苔薄白，脉沉细。

黄芪30g，白参10g，升麻5g，柴胡5g，桔梗10g，鹿角霜15g，巴戟天15g，桂枝10g，葛根50g，生白芍10g，当归10g，炙甘草10g，生姜3片，大枣10枚。7剂。

辨治思路详解： 上午9时为气血流注足太阴脾经之时，头晕为脾虚清气不升、清窍失养所致，故用升陷汤升举清气；下午5时为气血流注足少阴肾经之时，后颈胀、背痛乃肾阳不足，膀胱经失去温煦所致，故以鹿角霜、巴戟天温通肾阳，合桂枝加葛根汤通利太阳膀胱经气，舒筋

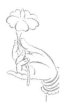

缓急。

2014 年 7 月 11 日六诊：上症除，唯上午 9 时、下午 5 时有轻度饥饿感，背胀，大便仍日行 1 次，成形。舌质淡红，苔薄白，脉沉细。

上方加山楂 30g。7 剂。

辨治思路详解：唯上午 9 时、下午 5 时有轻度饥饿感，为脾气来复之征。后项胀、背痛除，唯背胀，温通肾与太阳阳气有效，故仍守前方，加山楂健脾，以收完功。

5. 腹痛查因年余案

徐某，女，12 岁，常德市人。门诊病历。

2015 年 12 月 24 日首诊：腹痛反复发作 1 年余，曾多次在湘雅医院、湘雅附二院、湖南省儿童医院就诊，经多方面检查未做出明确诊断。由省儿童医院医师介绍来就诊。其腹痛特点，呈阵痛，夏日则缓，入冬加重，腹痛以脐周为主，发则腹部绞痛，两目上视，双手发抖，每日发作，少则40 分钟，久则可持续 10 余小时。额部生痘，喜温饮，大便干，2～4 日一行，恶臭，纳可。初潮未至。舌质淡红，苔薄白，脉沉细。查体：腹部柔软，脐周有压痛，无反跳痛。湖南省儿童医院行肝胆脾胰彩超、脑电图、胃镜、肠镜、C_{13} 等检查均未见明显异常。

西医诊断：腹型癫痫？

中医诊断：腹痛。

病机：寒积内停。

治法：温阳通便。

方药：大黄附子汤合济川煎加减。

熟大黄 10g，制附片（先煎）6g，细辛 2g，肉苁蓉 20g，当归 20g，白芍 20g，炙甘草 10g，怀牛膝 20g，升麻 5g，枳实 10g。7 剂。

蜈蚣 5 条，全蝎 10g。共打粉，每次 2g 吞服，每日 2 次。

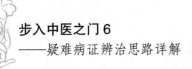

辨治思路详解:《灵枢·论疾诊尺》云:"四时之变,寒暑之胜,重阴必阳,重阳必阴,故阴主寒,阳主热……寒生热,热生寒,此阴阳之变也。"患者腹痛夏日则缓,入冬尤重,从天人合一分析,当为阳气亏虚,结合喜温饮,大便干结而臭,舌质淡红,苔薄白,脉沉细,当为脾肾阳气亏虚,寒凝而致大便内结。寒凝则肠拘挛,因而腹痛。"胃足阳明之脉……循发际,至额颅……"今大便不通,肠中浊气沿阳明经脉上冲,结于额部致额部生痘。其治当温阳散寒,通腑泄浊。故方以大黄附子细辛汤温阳通便,散寒止痛;合济川煎补肾温阳、升清降浊、润肠通便;用芍药甘草汤缓急止痛。久病必入络,且患者痛发则两目上视、两手发抖,当为风邪入络,故以辛温之全蝎、蜈蚣通络止痛,息风止痉。

2015 年 12 月 31 日二诊:上症大为好转,服药 1 周期间仅发作 2 次,时间大为减短,每次持续不超过 40 分钟,腹痛程度明显减轻,无手抖,无两眼上视,现腹部不痛,纳可,便调。舌质淡红,苔薄白,脉沉细。

熟大黄 6g,制附片(先煎)6g,细辛 3g,当归 15g,怀牛膝 15g,肉苁蓉 20g,升麻 5g,枳实 10g,白芍 20g,炙甘草 10g。10 剂。

白僵蚕 20g,蜈蚣 20g,全蝎 20g。共打粉,每次 2g 吞服,每日 2 次。

辨治思路详解:药已对证,再加白僵蚕配蜈蚣、全蝎增强息风之功。

2016 年 1 月 28 日三诊:上次就诊后腹痛未再发作,纳欠佳,大便干。舌质淡红,苔薄白,脉滑。

当归 15g,肉苁蓉 15g,怀牛膝 15g,升麻 5g,枳实 6g,白芍 20g,炙甘草 10g,僵蚕 10g,蜈蚣 1 条,全蝎 2g,白术 10g,山药 10g,党参 15g。10 剂。

辨治思路详解:病未再发,已无腹痛,去大黄附子汤。大便干,以济川煎温阳通便，合芍药甘草汤缓急，仍以全蝎、蜈蚣、僵蚕息风通络。通下之后，法当顾护脾胃，故方加白术、山药、党参健脾益气。

2016 年 4 月 20 日四诊：一直未再发作腹痛，遂以太子参、天麻、全蝎、蜈蚣、川贝母、薄荷等为丸健脾化痰、息风止痉巩固，以尽完功。

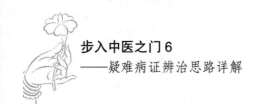

第9讲 慢性肠炎尤多见，治效良春仙桔汤

炎症性肠病，临床上常见的有非特异性溃疡性结肠炎、克隆氏病等，尽管目前西医治疗手段有了很大进步，但仍然缺乏积极有效的方法，临床疗效不尽人意，中医对于慢性炎症性肠病有其独特的疗效。余在临床上除了按辨证治疗外，喜用恩师国医大师朱良春教授的仙桔汤加减，每每取得满意的临床效果。一得之见，不敢私密，乐与同道交流耳。

腹痛、腹泻、大便带有黏液，是慢性结肠炎的主要症状。腹痛呈阵发性、痉挛性，疼痛的部位在左下腹，痛时即要解大便，大便后疼痛减轻，是其主要特征。与此症状相类似的疾病，尚有慢性痢疾、肠易激综合征等。本病属于中医的"下利""腹痛""泄泻""休息痢"等范畴。但无论何种，彻底治愈均属不易。朱良春先生的"仙桔汤"，适当加减，对该病有良好的临床疗效。其组方为：

仙鹤草30g，桔梗8g，木槿花9g，白术9g，白芍9g，木香5g，槟榔1.2g，乌梅炭1.5g，白头翁10g，甘草5g。

朱良春先生说："慢性泄泻，迭治不愈，缠绵难解者，辨证往往有脾虚气弱的一面，又有湿热滞留的存在，呈现虚实夹杂的征象，所以在治疗上，既要补脾敛阴，又须清化湿热，才能取得效果。余之仙桔汤即据此而设，主治脾虚湿热型慢性泄泻。适用于久泻便溏，夹有黏冻，纳呆肠鸣，腹胀乏力，苔腻舌尖红，脉象细濡等症，包括过敏性结肠炎、溃疡性结肠炎、慢性痢疾急性发作者。其中，仙鹤草除善止血外，并有治痢、强壮之功。《滇南本草》载该品'治赤白痢'。个人体会，本品不仅可治痢，还能

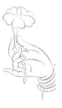

促进肠道吸收功能的恢复，而对脾虚湿热型慢性泄泻最为有益，可谓一药数效。桔梗，《名医别录》载'利五脏肠胃，补血气，温中消谷'；《大明本草》载'养血排脓'；《本草备要》载治'下痢腹痛'。久泻用其排脓治痢，凡大便溏泻夹有黏冻者，用桔梗甚效。白术、木香健脾调气。白芍、乌梅、甘草酸甘敛阴，善治泄泻而兼腹痛者，腹痛甚者可加重白芍、甘草之用量，白芍用至 15～30g。白槿花甘平，清热利湿，凉血，对下焦湿热能迅速改善症状。槟榔本是散结破滞、下滞杀虫之药，小量则善于行气消胀，用于腹泻而腹胀较甚者。芩、连宜少用、暂用，因苦寒之味，过则伤脾，损阳耗阴，久泻脾虚尤需注意。白头翁配白槿花，可增强清泄湿热之效而无弊端。"

"脾虚湿热之久泻，处理不当，往往顾此失彼。甘味健脾之品，过则助湿生热；苦寒燥湿之属，重则伤阳损阴。仙桔汤补泻并施，有健脾敛阴、清泄湿热之功，对虚实夹杂之症，既不壅塞恋邪，亦无攻伐伤正之弊。本方桔梗伍槟榔，升清降浊；槟榔伍乌梅炭，通塞互用；木香伍白芍，气营兼调。方中无参、芪之峻补，无芩、连之苦降，无硝、黄之峻猛，盖肠道屈曲盘旋，久痢正虚邪伏，湿热逗留，一时不易廓清，进补则碍邪，攻下则伤正，故宜消补兼行，寓通于补，始与病机吻合。"

余在临床治疗慢性炎症性肠病，每取朱良春先生之方中仙鹤草、桔梗二味，若脾气下陷，腹泻水样便不臭，久治不能痊愈者，每合补中益气汤；若有肾阳不足，洞泻不止，或痢下无度，四肢不温，身寒怕冷者，每合真人养脏汤或四神丸；若有肝强脾弱之病机，症见腹痛则泻，泻后痛减者，每合痛泻要方。大凡久泻水样便，必以收敛固涩为佐，方可取得良效，余每在方中加入石榴皮、赤石脂。若大便秽臭，内有湿热或积滞，则每伍以苦参清热化湿，山楂、神曲、制大黄消积滞，待湿热清、积滞除，则转手健脾补肾以为治。

下面看几则临床治疗实例。

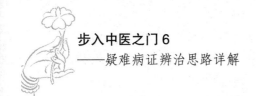

1. 腹泻并偏身汗出 10 年案

肖某，女，61 岁。门诊病历。

2015 年 9 月 1 日首诊：大便溏黏，左半身汗出 10 余年。在多家西医院诊断为"非特异性结肠炎"，久用西药治疗无效，朋友建议改求治于中医。刻诊：大便溏，日行数次，疲乏，下肢水肿，嗜睡。舌质淡红，苔薄白，脉细。

西医诊断：非特异性结肠炎。

中医诊断：泄泻。

病机：脾虚湿阻。

治法：健脾化湿。

方药：参苓白术散合仙桔汤加减。

仙鹤草 30g，桔梗 10g，茯苓 30g，白术 10g，黄芪 15g，白参 10g，陈皮 10g，薏苡仁 30g，杏仁 10g，白豆蔻 10g，制附片（先煎）5g，桂枝 10g，白芍 10g，生姜 3 片，大枣 10 枚，炙甘草 10g。7 剂。

辨治思路详解：大便溏黏，疲乏，下肢水肿，嗜睡，舌质淡红，苔薄白，脉细，一派脾虚湿阻之象。脾气亏虚，不能运化水谷精微，清浊不分，水湿下趋则便溏；不能运化水湿则肢肿；水湿困阻，气机不畅，精微不能上布清窍则嗜睡；舌质淡红，苔薄白，脉细，均为脾气亏虚之征象。《灵枢·营卫生会》说："人受气于谷，谷入于胃，以传与肺，五脏六腑皆以受气。其清者为营，浊者为卫。"营卫出中焦，今脾胃亏虚，营卫化生不足，卫虚不能固护营阴，故见汗出。故其治当以益气健脾化湿为主要法则，同时当调和营卫。故方以参苓白术散加黄芪健脾化湿，桂枝汤调和营卫，加附片配桂枝温阳化气利水。脾虚易为肝乘而形成肝强脾弱之证，故加白芍以柔肝。

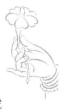

方中加入仙鹤草、桔梗二味，乃朱良春大师之经验。《滇南本草》载"仙鹤草治赤白痢下"，因此，本品不但可治痢下赤白，还能促进肠吸收功能的恢复，对慢性泄泻亦有效。《名医别录》载桔梗能"利五脏肠胃，补血气……温中消谷"；《大明本草》载桔梗"养血排脓"；《本草备要》载桔梗治"下痢腹痛"。实践证明，方中加入仙、桔治疗慢性结肠炎能有效提高临床疗效，值得效法。

2015 年 9 月 10 日二诊：偏身汗出明显减少，便溏好转，下肢肿减退。舌质淡红，苔黄腻，脉细。

上方去制附片，加山楂 15g。7 剂。

辨治思路详解：上方有效，再加山楂健脾助运化。苔转黄腻，去辛温之附片。

2015 年 9 月 17 日三诊：偏身汗出痊愈，大便基本成形，下肢水肿消退。舌质淡红，苔白腻，脉沉细。

仙鹤草 30g，桔梗 10g，白参 5g，茯苓 30g，黄芪 25g，陈皮 10g，薏苡仁 30g，杏仁 10g，白豆蔻 10g，白芍 10g，白术 10g，防风 10g，山楂 30g，赤石脂 15g，炙甘草 10g。14 剂。

辨治思路详解：10 年偏身汗出得愈，大便成形，水肿消退，可见辨证用方合乎法度。苔白腻，为湿邪未尽，佐入杏仁、白豆蔻、薏苡仁乃取三仁汤之意分消湿邪。加赤石脂收敛固涩，该药对于脾虚久泻、大便不成形者最为有效。

2015 年 9 月 29 日四诊：大便正常，下肢不肿，口干口苦。舌质淡红，裂纹舌，苔薄白，脉沉细。

仙鹤草 30g，桔梗 10g，白参 10g，黄芪 25g，茯苓 30g，陈皮 10g，白术 10g，山楂 30g，神曲 10g，葛根 30g，炙甘草 10g，黄芩 5g。10 剂。

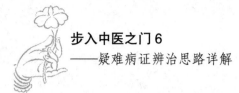
辨治思路详解：病证基本痊愈，仍守健脾大法，加葛根升清，口苦为湿有化热之势，加少量黄芩清化湿热之邪。

2. 糜烂性直肠炎 1 年余案

曾某，男，67 岁。

2015 年 12 月 24 日初诊：因大便次数增多反复发作 1 年余，大便夹有黏液、暗红血液，便后滴鲜红血液数滴，于我院肛肠科住院，诊断为"内痔，糜烂性直肠炎"，已行内痔手术，现仍住院。现症见：大便日 4～5 次，呈水样便，有黏液，无便血，腹胀则便，便后胀缓，腹中肠鸣，进食油腻则加重，近 1 年消瘦 20 余斤。舌质淡红，苔薄白，脉沉细。肠镜：直肠病变性质待定，溃疡性结肠炎？其他？内痔，糜烂性直肠炎。

西医诊断：糜烂性直肠炎。

中医诊断：泄泻。

病机：肝强脾弱。

治法：抑肝扶脾。

方药：参苓白术散合痛泻要方加减。

白参 10g，茯苓 30g，扁豆 15g，白术 10g，防风 10g，白芍 15g，陈皮 10g，桔梗 10g，仙鹤草 30g，葛根 30g，山楂 30g，神曲 10g，赤石脂 10g，石榴皮 15g，炙甘草 10g。14 剂。

辨治思路详解：本病的辨证要点有二：①大便日行 4～5 次，呈水样便，进食油腻则加重，说明脾虚不能运化；②腹胀则便、便后胀缓与腹痛欲泻、泻后痛减相类似，说明肝强脾弱。因此，治疗以白参、茯苓、扁豆益气健脾，陈皮、防风、白芍、白术抑肝扶脾，山楂、神曲以助消化，赤石脂、石榴皮收敛止泻，葛根升清止泻。仍用朱氏经验，在方中加入仙鹤草、桔梗。

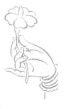

2016 年 1 月 7 日二诊：大便成形，日 2～4 次，黄色软便，偶带血丝、黄色黏冻，消瘦乏力。舌质淡红，苔薄白，脉弦。

上方加苦参 10g，白及 20g。14 剂。

辨治思路详解：大便偶带血丝、黄色黏冻，说明在脾虚的同时夹有湿热，故加苦参清热燥湿，另用白及收敛止血。

2016 年 2 月 16 日三诊：诉服上方后大便正常，又自购 14 剂。现大便每日 2 次，质地正常，无黏液冻，无其他明显不适。舌质淡红，苔薄白，脉沉细。

参苓白术散加黄芪 30g，仙鹤草 30g，白及 15g。14 剂。

辨治思路详解：大便已正常，以参苓白术散加减健脾以善其后。

3. 腹泻 2 年、泻下洗肉水样便 2 个月案

于某，女，40 岁，小学教师，浏阳人。门诊病历。

2013 年 4 月 13 日首诊：腹痛腹泻反复发作 2 年，近 2 个月尤甚，在浏阳市人民医院诊治 2 个月余，症状无明显改善，反加重。近 20 天每日腹泻 4～5 次，腹痛即泻，大便泻下如洗肉水样，泻后痛减。舌质红，苔黄腻，脉细濡。肠镜显示为慢性非特异性结肠炎。

西医诊断：慢性非特异性结肠炎。

中医诊断：大瘕泄。

病机：湿热内蕴，肝木乘脾。

治法：清化湿热，抑肝健脾。

方药：仙桔汤合痛泻要方加减。

仙鹤草 30g，桔梗 10g，陈皮 10g，防风 10g，白术 10g，白芍 10g，槐花 10g，侧柏叶 10g，白头翁 10g，枳实 10g，茯苓 10g，黄芩 10g，炙甘草 10g。14 剂。

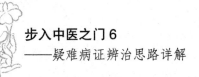

辨治思路详解：患者病久不愈，以每日腹泻 4～5 次，腹痛即泻，大便如洗肉水样，泻后痛减为主症，其病机为饮食劳倦伤脾，脾伤而运化失常，湿邪内蕴，郁而化热，终致湿热内滞，客于大肠，病久难愈，此其一也。舌质红，苔黄腻，脉细濡，即为湿热之明征；脾虚每每肝木乘土，所谓"脾愈虚而肝愈强"，此其二也。此类患者，常表现为腹痛即泻，泻后痛减。故其治疗，当清化湿热与抑肝健脾双管齐下。方中仙鹤草涩中有补，清热止泻；桔梗辛制其肝，以其涩治其滑；槐花、侧柏叶、白头翁、黄芩、茯苓清化大肠湿热；陈皮、防风、白术、白芍抑肝健脾；枳实理气止痛；甘草调和诸药。

2013 年 4 月 27 日复诊：腹痛腹泻大减，大便质地明显好转，已不如前像洗肉水样，但仍偏溏。舌质淡红，苔薄白，脉沉细。

仙鹤草 30g，桔梗 10g，陈皮 10g，防风 10g，白术 10g，白芍 10g，槐花 10g，侧柏叶 10g，白头翁 10g，枳实 10g，茯苓 10g，黄芩 10g，炙甘草 10g，赤石脂 15g。14 剂。

辨治思路详解：症减，舌质淡红，舌苔已从黄腻变成薄白，可见湿热已化。大便仍溏，已无明显湿热之征，故加赤石脂涩肠止泻。

按语：赤石脂为收敛固涩止泻要药，每用于脾肾虚寒滑泻不止。早在《金匮要略》中就有记载："下利，便脓血者，桃花汤主之。"该方即由赤石脂、干姜、粳米组成。其中赤石脂重用至 1 斤，配 1 两干姜，可见其下利脓血为虚寒性。黄树曾在《金匮要略释义》中说："此证主以桃花汤，足证属于虚寒而非实热。所解之脓血，色必暗而不鲜，其脉必细微。腹痛喜温及手按，且必无里急后重之证。"陈念祖说："此为利伤中气，及于血分。"而黄元御说："桃花汤，粳米补土而泻湿，干姜温中而驱寒，石脂敛肠而固脱也。"

对于赤石脂该品的药性，《金匮玉函经二注》论述最为精要："赤石脂，

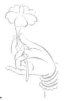

在血理血，在水理水，在脱则固，在涩则行，所以知其行涩也。"可见该品行涩皆俱。然若是热毒为患，下利便脓血不可轻用。总宜遵《医宗金鉴》之要旨："初病下利便脓血者，大承气汤或芍药汤下之；热盛者，白头翁汤清之；若日久滑脱，则当以桃花汤养肠固脱可也。"

2013 年 6 月 13 日三诊：服上方 5 剂后，大便即成形，上药服完后，其后病情一直稳定。近 10 天未服药，又开始出现大便偏溏。舌质红，苔黄腻，脉细濡。

仙鹤草 30g，桔梗 10g，陈皮 10g，防风 10g，白术 10g，白芍 10g，槐花 10g，侧柏叶 10g，白头翁 10g，枳实 10g，茯苓 10g，当归 10g，炙甘草 10g。14 剂。

辨治思路详解：停药过早，余邪未能祛尽，病有来复之势，苔黄腻，仍需清热祛湿，故仍守前法而不用赤石脂。

2013 年 6 月 27 日四诊：服上剂，病情很快控制，药未尽剂，大便已成形，排便次数正常，腹无不适。舌质淡红，苔薄白，脉沉细。

党参 10g，白术 10g，茯苓 20g，陈皮 10g，仙鹤草 20g，桔梗 10g。10 剂。

辨治思路详解：病势渐去，湿热已尽，转手健脾，仍以仙、桔为主药，配以党参、白术、茯苓、陈皮健脾理气以复脾之健运。

2013 年 9 月 5 日：带人求诊，言服完上方后，病情一直稳定，2 月余大便正常，亦无明显不适。

4. 五更泻 1 年余案

刘某，女，61 岁，重庆市人。门诊病历。

2014 年 3 月 27 日首诊：五更泻 1 年余，大便完谷不化，时有腹胀，

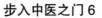
气短乏力，畏冷，长期反复牙龈肿胀，舌质淡红，苔薄白，脉沉细。

西医诊断：慢性结肠炎。

中医诊断：泄泻。

病机：脾肾阳亏。

治法：温肾健脾。

方药：附子理中汤合四神丸加减。

黄芪 30g，白参 5g，干姜 5g，白术 10g，白茯苓 15g，补骨脂 10g，吴茱萸 5g，肉豆蔻 10g，五味子 10g，山楂 30g，木香 3g，制附片（先煎）5g，升麻 5g，柴胡 5g，炙甘草 10g。14 剂。

辨治思路详解： 五更泻临床上最常见的病机为脾肾阳虚，此案五更泻1 年余，畏冷，脉沉细，为下焦元阳衰微之象。长期反复牙龈肿胀，为元阳亏虚，虚火上浮。对于此证的治疗不可落于俗套，以清阳明之湿热为治，而当温补阳气，盖对此类虚浮之火，"温之则浮焰自熄，养之则虚火自除"。时有腹胀，大便完谷不化，气短乏力，久泻不止，不仅存在脾阳不足，而且亦有脾气下陷之病机。因此，对于该证的治疗，不仅要温补元阳、收敛止泻，而且要温脾阳、升中气。故方以四神丸（补骨脂、吴茱萸、肉豆蔻、五味子）温肾止泻，附子理中丸温阳健脾，黄芪、白参、升麻、柴胡升补中气，伍山楂健脾消积，木香理气。

2014 年 11 月 6 日二诊：患者喜形于面，诉路途遥远，不便复诊，服上方有效，连服近 8 个月，五更泻已愈，并言原有心脏病、心脏扩大病史，近期复查，各腔值均恢复正常，目前唯多进食油腻之品，大便易溏，舌质淡红，苔薄白，脉沉细。

白参 10g，白术 10g，茯苓 15g，扁豆 10g，砂仁 6g，陈皮 10g，山楂 10g，神曲 10g，肉豆蔻 10g，炙甘草 10g。20 剂。

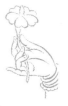

辨治思路详解：诸症尽解，唯进食油腻便溏，说明仍有脾虚不能健运，故改方以参苓白术散益气健脾，加山楂、神曲消积。

患者诉心脏改善，实属意外附带疗效。余在临床治疗心衰以升补宗气、健脾气、温肾气入手，每每获效满意，观此案用方，其三法皆备，其效虽在意料之外，但也在情理之中。

5. 腹泻 17 年案

李某，男，67 岁。门诊病历。

2014 年 9 月 18 日首诊：诉 1998 年以来大便一直溏泻，日行数次，完谷不化，有油腻样物漂浮便上，中西迭治，未能有效。近半年来，小便频数，尿少而痛，尿等待，解时少腹胀，四肢不温，舌淡红，苔薄白，脉沉细。腹部 B 超：前列腺钙化灶。血尿酸高，自服碳酸氢钠片，每次 1g，日 2 次。

西医诊断：慢性肠炎，前列腺炎。

中医诊断：泄泻，癃闭。

病机：中气下陷，水湿内停。

治法：益气升阳，化气行水。

方药：补中益气汤合春泽汤加减。

黄芪 30g，白参 10g，升麻 3g，柴胡 5g，葛根 30g，陈皮 10g，桔梗 10g，云茯苓 15g，猪苓 15g，泽泻 10g，白术 10g，桂枝 10g，琥珀（冲服）0.5g，炙甘草 10g。7 剂。

辨治思路详解：大便一直溏泻，日行数次，完谷不化，有油腻样物漂浮便上，舌淡红，苔薄白，脉沉细，为典型脾气亏虚、不能运化之象。视其前方，健脾消积之方用之无效，何也？《素问·阴阳应象大论》说："清气在下，则生飧泄。"久泻不止，不唯脾气虚，亦多有中气下陷。且患者

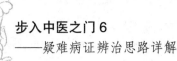

半年来小便不畅，小腹胀，为脾虚清气不能上升，则浊阴不能下降之证，即《灵枢·口问》所云"中气不足，溲便为之变"。治当以健脾益气，升清降浊，化气行水。施方以补中益气汤合春泽汤（五苓散加人参），加葛根以升清止泻，佐桔梗宣肺以畅下焦，此丹溪治癃闭之"提壶揭盖"法也，伍琥珀利尿通淋。《本草衍义补遗》说："琥珀属阳，今古方用为利小便，以燥脾土有功，脾能运化，肺气下降，故小便可通。"

2014年9月25日二诊：解小便已不痛，等待时间减短，大便好转，肢体凉，舌质淡红，苔白腻，脉沉细。

上方加制附片3g。10剂。

辨治思路详解：前用益气升阳降浊法，二便均有明显改善。《素问·灵兰秘典论》说："膀胱者，州都之官，津液藏焉，气化则能出矣。"且肢凉，脉沉细，故加附片助桂枝以通阳化气。

2014年10月9日三诊：大便成形，小便畅而尿细，肢体凉，舌淡红，苔薄白，脉沉细。

白参10g，黄芪20g，陈皮10g，山楂30g，神曲10g，葛根30g，桂枝5g，茯苓15g，白术10g，泽泻10g，猪苓10g，琥珀（冲服）1g。10剂。

辨治思路详解：上方有效，仍守其大法，加山楂、神曲健脾以助运化。

6. 进食则泻2年余案

何某，女，71岁。门诊病历。

2013年11月24日首诊：大便溏泄，进食则泻2年余，大便日行5~6次，腹痛则欲泻，泻后痛减，呃逆，畏寒，头晕，舌质淡红，苔薄白，脉沉细。

西医诊断：慢性结肠炎。

中医诊断：飧泄。

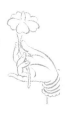

病机：中阳亏虚，肝强脾弱。

治法：温阳健脾，抑木培土。

方药：参苓白术散、理中汤合痛泻要方加减。

白参10g，白术10g，茯苓15g，白扁豆10g，陈皮10g，干姜5g，防风10g，白芍10g，丁香5g，柿蒂10g，葛根30g，炙甘草10g。10剂。

辨治思路详解：大便溏泄，进食则泻，畏寒，舌质淡红，苔薄白，脉沉细，为中气亏虚，脾阳不足；头晕为中气不升，清窍失养；脾气不升，胃浊不降，故呃逆。《素问·五运行大论》云："气有余，则制己所胜而侮所不胜；其不及，则己所不胜侮而乘之，己所胜轻而侮之。"今脾气亏虚，肝木乘之，故症见腹痛则欲泻、泻后痛减之土虚木强证。治当温阳健脾，抑木培土。方以参苓白术散健脾止泻，理中汤温补中阳，痛泻要方抑肝缓中，加葛根升清止泻，丁香、柿蒂降逆止呃。

2013年12月5日二诊：服上方，大便次数明显减少、成形，畏寒、纳差、呃逆均好转，舌质淡红，苔薄白，脉沉细。

白参10g，茯苓20g，白扁豆10g，陈皮10g，防风6g，白术10g，干姜6g，丁香6g，柿蒂10g，砂仁6g，葛根20g，谷麦芽各10g，炙甘草10g。7剂。

辨治思路详解：方已见效，加砂仁理气，伍谷麦芽健脾。

按语：脾气亏虚之证，临证治当健脾，常用的方剂有四君子汤、参苓白术散等。其用方要点在于，不仅要用参、苓、术、草健脾，更重要的是要运脾，即是在益气健脾药中佐入理气之品，使脾气运行，以防补而壅滞之弊，常用药物有砂仁、陈皮、厚朴等味。若是患者脾气亏虚，纳果（无口味）而不欲食，注意不是知饥而不欲食，这时宜加醒脾之药，简单地说就是开胃口的药物，临床上以甘松、芡实、莲子最为有效，往往一两剂病

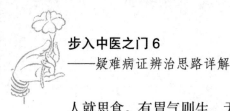

人就思食。有胃气则生，无胃气则死，病人若不能进食，则后天无化生之养，药物亦不能有效吸收，何能佳效？此为临床医师最要重视的关键之处。

2013年12月26日三诊：大便成形，呃逆减，纳食则欲大便，畏寒，舌质淡红，苔薄白，脉沉细。

制附片（先煎）10g，干姜10g，党参15g，白术10g，茯苓15g，补骨脂10g，吴茱萸5g，肉豆蔻10g，五味子10g，防风6g，陈皮10g，白芍10g，赤石脂15g，炙甘草10g。8剂。

辨治思路详解： 大便成形，呃逆减，纳食则欲大便，健脾已经取得显效，然畏寒未除，当考虑有下焦肾阳不足，故加制附片温补脾肾，合四神丸温肾止泻，佐赤石脂收涩止泻。

2014年1月2日四诊：晨起大便正常，早餐后大便1次，少而溏，其他时间无大便，畏寒、呃逆除。舌质淡红，苔薄白，脉沉细。

上方加白扁豆15g，山楂30g。7剂。

辨治思路详解： 温肾健脾业已大效，仍守上法，加白扁豆、山楂增强健脾功效。

药毕，诸症缓解。

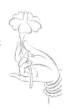

第 10 讲　眩晕病机最复杂，辨证施治破难局

眩晕一症，常见于心律失常、高血压、颈椎病、椎基底动脉供血不足、脑梗死、梅尼埃综合征等，极为复杂。一般对于眩晕的治疗，多从风、火、痰、瘀、虚入手，总宜辨证。

古代对此病有较多论述。《内经》有"髓海不足，则脑转耳鸣""上气不足，脑为之不满，耳为之苦鸣，头为之苦倾，目为之眩""诸风掉眩，皆属于肝"等说。张仲景有泽泻汤、苓桂术甘汤治水饮上泛致眩。李东垣创益气聪明汤治气虚致眩。朱丹溪强调"无痰不作眩"，指出"头眩，痰挟气虚并火，治痰为主，挟补气药及降火药"。而程钟龄之半夏白术天麻汤为治痰眩之经典代表方。明代张景岳对下虚致眩做了详尽论述，他在《景岳全书·眩晕》中说："头眩虽属上虚，然不能无涉于下。盖上虚者，阳中之阳虚也；下虚者，阴中之阳虚也。阳中之阳虚者，宜治其气，如四君子汤……归脾汤、补中益气汤。……阴中之阳虚者，宜补其精，如……左归饮、右归饮、四物汤之类是也。然伐下者必枯其上，滋苗者必灌其根。所以凡治上虚者，尤当以兼补气血为最，如大补元煎、十全大补汤诸补阴补阳等剂，俱当酌宜用之。"所论极为精辟。而张锡纯则将大气理论加以发扬，以补宗气治眩。各家之说，须融会贯通，辨证用方，莫为西医病名所障眼，临证方不被掣肘。

1. 眩晕（脑梗死）案

杨某，女，55岁，长沙人。门诊病历。

2015年3月23日首诊：头晕3个月余，伴耳鸣，夜间面部、胸部汗

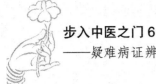

出，双腿乏力，大便干。舌质淡红，苔薄白，脉沉细。既往腔隙性脑梗死、糖尿病、冠心病、颈椎间盘突出症病史。

西医诊断：腔隙性脑梗死。

中医诊断：眩晕。

病机：肾精亏虚。

治法：益肾补髓。

方药：左归丸加减。

熟地黄30g，山茱萸15g，山药10g，杜仲10g，白参10g，桂枝10g，白芍10g，生姜3片，大枣10枚，煅龙骨（先煎）30g，煅牡蛎（先煎）30g，当归20g，丹参10g，田三七（冲服）5g。7剂。

辨治思路详解： 肾主骨生髓通于脑，开窍于耳。患者头晕耳鸣，双腿乏力，大便干，脉沉细，一派肾阴亏虚之证，故以左归饮加人参养阴益肾。夜间面部、胸部汗出，当为营卫不和，故以桂枝加龙牡汤调和营卫以止汗，因患有糖尿病去炙甘草。久患心脑疾患，久病入络，心脑血脉瘀阻，佐当归、丹参、田三七活血通络。

2015年3月30日二诊：头晕大为好转，已无耳鸣，双腿乏力已除，唯胸部汗出未减。舌质淡红，苔薄白，脉沉细。

黄芪15g，白参10g，麦冬10g，五味子15g，浮小麦15g，麻黄根10g，煅龙骨（先煎）30g，煅牡蛎（先煎）30g。7剂。

辨治思路详解： 秦伯未在《中医临证备要》中说："别处无汗，只有胸部多汗，名为心汗，常见于心气虚衰，《证治准绳》有参归猪心汤，或以生脉散加浮小麦、炙甘草。"患者久患胸痹，汗出日久，心之气阴皆伤，故以生脉散加黄芪补益气阴，以浮小麦、麻黄根、煅龙骨、煅牡蛎收敛止汗。

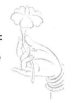

2015 年 4 月 7 日三诊：头晕消失，胸部汗出减，颈根胀，大便秘结，舌质淡红，苔薄白，脉沉细。

上方加火麻仁 20g，当归 20g，丹参 15g。7 剂。

辨治思路详解：药已中的，便秘加火麻仁、当归润肠通便。颈根胀为颈椎间盘突出症之症状，加丹参以活血通脉。

2015 年 4 月 24 日四诊：胸汗止，时有胸刺痛，纳可，大便时结。舌质淡红，苔薄白，脉沉细。

白参 10g，黄芪 20g，丹参 10g，当归 20g，火麻仁 20g，田三七（冲服）5g，葛根 30g。4 剂。

辨治思路详解：胸汗已止，时有胸痛，为胸痹之症状，久病必虚，故治以益气活血通心脉。以参、芪补心气，丹参、当归、田三七活血通络，仍加火麻仁以润肠，佐葛根舒筋缓急止痛治项痹。

随诊，药毕诸症缓解。

2. 眩晕并呕泻案

黄某，女，63 岁，长沙人。门诊病历。

2014 年 11 月 20 日首诊：反复眩晕半年余，每发则视物旋转，呕吐，腹泻，大便恶臭，已数日难以起床。刻诊见：头晕，视物旋转，呕吐，腹泻，大便恶臭，纳可。舌质淡红，苔薄黄，脉弦。血压 155/70mmHg。有高血压、脑动脉硬化、颈椎病病史。

西医诊断：高血压病。

中医诊断：眩晕。

病机：痰热上扰。

治法：清热化痰，定眩息风。

方药：半夏白术天麻汤加减。

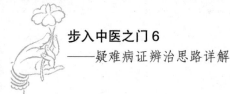

天麻10g，白术10g，法半夏10g，陈皮10g，茯苓15g，山楂60g，神曲10g，葛根60g，黄芩10g，丹参15g，生姜3片，大枣10枚，炙甘草10g。7剂。

辨治思路详解：眩晕病机较为复杂，总宜四诊合参。患者每发必伴呕吐、腹泻，故其诊治思路当从脾胃入手，兼见大便恶臭，舌苔黄，当为湿热蕴阻肠腑、积滞内停。湿热内蕴，痰浊内生，痰浊上蒙清窍则发眩晕。故方以半夏白术天麻汤化痰祛风定眩，葛根配黄芩清化肠中湿热，加神曲、山楂消积化滞。久病入络，加丹参以活血通络。

2014年11月26日二诊：服上方，眩晕大为好转，大便仍恶臭，呃逆，畏冷，四肢不温，舌质淡嫩，苔白腻，脉弦。

制附片3g，桂枝5g，熟地黄15g，山茱萸10g，山药10g，怀牛膝15g，枸杞子15g，公丁香6g，柿蒂10g，陈皮10g，黄芪30g，炙甘草10g，山楂30g，葛根30g，三七（冲服）3g，丹参10g。14剂。

辨治思路详解：前方有以葛根、黄芩清化肠中湿热，服方出现四肢冷、畏冷、呃逆，说明患者素体阳虚，不耐寒凉。《灵枢·口问》云："上气不足，脑为之不满，耳为之苦鸣，头为之苦倾，目为之眩。"上气不足，实指髓海亏虚。患者系年老之人，肾气已亏，兼见畏寒肢冷，当为肾精衰弱，元阳虚损，髓海失养。标证已解，当治其本，故方以肾气丸以益肾温阳，伍丁香、柿蒂、陈皮和胃降逆止呃。大便仍臭，说明有脾虚不能运化、积滞内停之病机，故佐以黄芪、葛根益气升清，山楂化积消滞。久病入络，加三七、丹参通络，更用炙甘草调和诸药。

2015年7月15日因颈椎病发作，后项不适，手足麻就诊。云服上方后，诸症皆除，仅2015年1月12日发作1次轻度头晕，未出现视物旋转、吐、泻等症状。

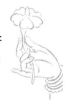

3. 晕厥胸痛案

李某，男，75 岁。门诊病历。

2015 年 6 月 11 日首诊：反复晕厥、头痛如针刺、胸闷痛半年余，疲乏，纳可，二便可。舌质淡红，苔白腻，脉弦。既往有冠心病、脑动脉硬化、腔隙性脑梗死、高血压病病史。血压 130/80mmHg。

西医诊断：短暂性脑缺血发作，冠心病心绞痛。

中医诊断：厥证，胸痹。

病机：气虚血瘀，痰阻心脉。

治法：益气活血，化痰通络。

方药：补阳还五汤合瓜蒌薤白半夏汤加减。

黄芪 30g，白参 10g，丹参 10g，三七（冲服）5g，水蛭 3g，川芎 10g，地龙 20g，瓜蒌 15g，薤白 10g，法半夏 10g，炙甘草 10g。7 剂。

辨治思路详解：疲乏提示气虚，《灵枢·口问》云："上气不足，脑为之不满，耳为之苦鸣，头为之苦倾，目为之眩。"清气不能上升涵养脑髓，故反复发作头晕；气虚不能运血，血脉瘀阻，瘀阻于头部则头痛如针刺，瘀阻于心脉则胸闷痛；苔白腻又提示痰浊内阻。故本病的病机关键在于气虚、血瘀、痰阻，故方以参、芪益气，川芎、丹参、三七、水蛭、地龙活血通络止痛；瓜蒌、薤白、半夏豁痰通阳，宣痹止痛。

2015 年 10 月 29 日二诊：上方服完后又自服 30 剂，已有 3 月余未再发晕厥，症状改善，无明显不适。近日胸痛复发。症见：胸部隐痛，心慌，疲乏，口苦，纳可，便调，寐安。舌质红，苔黄腻，脉弦。

瓜蒌皮 10g，薤白 10g，法半夏 10g，丹参 15g，三七（冲服）5g，水蛭 6g，竹茹 10g，枳实 10g，陈皮 10g，白术 10g，茯苓 15g，黄芪 30g，白参 10g。10 剂。

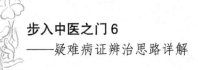

速效救心滴丸2盒，每次10粒，心痛发作时含服。

辨治思路详解：前用益气活血化痰，诸症皆除，停药今又复发，说明用药疗程不够，宿根未除。与前不同，此次发病苔呈黄腻，说明不仅有瘀，而且内有痰热。故以前方合用温胆汤化痰热，余守前法。

4. 晕厥查因案

龙某，女，68岁，长沙人。门诊病历。

2015年11月24日首诊：昨日低头取物时突发晕厥，伴大便失禁，呕吐。移时自醒，未遗留肢体功能障碍，无失语、胸闷心痛等症。现动则气促，疲乏，头部畏风，寐差，二便可。舌质淡红，苔薄白，脉沉细。既往有冠心病、高血压病史。查心电图：窦性心动过缓（56次/分）；短PR间期；ST段下移并平直延长；QT间期延长。头部CT：双侧额部硬膜下少量积液。

西医诊断：晕厥查因？

中医诊断：厥证。

病机：宗气下陷，气虚血瘀，心脑失养。

治法：升补宗气，活血化瘀。

方药：升陷汤加减。

黄芪30g，白参10g，升麻5g，柴胡5g，桔梗10g，葛根30g，丹参15g，三七（冲服）5g，何首乌10g，茯神15g，炙甘草10g。10剂。

辨治思路详解：患者在低头取物时，突发晕厥，移时自醒，发前无预兆，醒后未遗留肢体功能障碍，亦无胸闷心痛。其最后诊断尚须进一步明确，但最常见的总离不开心脑血管疾病。根据晕厥后出现的动则气促、寐差、疲乏、头部畏风等症状，结合舌质淡红、苔薄白、脉沉细，从中医角度可明确其病机关键在于气虚。根据张锡纯之说，宗气为诸气之纲领，宗

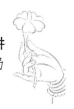

气亏虚，不仅可以导致"贯心脉以行呼吸"功能不足而出现胸痛、心悸、气短、上下气不相续接，而且可以导致神昏。气虚帅血无力，血脉无以灌注营养头目耳窍肢体诸脏，则肢体懈惰，好卧，耳目失聪，健忘。张锡纯在《医学衷中参西录》中指出："此气一虚，呼吸即觉不利，而且肢体酸懒，精神昏愦，脑力心思为之顿减""其神昏健忘者，大气因下陷，不能上达于脑，而脑髓神经无所凭借也。"因此，患者的病机关键在于宗气下陷。故方以黄芪、白参、升麻、柴胡、桔梗升补宗气；气虚不能运血，每致血络瘀阻，此为心脑血管病隐存之病机，故加葛根、丹参、田三七活血通络；以何首乌、茯神养心安神。

2015 年 12 月 3 日二诊：未再发晕厥，畏寒，疲乏。舌质淡红，苔薄白，脉沉细。血压 168/100mmHg（服药前，硝苯地平缓释片控制），心率 69 次/分，律齐。

黄芪 30g，白参 10g，升麻 5g，柴胡 5g，桔梗 10g，葛根 30g，丹参 15g，三七（冲服）5g，桂枝 10g，白芍 10g，防风 10g，白术 10g，生姜 3 片，大枣 10 枚，炙甘草 10g。14 剂。

辨治思路详解：病情稳定，寐安，仍以守前大法。畏寒不减，以桂枝汤调和营卫，玉屏风益气固表。神安，去何首乌、茯神。

2015 年 12 月 17 日三诊：未发晕厥，气短显减，仍有畏寒，二便可。舌质淡嫩，苔薄白，脉沉细。心电图：窦性心动过缓（心率 54 次/分）；轻度 ST 段压低。

制附片（先煎）10g，干姜 10g，炙甘草 10g，黄芪 30g，白参 10g，桔梗 10g，升麻 5g，柴胡 5g，丹参 10g，三七（冲服）5g，桂枝 10g，细辛 3g。7 剂。

辨治思路详解：畏寒用调和营卫、益气固表之法无效，结合沉细脉，当为元阳不足，故以四逆汤温补元阳，加细辛、桂枝通阳。

半年后因它病就诊，诉未再发生晕厥。

5. 眩晕（颈椎病）案

陈某，女，82岁。门诊病历。

2015年7月16日首诊：头晕20余天，卧起尤甚，左侧肩、臀麻木，疲乏，二便可。舌质淡红，苔薄黄，脉沉细。

西医诊断：颈椎病，脑动脉硬化。

中医诊断：眩晕。

病机：中气下陷，少阳经气不利。

方药：升陷汤合小柴胡汤加减。

黄芪30g，白参10g，升麻5g，柴胡5g，桔梗10g，葛根30g，黄芩10g，白芍30g，炙甘草10g，生姜3片，大枣10枚，当归10g，丹参10g，苏木10g，天麻10g。7剂。

辨治思路详解：清晨为阳气上升之时，清阳不升，则上气不足，则卧起头晕。故以升陷汤加葛根升举阳气，佐天麻息风定眩。左侧肩、臀麻木，病在手足少阳经，经气不利，故合以小柴胡汤疏利少阳经气，加当归、丹参、苏木活血通络。

2015年7月28日二诊：上症大减，已无头晕，唯左上肢下垂时麻木。舌质淡红，苔薄白，脉沉细。

上方去天麻，加活血藤15g，鸡血藤15g。7剂。

辨治思路详解：头不晕，去息风之天麻；肢麻，用活血藤、鸡血藤养血通络。

2015年8月6日三诊：头晕除，疲乏减，左侧上肢麻木，下垂时尤甚，中指麻木突出。舌质淡红，苔薄白，脉沉细弦。

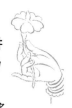

黄芪 30g，桂枝 10g，当归 15g，白芍 15g，生姜 3 片，大枣 10 枚，炙甘草 10g，僵蚕 10g，蜈蚣（研末吞服）1 条，全蝎（研末吞服）3g。7 剂。

辨治思路详解：头晕除，仍肢麻，兼有疲倦，证仍为气虚络脉不畅，改用黄芪桂枝五物汤养血通痹，加三虫疏风通络。

6. 眩晕（颈椎病）案

蔡某，男，57 岁，长沙市人。门诊病历。

2013 年 10 月 24 日首诊：头晕反复发作 6 个月，腰背痛，舌质淡红，苔黄腻，脉细。经 CT 检查确诊为颈椎间盘突出症。

西医诊断：颈椎病。

中医诊断：项痹。

病机：督脉亏虚，痰湿阻络。

治法：益肾补督，化痰通络。

方药：刘氏经验方合半夏白术天麻汤加减。

熟地黄 15g，黄芪 30g，丹参 10g，淫羊藿 10g，仙茅 6g，何首乌 10g，葛根 30g，天麻 10g，法半夏 10g，白术 10g，茯苓 15g，炙甘草 10g。14 剂。

辨治思路详解：《灵枢·经脉》云："督脉之别……挟膂上项，散头上，下当肩胛左右，别走太阳，入贯膂。"我院刘新祥教授认为项痹一病，半百之人多发，与肾督亏虚兼感寒湿有关，故每每从益肾补督入手，药用熟地黄、何首乌补益肾精，淫羊藿、仙茅温肾散寒祛湿，黄芪、丹参益气活血通络，葛根舒筋缓急止痛。试之临床，屡用有效。本案舌质淡红，苔黄腻，当夹有痰浊，故合用半夏白术天麻汤健脾化痰，息风定眩。

按语：湖南地区湿气尤重，黄腻苔尤为多见，若舌质不红，舌质淡而无热象者，不可以湿热论。辨证论治当明白局部地区地理气候对人体的影响。

2013 年 11 月 7 日二诊：头晕好转，腰背痛，畏冷，夜尿频，大便溏。

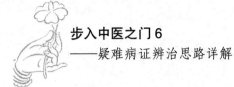

舌质淡嫩，苔薄黄腻，脉沉细。

制附片（先煎）10g，桂枝 10g，熟地黄 30g，山茱萸 15g，当归 15g，菟丝子 10g，葛根 30g，天麻 10g，白术 10g，黄芪 30g，炙甘草 10g。7 剂。

辨治思路详解：头晕好转，说明益肾补督有效，病机当为肾督阳虚。肾阳亏虚，不能温煦，故见畏冷；肾主封藏，封藏失职，夜尿频；肾阳亏虚，不能暖脾，脾失健运，故见大便溏。故方以右归丸温补肾督之阳，伍以黄芪、白术健脾化湿，炙甘草调和诸药。加葛根舒筋缓急，天麻息风定眩。

2013 年 11 月 14 日三诊：头不晕，腰背痛除，二便正常，畏冷明显好转，舌质淡红，苔薄白，脉沉细。

上方 7 剂。

辨治思路详解：诸症缓解，唯畏冷未能尽除，肾阳未复，故仍守上方温补肾督之阳。

7. 晕厥（左侧桥小脑角区占位性病变）案

郝某，女，64 岁。门诊病历。

2015 年 11 月 3 日首诊：反复发作意识丧失 1 年余。曾在多家当地医院就诊，疗效欠佳。2015 年 9 月 12 日后频繁发作意识丧失，于长沙市第一医院就诊，诊断为"晕厥，左侧桥小脑角区占位性病变，脑膜瘤可能；高血压 3 级，很高危组；低钾血症；多发腔隙性脑梗死；甲状腺瘤；颈椎病"。经住院治疗，病情有所好转，但回家后仍频繁发作晕厥，多则 1 日发作 2~3 次。刻诊症见：时有头晕，下肢乏力，步态不稳，易疲乏，畏寒，纳可，二便调。舌质淡红，苔薄白，脉沉。查：血压 130/85mmHg。

西医诊断：左侧桥小脑角区占位性病变。

中医诊断：厥证。

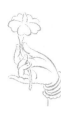

病机：清气下陷，脑髓失养。

治法：益气升陷。

方药：升陷汤加减。

白参 10g，黄芪 30g，升麻 5g，柴胡 5g，桔梗 10g，桂枝 5g，葛根 30g，丹参 10g，炙甘草 10g。14 剂。

辨治思路详解： 张锡纯在《医学衷中参西录》中讨论大气（宗气）时说："此气一虚，呼吸即觉不利，而且肢体酸懒，精神昏愦，脑力心思为之顿减""其神昏健忘者，大气因陷下，不能上达于脑，而脑髓神经无所凭借也。" 患者除晕厥外，典型的症状就是疲乏，说明有气虚的病机存在。而李东垣说气不足便为寒，气虚不能温煦、卫外，可出现畏寒。可见患者的病机关键在于宗气下陷，故方以黄芪、白参、升麻、柴胡、桔梗升补宗气；气虚不能运血，每致血络瘀阻，此为心脑血管病隐存之病机，故加葛根、丹参活血通络；伍以桂枝通络散寒。

2015 年 11 月 19 日二诊：双下肢乏力好转，头晕减轻，服药后未发晕厥，时有视物旋转，恶心欲呕，仍畏寒，口干。舌质淡红，苔薄白，脉弦。血压 130/80mmHg。

白参 10g，黄芪 30g，升麻 5g，柴胡 5g，桔梗 10g，葛根 30g，丹参 10g，桂枝 10g，当归 15g，制附片 5g，炙甘草 10g，玄参 10g。14 剂。

辨治思路详解： 晕厥未再发作，说明药中病机，仍守上方，加当归增强活血通脉之力。仍畏寒，益气而寒不除，说明有阳虚的病机，加附片以温阳，口干可能系方药偏温，加玄参以反佐。

2015 年 12 月 15 日三诊：头晕疲乏减，未再发晕厥。但服上方后出现咽痛，大便干。舌质淡红，苔薄白，脉沉细。

上方去桂枝、制附片，加肉苁蓉 20g，怀牛膝 20g。7 剂。

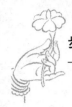

　　辨治思路详解：病情进一步好转，说明益气升阳治疗符合病机，但出现咽痛、便干，乃系附、桂辛温助火伤阴之弊，故去二味。便干，加肉苁蓉、怀牛膝温润通便。

　　半年后患者因感冒就诊，云服上方后一直未再发晕厥。

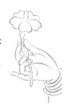

第 11 讲　杂病心悸见气短，升补宗气切勿忘

　　喻昌在《医门法律》中说："身形之中，有营气、有卫气、有宗气、有脏腑之气、有经络之气，各为区分。其所以统摄营卫、脏腑、经络，而令充周无间，环流不息，通体节节皆灵者，全赖胸中大气，为之主持。"可见大气在人的病理生理中的重要性。大气即宗气，宗气下陷或不足之辨证要点，总在心悸与气短二症同现，再以气虚之常见症为佐证。苟能把握其辨证要点，诸多疑难杂症治疗可以效如桴鼓。

　　1. 高原反应案

　　杨某，女，45 岁，长沙人。门诊病历。

　　2014 年 9 月 26 日首诊：头晕、气短半月余。半月前去西藏观光，到达海拔 4000 米后，出现胸闷气促，头晕不适，在当地医疗所经过短暂处理后，乘车返回长沙，入住长沙市某医院，经治半月，病情无明显缓解。时症见：面色欠佳，疲惫困乏，语声低微，头晕，气短，上下气不相续接，失眠。诉近两日出现胃脘不适，纳差，腹泻，大便溏夹有泡沫，舌质淡红，苔薄白，脉沉细。

　　西医诊断：高原反应。

　　中医诊断：眩晕。

　　病机：大气下陷。

　　治法：升补大气。

　　方药：升陷汤加减。

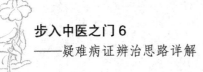

黄芪 50g，白参 10g，升麻 5g，柴胡 5g，葛根 30g，桔梗 10g，山茱萸 20g，丹参 10g，红景天 18g，茯苓 15g，白术 10g，山楂 30g，炙甘草 10g。10 剂。

辨治思路详解：高原自然之清气不足，以致与中焦上升至肺部精气合成宗气不足。张锡纯在《医学衷中参西录》中说："胸中大气，一名宗气，《内经》谓其积于胸中，以贯心脉而行呼吸""且细审以贯心脉而行呼吸之语，是大气不但为后天诸气之纲领，并为全身血脉之纲领矣。"《灵枢·口问》："故邪之所在，皆为不足。故上气不足，脑为之不满，耳为之苦鸣，头为之苦倾，目为之眩。"张氏结合大气学说，阐发宏义，说："其神昏健忘者，大气因下陷，不能上达于脑，而脑髓神经无所凭借也。"宗气亏虚，不能司呼吸，故气短、上下气不相续接，大气下陷不能上达于脑，发为头晕。近两日出现胃脘不适，腹泻，大便溏，夹有泡沫，此为新疾。综合脉证，当为脾虚湿阻。故方以升陷汤加人参、山茱萸、红景天升补宗气，加葛根升清止泻，伍茯苓、白术、山楂健脾渗湿。

按语：红景天一味乃方中要药，该品为生长在海拔 1800～2500 米高寒无污染地带的山坡林下或草坡上的珍稀野生植物，大多分布在北半球的高寒地带。由于其生长环境恶劣，如缺氧、低温干燥、狂风、受紫外线照射、昼夜温差大，因而具有很强的生命力和特殊的适应性。藏族《四部医典》也有关于红景天的记载，言其性平味涩，善润肺，能补肾，理气养血。主治周身乏力、胸闷、恶心、体虚等症。明代李时珍《本草纲目》载，红景天为《本经》上品，祛邪恶气，补诸不足，为治疗高原反应之要品。

2014 年 10 月 8 日二诊：精神明显好转，面色转红润，诉首诊就诊时仍于该院住院，服上方 1 剂，气短、上下气不相续接即大为好转，遂出院。现无明显胸闷，仍失眠，多梦，大便仍溏，便次明显减少。舌质淡红，苔薄白，脉沉细。

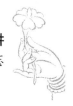

上方加法半夏 10g，夏枯草 10g，酸枣仁 15g。5 剂。

辨治思路详解： 上方大效，效不更方，加法半夏、夏枯草交通阴阳，酸枣仁养心安神。

2014 年 10 月 13 日三诊：服上方，胸闷气促缓解，已无明显气短，大便已正常，夜寐已安，仍有轻度头晕，四肢不温。舌质淡红，苔薄白，脉沉细。

黄芪 30g，白参 10g，升麻 5g，柴胡 5g，葛根 20g，丹参 10g，三七（冲服）5g，红景天 12g，桂枝 10g，天麻 10g。5 剂。

辨治思路详解： 失眠已除，去法半夏、夏枯草、酸枣仁；已无脾虚湿阻之象，去茯苓、白术、山楂；仍以黄芪、白参、升麻、柴胡、葛根益气升清。气虚便为寒，气虚则血滞，故见四肢不温，故方中加入桂枝、丹参、三七温通血脉。仍有轻度头晕，加天麻息风以定眩。

2014 年 10 月 18 日四诊：偶有轻微头晕，无其他不适。舌质淡红，苔薄白，脉沉细。

黄芪 30g，白参 10g，升麻 5g，柴胡 5g，桔梗 10g，陈皮 10g，当归 10g，蔓荆子 10g，天麻 10g，砂仁 5g，炙甘草 10g。5 剂。

辨治思路详解： 诸症基本缓解，以益气聪明汤益气升陷以巩固之。

2. 外感后周身乏力不能起案

陈某，男，51 岁。门诊病历。

2014 年 8 月 29 日首诊：以车推入诊室就诊，视其焦虑且恐惧。诉 10 余日前，因"感冒"入住我市某医院，治疗 10 余日，病未减轻，症状日重。现感心悸，气短，上下气不相续接，懒言，周身乏力，不能自行站立行走，汗出，畏风，喜温饮，恶于闻声，纳差，二便可。舌淡红，苔薄黄

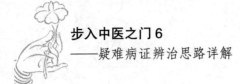

腻，脉沉细。

西医诊断：焦虑症。

中医诊断：虚劳。

病机：宗气下陷，胆气亏虚。

治法：升补宗气，益胆安神。

方药：升陷汤合桂枝加龙牡汤加减。

黄芪 20g，白参 10g，升麻 3g，柴胡 5g，桔梗 10g，桂枝 10g，白芍 10g，生姜 3 片，大枣 10 枚，石菖蒲 10g，郁金 10g，生龙骨（先煎）30g，生牡蛎（先煎）30g，炙甘草 10g。3 剂。

辨治思路详解：患者虽系外感发病，经治 10 日后，目前已无表证，感心悸，气短，上下气不相续接，懒言，周身乏力，不能自行站立行走，为一派气亏之证。喻嘉言曰："五脏六腑，大经小络，昼夜循环不息，必赖胸中大气斡旋其间。大气一衰，则出入废，升降息，神机化灭，气立孤危矣。"宗气即大气，司呼吸以贯心脉，其虚当气短、心悸皆见。从本案看，心悸，气短，上下气不相续接，更兼周身无力，不能站立行走，脉沉细，宗气下陷一证已明。喻昌在《医门法律》中说："身形之中，有营气、有卫气、有宗气、有脏腑之气、有经络之气，各为区分。其所以统摄营卫、脏腑、经络，而令充周无间，环流不息，通体节节皆灵者，全赖胸中大气，为之主持。"宗气虚，胆气亦不足，故见焦虑、恶声；宗气虚，营卫之气亦不和，故见汗出恶风。其治当以升宗气、益胆气、和营卫之气为原则组方。方以升陷汤升补宗气，桂枝汤调和营卫，更以石菖蒲、郁金、生龙牡伍芪、参补益胆气，安神定志。

2014 年 9 月 1 日二诊：病情大为好转，与首诊判若两人，自行步入诊室。诉服上方后气短、心悸、周身乏力明显缓解，汗出已止，仍畏冷，恐惧。舌质淡红，苔白腻，脉沉弦。

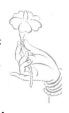

黄芪 30g，白参 5g，桔梗 10g，升麻 3g，柴胡 5g，制附片（先煎）5g，石菖蒲 10g，远志 10g，生龙骨（先煎）30g，生牡蛎（先煎）30g，陈皮 10g，郁金 10g，茯神 30g。10 剂。

辨治思路详解： 气短、心悸、周身乏力明显缓解，说明药已中病机，仍恐惧，说明仍然存在心胆之气亏虚，神志不宁，故方以升陷汤升补宗气，合安神定志丸益心气安神；苔白腻，为夹有痰浊之象，加陈皮、郁金以化痰；汗出已止，去桂枝汤；畏冷为阳不足之象，加附片以温阳。

2014 年 9 月 10 日三诊：症状明显缓解，已无畏冷、恐惧。仍气短，腹胀。舌质淡红，苔黄腻，脉弱。

黄芪 30g，白参 5g，升麻 5g，柴胡 5g，远志 6g，神曲 10g，石菖蒲 10g，砂仁 6g，厚朴 10g，滑石 30g，甘草 10g。7 剂。

辨治思路详解： 腹胀，苔黄腻，结合脉象，为湿阻于中，其病机根本仍在气虚，故仍以黄芪、白参、升麻、柴胡益气升补，神曲、砂仁、厚朴、滑石、甘草化湿理气除胀，佐以远志、石菖蒲安神定志。

2014 年 9 月 18 日四诊：仍有轻度畏冷，偶感气短，胃脘痞满，大便干结。舌淡红，苔薄白，脉沉细。

黄芪 30g，白参 5g，升麻 5g，柴胡 5g，陈皮 10g，当归 15g，茯苓 30g，白术 10g，制附片（先煎）5g，生龙骨（先煎）30g，生牡蛎（先煎）30g，桔梗 10g，炙甘草 10g。5 剂。

辨治思路详解： 气短，胃脘痞满，脉沉细，为中气亏虚之象，故方以补中益气汤，升补中气，加桔梗提中气入上焦以补宗气；畏冷，佐入附片温阳气；伍以龙、牡安心神。

2014 年 9 月 22 日五诊：上症缓解，诉多年来足底发热，脊背胀，叩击则舒，入冬畏冷，四肢不温。舌淡红，苔薄白。

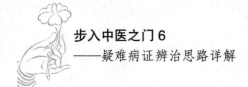

知母 3g，黄柏 6g，熟地黄 15g，山茱萸 10g，山药 10g，鹿角霜 15g，菟丝子 10g，当归 10g，丹参 10g，肉桂（冲服）1g，怀牛膝 15g。7 剂。

辨治思路详解： 经云："足少阴之脉……邪（斜）走足心……是主肾所生病者……脊、股内后廉痛……足下热而痛。"足底热多为肾阴亏虚，背为阳，为督脉循行之部位，督脉两络于肾，结合冬天畏冷，四肢不温，则脊背胀为肾督阳气亏虚，经脉不畅。综合分析，患者当为肾督阴阳两虚，治当阴阳两补。故方以熟地黄、山茱萸、山药、怀牛膝补肾阴，鹿角霜、菟丝子温肾阳；佐以小剂量知、柏泻肾火，肉桂引火归原；奇经之治，当以通补，伍以当归、丹参通督脉。如此则标本同治，面面俱到。

2014 年 10 月 9 日因感冒就诊，云服上方后足底热除，诸症缓解。

3. 蛛网膜囊肿术后呼吸困难案

刘某，男，10 岁半，益阳市人。门诊病历。

2015 年 4 月 28 日首诊：2014 年 7 月 15 日出现不由自主点头的症状，跟小鸡啄米一样，每分钟三、四十次。当地医院 CT 检查，诊断为右颞顶部占位性蛛网膜囊肿，大小为 62mm×25mm。2015 年 2 月，到北京天坛医院复查，磁共振检查示：蛛网膜囊肿大小为 71mm×4mm×26mm。2015 年 3 月 23 日在上海交通大学附属新华医院小儿神经外科开颅行蛛网膜囊肿手术，术后伤口恢复良好。但注射鼠神经生长因子 10 次以后，于 4 月 24 日晚上出现胸闷，孩子自述"呼吸极端困难，感到没有氧气"，每日发作 3~4 次。后停用鼠神经生长因子，然胸闷症状未见缓解。经检查心电图、胸片、心脏超声等，均未发现异常。刻诊见：小孩形体健壮，交流正常，诊时小孩又突发胸闷，呼吸困难，极度紧张，泪流满面，两手握固，遂以指按压内关穴 4~5 分钟后症状缓解，纳可，二便正常。舌质淡红，苔薄白，脉沉细。

西医诊断：药物不良反应（鼠神经生长因子）？

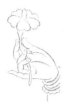

中医诊断：胸痹。

病机：宗气亏虚，气机郁闭。

治法：补益宗气，辛润通络。

方药：升陷汤合肝着汤加减。

白参 5g，黄芪 25g，升麻 3g，柴胡 5g，桔梗 10g，当归 10g，丹参 10g，旋覆花 10g，茜草 10g，瓜蒌皮 10g，红景天 12g，白芍 15g，炙甘草 10g。7 剂。

辨治思路详解： 本病的临床表现很有可能系药物鼠神经生长因子引起的不良反应。药物的不良反应如何辨证论治，未有定论，总宜四诊合参。患者胸闷，呼吸不畅，脉沉细，当为肺气不足，宣降失司；发则恐惧，当为心气亏虚，心神失养。宗气司呼吸贯心脉，故治以升陷汤加红景天升补宗气，伍以当归、丹参、旋覆花、茜草、瓜蒌皮辛润通络，宽胸宣畅气机，白芍、炙甘草舒筋缓急。

5 月 2 日家属微信告知，就诊当天发作 3 次，第二日发作 3 次，以后未再发。

5 月 13 日家属微信告知："小孩吃了 2 付中药以后，第三天就没感到胸闷了，继续吃完 7 付中药，后来一直没发作。"

10 月 8 日上症再发，9 日就诊，仍以上方 5 剂，病遂除。

4. 卧起周身疲乏年余案

陈某，女，50 岁。门诊病历。

2015 年 8 月 13 日首诊：卧起周身疲乏，上下气不相续接，病已 1 年余。诉周身寒冷，冬天穿棉衣睡仍感寒冷难以忍受，胫足冷，喜饮滚开水、食辛辣之品，大便干。舌质淡红，苔薄白，脉沉细。曾在多家医院就诊，未明确诊断。

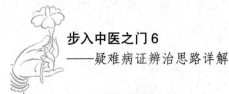

西医诊断：自主神经功能紊乱。

中医诊断：虚劳。

病机：元阳亏虚，宗气下陷。

治法：温补元阳，益气升陷。

方药：四逆汤合升陷汤加减。

制附片（先煎）10g，干姜 5g，炙甘草 10g，黄芪 30g，白参 10g，升麻 5g，柴胡 5g，桔梗 10g，玄参 10g，肉苁蓉 20g，怀牛膝 15g。14 剂。

吴茱萸打粉，醋调，外敷涌泉穴。

辨治思路详解：《针灸聚英·治例》说："手足寒冷，足胫寒逆，少阴也。"**足胫冷，为足少阴阳气亏虚之辨证要点**。今患者胫冷、周身畏冷、喜温饮、嗜辛辣，一派阳气亏虚不能温煦之证候，元阳大亏之象毋需置疑。肾司二便，肾阳亏虚不能温煦大肠，以致寒凝内结而便秘。《灵枢·口问》云："上气不足，脑为之不满，耳为之苦鸣，头为之苦倾，目为之眩。"晨为阳气上升之时，今阳气大亏，不能上升，故见晨起头晕、提气不上。其治首当温补元阳，散寒驱邪，故用四逆汤。晨起阳气不能上升，故合以升陷汤升阳，大便秘结予肉苁蓉、怀牛膝益肾温阳通便。"用热远热"，时在夏季，恐温而过度，配玄参以反佐。

2015 年 8 月 27 日二诊：头晕、气短好转，畏寒减，足胫冷，小便黄。舌质淡红，苔薄白，脉沉细。

黄芪 30g，白参 10g，当归 15g，桂枝 10g，细辛 5g，木通 6g，玄参 15g，肉苁蓉 20g，怀牛膝 15g，升麻 5g，柴胡 5g，桔梗 10g，白芍 10g，炙甘草 10g，制附片 5g。14 剂。

辨治思路详解：药已有效，仍胫冷，合用当归四逆汤通阳；小便黄，温阳有过度之嫌，去干姜，减附片剂量。

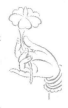

2015年9月8日三诊：头晕、气短除，胫冷好转，大便顺畅，畏热，小便灼热。舌质淡红，苔薄白，脉沉细。

制附片5g，桂枝6g，熟地黄20g，山茱萸15g，山药10g，牛膝15g，鹿角霜15g，当归15g，细辛5g，白芍15g，玄参10g，炙甘草10g，凤尾草15g。14剂。

辨治思路详解：胫冷未完全消除，说明阳气未完全恢复，继用当归四逆汤通阳。出现畏热、小便灼热，说明纯用温阳有伤阴之弊，改用阴中求阳法，方用右归丸加减。头晕、气短除，停用升陷汤；大便已畅，去肉苁蓉；小便灼热用甘微寒之凤尾草清热利小便。

2015年10月13日四诊：胫冷除，畏风，多汗，劳则加重，心悸，大便偏干，小便正常。舌质淡红，苔薄白，脉沉细。

制附片（先煎）10g，桂枝10g，白芍10g，生姜3片，大枣10枚，炙甘草10g，煅龙骨（先煎）30g，煅牡蛎（先煎）30g，黄芪30g，防风10g，白术10g，肉苁蓉20g。14剂。

辨治思路详解：胫冷除，阳气大为恢复。畏风，多汗，为卫阳虚不能固表，故以桂枝加龙骨牡蛎汤调和营卫，收敛止汗，合以玉屏风散益气固表。"阳气者，卫外而为固也。"素有阳亏，加制附片温元阳；大便偏干，用肉苁蓉温阳通便。

药毕诸症除。

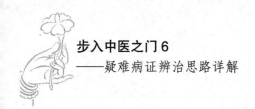
第12讲　失眠嗜睡元神病，虚瘀痰火须辨清

失眠、嗜睡及一些精神异常疾病，在内科书上多分章讨论，不论病因病机如何，总与心、肝、脾、肾有关。大体上说，心主神、脾主思、肝主谋虑、胆主决断。失眠多从虚、痰、瘀、火入手，实者多从心肝火旺治疗，虚者多从心脾肾亏虚入手；嗜睡之病机常见的有脾虚、阳虚、痰浊内阻，尚有肝胆不和，然肝阳亏虚亦不可忘；狂病除清痰火外，亦有阳虚患者，癫病虽多为痰阻，但由气滞而发病者也不少见。诸般疾患，辨证用药外，总应怡情移性，心病须以心来医。

1. 发作性睡病案

侯某，女，6岁，河北武安市人。门诊病历。

2010年11月11日首诊：家属代诉患儿今年3月服用"抗过敏药物"（具体药物不详）后出现嗜睡，以上午11时、下午8时、餐后尤甚，一直服用"哌甲酯""氯米帕明"8个月不能缓解。问诊时两眼迷离，有欲睡之象。家长代诉平素易怒，睡中两手抽搐，常跌仆。舌质淡红，苔薄白，脉弦。很有意思的是小孩喜欢舞蹈，就诊时让其跳舞，跳着跳着就软坐地上入睡了。

西医诊断：发作性睡病。

中医诊断：嗜睡。

病机：肝强脾弱。

治法：疏肝利胆，燥湿醒脾。

方药：小柴胡汤合二陈汤加减。

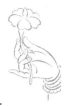

柴胡 6g，黄芩 6g，太子参 10g，法半夏 6g，生白芍 6g，桂枝 6g，生龙齿（先煎）15g，木香 3g，砂仁 3g，陈皮 6g，茯苓 15g，夏枯草 6g，白术 10g，炙甘草 10g。5 剂。

嘱其停用西药，住医院附近宾馆，以便随时应诊。

辨治思路详解：本病有四个特点：一是嗜睡，定时加重；二是睡眠不宁，多梦；三是餐后尤甚；四是易跌仆、抽搐。综合分析，病位当在肝脾。肝藏魂，肝胆之气不和，每每魂魄不安，多梦易怒；"诸风掉眩，皆属于肝"，肝风内动，则见睡中两手抽搐；肝主筋，为罢极之本，肝气不足，则易仆。定时发病，则为肝胆之气不和的特征，古今医家常以小柴胡汤治疗定时发作之病。肝强则脾弱，脾弱则运化不足，痰湿内生，故见嗜睡饭后发作。

故方以小柴胡汤调和肝胆之气，二陈汤燥湿化痰，木香、砂仁以醒脾，白术健脾。肝以伸为用，以桂枝条达肝气，夜间睡眠不宁，以夏枯草伍法半夏交通阴阳，生龙齿息肝风重镇以安神。

2010 年 11 月 15 日二诊：嗜睡明显好转，仅中午感到疲乏，需睡 2 小时，其他时间不再嗜睡，夜间睡眠已无两手抽搐，寐安，已不跌仆。舌质淡红，苔薄白，脉沉细。

上方去黄芩，加生麦芽 10g。7 剂。

嘱其带药返回，电话联系。

辨治思路详解：药已中病机，小儿"脾常不足"，恐久用苦寒损伤脾阳，去黄芩，加生麦芽疏达肝气以健脾。

2010 年 11 月 30 日三诊：家属电话告知，服上方 14 剂，小孩唯中午需睡 1 小时，白日其他时间不再嗜睡，仍时有疲乏感。

上方加黄芪 15g，续服 14 剂。

辨治思路详解：时有疲倦乃气虚，故加黄芪益气健脾。

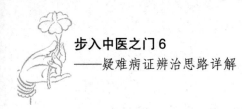
2. 失眠案

罗某，女，32岁，长沙市雨花区人。门诊病历。

2013年3月28日首诊：失眠4个月，大便溏，疲乏，纳可，四肢不温。舌质红，苔薄白，脉沉细。

西医诊断：睡眠障碍。

中医诊断：不寐。

病机：心脾两虚。

治法：补心健脾，宁心安神。

方药：安神定志丸加减。

白参10g，远志6g，石菖蒲10g，生龙骨（先煎）30g，法半夏10g，夏枯草10g，酸枣仁20g，茯神15g，炙甘草10g。7剂。

辨治思路详解：患者失眠，兼见大便溏、疲乏等脾气亏虚症状，当断为心脾两虚，故治以补心健脾，宁心安神。方以安神定志丸加减，药用白参补益心脾之气，远志、石菖蒲入心宁神，酸枣仁、茯神养心安神，龙骨重镇安神，更以法半夏、夏枯草交通阴阳。

2013年4月2日二诊：寐安，大便溏好转，仍有疲乏，舌质红，苔薄白，脉沉细较前有力。

上方加合欢皮10g，黄芪20g。7剂。

辨治思路详解：药已中的，再加合欢皮增强安神之功，增黄芪以益气。

按语：失眠的病机总在于阴阳不交。夏枯草配半夏治疗失眠，源自《内经》十三方之一的半夏秫米汤方。夏枯草生发于春，枯于夏（秫米亦如此），随阳升而长；半夏生于夏，而枯于冬，随阴升而生，二者相伍，正好应了一年四季的阴阳交替，配在一起是最好的交通阴阳的药对。《冷庐医话》卷三引《医学秘旨》云："余尝治一人患不睡，心肾兼补之药遍尝不效。

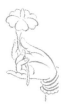

诊其脉，知为阴阳违和，二气不交。以半夏三钱，夏枯草三钱，浓煎服之，即得安睡，仍投补心等药而愈。盖半夏得阴而生，夏枯草得至阳而长，是阴阳配合之妙也。"

将半夏、夏枯草二药合用治疗失眠症古之记载很多，《重庆堂随笔》谓夏枯草"散结之中，兼有和阳养阴之功。失血后不寐者服之即寐"。《本经疏证》亦谓其能"通阴阳……治不眠"。《重订灵兰要览》谓："……不寐之证……椿田每用制半夏、夏枯草各五钱，取阴阳相配之义，浓煎长流水，竟覆杯而卧。"

此案用药与病机环环相扣，故取效佳。

3. 药源性精神异常案

吕某，男，54 岁，广西富川人。门诊病历。

2014 年 3 月 5 日首诊：1 年前因乙肝相关性肾小球肾炎、肾病综合征，在广西某三甲医院予泼尼松 60mg/d，口服治疗 3 个月，病情无明显缓解，遂来我院就诊。予西医常规治疗，结合肾安汤煎服，住院 1 个月后，腹水、下肢水肿尽消，尿蛋白阴性，肝功能正常出院。3 个月前激素减至 20mg/d。家属代诉，3 个月来，精神抑郁，沉默少语，小便少，已予氯氮平、维思通治疗无明显效果。现症见：面色黧黑，神情淡漠、不语，反应迟钝，扪之四肢冰凉。舌质淡嫩，边有齿痕，脉滑有力。

西医诊断：抑郁症。

中医诊断：郁证。

病机：肾阳不足，痰蒙心神。

治法：温阳化痰。

方药：涤痰汤加减。

制附片（先煎）6g，桂枝 6g，竹茹 10g，枳实 10g，陈皮 10g，茯苓 30g，石菖蒲 10g，郁金 10g，浙贝母 10g，淡竹叶 10g，远志 6g，炙甘草

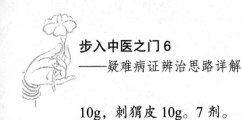

10g，刺猬皮 10g。7 剂。

辨治思路详解：患者神情淡漠、不语，反应迟钝，断为郁证，面色黧黑，扪之四末凉，舌质淡嫩，边有齿痕，提示有肾阳不足；而脉滑而有力，提示夹有寒痰蒙蔽心神。故治当温阳化痰，方以制附片温肾阳，桂枝通心阳，竹茹、枳实、陈皮、茯苓、郁金、浙贝母涤痰，石菖蒲、远志开心窍醒神。心与小肠相表里，故加淡竹叶配炙甘草利尿泻浊。刺猬皮一味乃来自我院老中医之经验，谓其治心神失常病，可以通络开窍。

2014 年 3 月 12 日二诊：仍沉默不语，不思食，嗜睡，舌质淡嫩，边有齿痕，脉滑有力。

制附片（先煎）6g，干姜 10g，炙甘草 10g，柴胡 10g，黄芩 10g，党参 15g，桂枝 6g，白芍 10g，石菖蒲 10g，远志 6g，郁金 10g，陈皮 10g，茯神 30g，刺猬皮 10g。14 剂。

辨治思路详解："少阴之为病，脉微细，但欲寐"，患者嗜睡、舌质淡嫩，边有齿痕，为少阴阳气不足。沉默不语，不思食，与少阳病"默默不欲饮食"相同，且《伤寒论》云小柴胡汤"但见一证便是，不必悉具"，故以四逆汤温肾阳，小柴胡汤和解少阳。脉滑有力，为内有痰浊，予石菖蒲、远志、郁金、陈皮化痰开窍。因路途遥遥，嘱其电话联系。

2014 年 5 月 29 日三诊：服上方病情逐步好转，故一直守方未来就诊。刻诊：患者精神无明显异常，语言增多，可正常与人交流，偶能驾车，饮食、二便正常，舌淡嫩，苔薄白，脉沉细。查：血压正常，尿蛋白正常，UA 603.7μmol/L，GGT 349.6IU/L。

制附片（先煎）6g，竹茹 10g，枳实 10g，陈皮 10g，茯神 30g，石菖蒲 10g，远志 10g，鸡骨草 10g，黄芪 15g，灵芝菌 10g，白芍 10g，炙甘草 10g。20 剂。

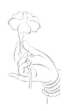

别嘌呤醇 0.1g×100 片×1 瓶，1 片，口服，bid。

辨治思路详解：患者病情基本缓解，温阳化痰有效，且舌淡嫩，苔薄白，脉沉细，阳虚之明征也。故仍以涤痰汤加石菖蒲、远志、附片温化痰浊。血 GGT 349.6 IU/L，肝功能有损，予鸡骨草、黄芪、灵芝菌、白芍、炙甘草益气柔肝扶正。此乃我院刘新祥教授治肝功能损害经验方，此方在临床验证，大部分乙肝"大三阳"，守方 2～3 个月，可转为"小三阳"，且有很好的保护肝功能之效。血尿酸高，予别嘌呤醇，中西各有所长，取其善者而用之。

2014 年 8 月 28 日四诊：面色黑，神志正常，疲乏，二便可。舌淡红，苔薄白，脉沉细。

黄芪 30g，白参 5g，鸡骨草 15g，当归 10g，枸杞子 10g，灵芝菌 10g，茯苓 15g，白术 10g，炙甘草 10g。15 剂。

辨治思路详解：诸症缓解。久有肝病，一直服用阿德福韦，以刘氏效方补肝气、柔肝阴、护肝功。

4. 梦中惊哭案

雷某，女，5 岁半，湖南耒阳人。门诊病历。

2015 年 7 月 28 日首诊：家长代诉，夜间多梦、惊叫、常大哭已 1 年，多动，口臭，大便臭。舌质淡红，苔薄白，脉沉细。

西医诊断：睡眠障碍。

中医诊断：小儿夜啼。

病机：心肝火旺，积热内滞。

治法：清心凉肝，消积清热。

方药：导赤散、天麻钩藤饮合保和丸加减。

黄连 3g，生地黄 10g，淡竹叶 10g，生甘草 10g，牡丹皮 10g，山栀子

10g，天麻10g，钩藤10g，茯神10g，蛇含石10g，蝉蜕6g，生龙骨（先煎）15g，神曲10g，山楂15g，连翘10g。7剂。

辨治思路详解：小儿肝常有余，肝主藏魂，主风动，小儿夜间多梦，多动，多为肝经有热，以致魂魄不安、肝风内动。心主藏神，火扰心神则心神不宁。故以牡丹皮、山栀子、天麻、钩藤凉肝以息风；心与小肠相表里，以黄连、生地黄、淡竹叶、生甘草利尿清心火；配以蛇含石、蝉蜕、龙骨清心肝之火，宁心安神。口臭、大便臭为肠中有积滞化热，以神曲、山楂、连翘清热以消积。

2015年8月4日电话二诊：29日开始服药，第4剂晚上就不做梦，8月3日做梦1次，但未哭。

守方7剂。

辨治思路详解：药已见效，效不更方。

微信反馈疗效，药毕诸症皆平。

5. 噩梦纷纭案

夏某，男，88岁。门诊病历。

2011年4月28日首诊：近月失眠，每夜入睡不足2小时，多噩梦，伴心悸，心慌，大便干。舌质淡红，苔黄腻，脉沉细。

西医诊断：自主神经功能紊乱。

中医诊断：不寐。

病机：痰热扰心。

治法：清热化痰，镇心安神。

方药：温胆汤加减。

竹茹10g，枳实10g，陈皮10g，法半夏10g，夏枯草10g，远志10g，茯神15g，酸枣仁15g，龙齿（先煎）30g，珍珠母（先煎）30g，生地黄

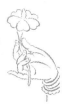

20g，人中黄 10g。10 剂。

辨治思路详解： 心悸，心慌，失眠，多噩梦，大便干，苔黄腻，为痰热内蕴，上扰心神，治当清化痰热，镇心安神。故方以温胆汤化痰热，生地黄、人中黄清心火，远志、茯神宁心神，龙齿、珍珠母镇心安神，法半夏、夏枯草交通阴阳。

2011 年 5 月 9 日二诊：多约为晚 10 时入睡，凌晨 3 时噩梦惊醒，心中不安，口苦。舌质暗红，苔黄腻，脉沉细弦。

柴胡 10g，黄芩 10g，法半夏 10g，夏枯草 10g，生龙骨（先煎）30g，生牡蛎（先煎）30g，远志 10g，酸枣仁 10g，川芎 10g，知母 15g，栀子 10g，炙甘草 10g。7 剂。

辨治思路详解：《灵枢·经别》云"足少阳之正……循胸里，**属胆，散之上肝，贯心……**"《灵枢·四时气》曰："……善呕，呕有苦，长太息，**心中澹澹，恐人将捕之，邪在胆……**"1~3 时为十二经气血流注肝经之时，肝主藏魂，兼见口苦，苔黄腻，当为肝胆经痰热内蕴，肝火上扰心神，以致心神不安，而发为噩梦纷纭。故方以小柴胡汤和肝胆之气，川芎理气条达肝气，知母、栀子清肝火，酸枣仁宁心神，用龙、牡镇肝阳以安心，远志化痰以安心神。失眠的病机总在阴阳不能交通，故以法半夏、夏枯草交通阴阳。

2015 年 6 月 9 日因头晕、耳闭就诊，云服上方诸症皆除。

6. 胸热汗出失眠案

黄某，女，71 岁。长沙人。门诊病历。

2015 年 6 月 9 日初诊：冠心病史 20 余年。诉每晚 2 时醒来感心中热，胸口汗出，其后难以入睡，疲乏，纳差。舌质淡红，苔薄白，脉沉细。既往于他处就诊，服用清热化痰之温胆汤以致腹泻。

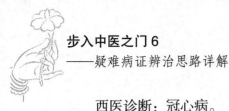

西医诊断：冠心病。

中医诊断：内伤发热。

病机：气虚发热。

治法：益气升阳，甘温除热。

方药：补中益气汤加减。

白参 10g，黄芪 30g，升麻 5g，柴胡 5g，白术 10g，陈皮 10g，当归 10g，茯苓 15g，法半夏 10g，夏枯草 10g，栀子 10g，淡豆豉 10g，炙甘草 10g，浮小麦 10g，大枣 10 枚。7 剂。

辨治思路详解：《素问·调经论》说："有所劳倦，形气衰少，谷气不盛……上焦不行，下脘不通，胃气热，热气熏胸中，故内热。"患者纳差，疲乏，食寒物则腹泻，脉沉细，提示中焦脾胃气弱，气虚则阴火内生，上熏于胸，故见胸中热，虚火蒸津外泄，故见胸汗。其治之法当遵李东垣"惟当以甘温之剂补其中，升其阳，甘寒以泻其火则愈"之法旨，故方以补中益气汤益气升阳，甘温除热，加法半夏、夏枯草交通阴阳以安神，佐栀子、淡豆豉清胸中烦热，合甘麦大枣汤益阴养神。

2015 年 6 月 16 日二诊：疲乏、心中热好转，仍 2 时醒后而不能入睡，胸汗出。舌质淡红，苔薄白，脉沉细。

白参 10g，黄芪 30g，升麻 5g，柴胡 5g，陈皮 10g，白术 10g，黄芩 10g，茯苓 15g，栀子 10g，淡豆豉 10g，浮小麦 10g，麻黄根 10g，法半夏 10g，夏枯草 10g，炙甘草 10g。7 剂。

辨治思路详解：疲乏、心中热好转，益气升阳似乎有效，守前法再观，加黄芩增其清热之力，用浮小麦、麻黄根收敛止汗。

2015 年 6 月 23 日三诊：舌边溃疡，夜间 2 时醒而难入睡，心中烦热，胸汗，持续半小时收汗，胸中烦热自解。舌质干少津，苔薄黄，脉沉细。

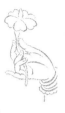

柴胡 10g，黄芩 10g，法半夏 10g，白芍 30g，炙甘草 10g，夏枯草 10g，酸枣仁 20g，川芎 10g，知母 10g，茯神 10g，生地黄 15g。7 剂。

辨治思路详解： 两诊而效不佳，当重审病机。从定时发病入手，1～3 时为十二经气血贯注足厥阴肝经之时，舌干少津，脉沉细，提示阴亏，阴虚不能敛阳，肝主升，肝阳上升，致阳出于阴，故 2 时醒；足厥阴肝经"属肝，络胆，上贯膈，布胁肋……其支者，从目系下颊里，环唇内"，肝阴亏虚，虚火内生，循经上扰，故胸中热、口腔溃疡；阴虚火旺蒸津外泄故汗出。治以小柴胡汤调和肝胆经气，使阴阳调和；以酸枣仁汤加生地黄养肝阴、降虚火、安心神；佐夏枯草交通阴阳以安神。

2015 年 6 月 30 日四诊：心中热大减，稍有胸汗，上症明显好转，舌边溃疡愈合，寐可，大便日 3～4 次，质可，纳可。舌质淡红，苔薄白，脉沉细。

上方加淡豆豉 10g，栀子 10g。7 剂。

辨治思路详解： 业已大效，药中病机，加栀子豉汤清上扰胸中之虚热。

10 月因它病就诊，言服上方后病数月未发。

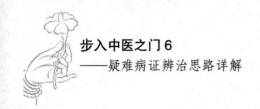
第13讲　湿热为患热难退，分消三焦是定法

湿热为患，最为难治。临床上常见患者发热十数日或数十日不解，其治总不离分消三焦，不可汗、下、润。吴鞠通有告诫："汗之则神昏耳聋，甚则目暝不欲言；下之则洞泄；润之则病深不解。"《温热论》说："邪（湿热）留三焦，亦如伤寒中少阳病也。彼则和解表里之半，此则分消上下之势，随证变法，如近时杏、朴、苓等类，或如温胆汤之走泄。"尽管湿热为患缠绵难解，若能把握三焦分消之法及常用的方剂使用要点和区别，诸多难症可迎刃而解。

临床上最为常用的分消三焦、治疗湿热病的方剂有三，只有把握其用方要点，在临床上方可做到灵活运用、应手取效。

（1）三仁汤：由杏仁、半夏、飞滑石、生薏苡仁、白通草、白豆蔻、竹叶、厚朴组成。是治疗湿温初起，邪在气分，湿重于热的常用方剂。多用于湿温初起及暑温夹湿之湿重于热证，症见头痛恶寒，身重疼痛，肢体倦怠，面色淡黄，胸闷不饥，午后身热，苔白不渴，脉细而濡。

方中杏仁宣发上焦肺气，气行则湿化；白豆蔻芳香化湿，行气宽中，畅中焦之脾气；薏苡仁甘淡性寒，渗湿利水，使湿热从下焦而去。三仁合用，分消三焦，是为君药。滑石、通草、竹叶甘寒淡渗，加强君药利湿清热之功，是为臣药。半夏、厚朴行气化湿，燥湿除满，是为佐药。综观全方，体现了宣上、畅中、渗下，分消三焦的配伍特点，气畅湿行，三焦通畅，诸症自除。

临床应用以头痛恶寒、身重疼痛、午后身热、苔白不渴为辨证要点。

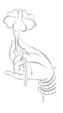

（2）蒿芩清胆汤：由青蒿、黄芩、枳壳、竹茹、陈皮、半夏、茯苓、碧玉散（滑石、甘草、青黛）组成。主治少阳湿热证。症见寒热如疟，寒轻热重，口苦膈闷，呕吐酸苦，或呕黄涎而黏，甚则干呕呃逆，胸胁胀痛，小便黄少，舌红苔白腻，脉数而右滑左弦者。

本证多由湿遏热郁，阻于少阳胆与三焦，三焦气机不畅所致，治疗以清胆利湿、和胃化痰为主。胆经郁热偏重，故见寒热如疟，寒轻热重，口苦膈闷，胸胁胀满；胆热犯胃，液郁为痰，胃气上逆，故吐酸苦水，或呕黄涎而黏，甚则干呕呃逆；湿阻三焦，故小便黄少。

方中青蒿清透少阳邪热，黄芩善清胆热并能燥湿，两药合用，既能清少阳湿热，又能透邪外出，共为君药。竹茹善清胆胃之热，化痰止呕；枳壳下气宽中，除痰消痞；半夏燥湿化痰，和胃降逆；陈皮理气化痰。四药配合，使热清湿化痰除，故为臣药。赤茯苓、碧玉散清热利湿，导邪从小便而出，故为佐使药。

临床应用以寒热如疟、寒轻热重、口苦、舌红、苔白腻、脉数为辨证要点。

（3）甘露消毒丹：由飞滑石、淡黄芩、绵茵陈、石菖蒲、川贝母、木通、藿香、连翘、白豆蔻、薄荷、射干组成。主治湿温时疫，邪在气分，湿热并重证。症见发热倦怠，胸闷腹胀，肢酸咽痛，身目发黄，颐肿口渴，小便短赤，泄泻淋浊，舌苔白或厚腻或干黄，脉濡数或滑数。

方中重用滑石、茵陈、黄芩，其中滑石利水渗湿、清热解暑，两擅其功；茵陈善清利湿热而退黄；黄芩清热燥湿、泻火解毒。三药相合，正合湿热并重之病机，共为君药。湿热留滞，易阻气机，故臣以石菖蒲、藿香、白豆蔻行气化湿，悦脾和中，令气畅湿行；木通清热利湿通淋，导湿热从小便而去。热毒上攻，颐肿咽痛，故佐以连翘、射干、贝母、薄荷清热解毒、散结消肿而利咽止痛。

临床应用以身热肢酸、口渴尿赤或咽痛身黄、舌苔白腻或微黄为辨证

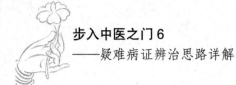

要点。

下面通过几个实例加以体会。

1. 发热待查半月案

张某，男，56岁，长沙市人。门诊病历。

2013年6月17日首诊：诉半个月前受凉后出现发热不退，在长沙市某三甲医院就诊，住院治疗期间经多项检查未做出明确诊断，同时使用抗病毒、抗生素药物多种，半月无功。咨询在我院工作的朋友，建议其改用中药治疗，遂出院，前来就诊。刻诊：体胖，发热，每在下午2时后加重，常高达39~40℃，5时以后热势减，口苦，口干不饮，身酸痛而困重，脘痞纳呆，倦怠乏力，小便黄，大便可，舌质淡红，苔黄腻，脉细濡。

西医诊断：发热查因。

中医诊断：湿热病。

病机：少阳湿热痰浊证。

治法：清胆利湿，和胃化浊。

方药：蒿芩清胆汤加减。

青蒿10g，黄芩10g，柴胡10g，淡竹茹10g，法半夏10g，赤茯苓15g，枳壳10g，陈皮10g，滑石30g，甘草10g。5剂。

2013年6月22日二诊：诉服上方2剂，热退。身酸痛而困重、脘痞纳呆、倦怠乏力已明显好转，口不干。舌质淡红，苔白腻，脉沉细。

守上方7剂。

辨治思路详解：患者发热，每以下午2时以后加重，并无恶寒之象，此即寒热如疟，寒轻热重。同时又症见口苦，口干不饮，舌质淡红，苔黄腻，脉细濡，为湿热之邪客于少阳之典型证候。湿困中焦，脾胃气机不畅，故见脘痞纳呆；湿邪客于肌肉，气机受阻，而现身酸痛而困重、倦怠乏力

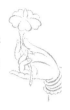

之症。

故方以蒿芩清胆汤清胆利湿，和胃化浊。方中药用青蒿苦寒、柴胡辛寒清透少阳邪热；黄芩苦寒，善清胆热。三者合用，既可内清少阳湿热，又能透邪外出，共为君药。竹茹善清胆胃之热，化痰止呕；枳壳下气宽中，除痰消痞；半夏燥湿化痰；陈皮理气化痰，宽胸畅膈。六一散、赤茯苓清热利湿。辨证用药与病机丝丝入扣，故半月之病，随手而解。

2. 发热待查 5 日案

王某，男，40 岁，长沙某银行职员。外院住院病历。

2016 年 4 月 27 日首诊：发热 5 日，于长沙马王堆疗养院住院治疗，体温常高达 39.8～40℃，先后以头孢霉素、左氧氟沙星等抗生素静脉滴注治疗，并服用"布洛芬口服液"，服药则热退，继而又寒战发热，再用该药热势又退，复又寒战高热。其父病危，西医抢救束手，经余用中医治疗转危为安，有此经历，其姐遂邀余会诊。刻诊：发热，口干口苦，左侧颞部掣痛，视其头胸汗出如珠，不停揩拭，腹胀，纳呆，周身乏力。舌质淡嫩，苔白腻如霜，脉沉细。诉平素多汗。

西医诊断：发热查因。

中医诊断：湿温病。

病机：湿阻少阳。

治法：清胆利湿，分消三焦。

处方：蒿芩清胆汤加减。

青蒿 10g，黄芩 10g，法半夏 10g，竹茹 10g，赤茯苓 10g，枳实 10g，陈皮 10g，滑石 15g，青黛 10g，甘草 6g。3 剂。

次日下午来电话告知服上方 1 剂半即热退。

辨治思路详解：患者寒战后高热之象，即寒热如疟，寒轻热重。伴口

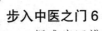

苦，口干不饮，舌质淡红，苔白腻如霜，脉细，为湿热之邪客于少阳之典型证候。少阳经脉循于头侧，湿阻经气，络脉不畅，故左侧颞部掣痛。湿热交蒸，故汗出而热不退；湿困中焦，脾胃气机不畅，故见腹胀、纳呆；湿邪客于肌肉，气机受阻，而现倦怠乏力之症。故方以蒿芩清胆汤加柴胡和解少阳，分消三焦。

3. 发热待查 2 月案

黄某，男，36 岁，岳阳市人。门诊病历。

2013 年 8 月 1 日首诊：患者诉 2 月前无明显诱因出现发热，最高至40℃，呈阵发性发作，症状反复至今。曾在多家省、市医院就诊，经多项检查未查明病因，经抗病毒、消炎治疗，病情无明显改善，后去北京协和医院就诊，仍诊断为"不明原因发热"，遂返回，改求中医。刻诊见：发热，咽痛，唇裂痛，口干口苦，喜饮冷，饮之不多，神疲乏力，倦怠，纳差，大便可，舌质红，苔黄腻，脉滑数。

西医诊断：发热查因。

中医诊断：湿温病。

病机：湿热夹毒。

治法：清热利湿解毒，芳香理气化浊。

方药：甘露消毒丹加减。

白豆蔻 10g，藿香（后下）10g，茵陈 15g，滑石 30g，木通 10g，石菖蒲 10g，黄芩 10g，连翘 10g，浙贝母 10g，射干 10g，栀子 10g，薄荷10g。7 剂。

2013 年 8 月 15 日二诊：诉服药 3 剂，热退，咽痛缓解。又自购 7 剂，现仍有轻度口干，视其舌质淡红，苔白腻，药已中的，原方继用 7 剂。

辨治思路详解：患者病发夏季，炎夏季节，天暑下逼，地湿上蒸，人

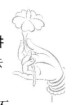

处气交当中，感受了湿热病邪，发为湿温。湿热之邪，客于气分，经久不解，以致长期发热不退。本案舌质红、苔黄腻，口干口苦，喜冷饮，可见为热重于湿；而咽痛、热势高，则为湿热夹毒之征象；湿阻气机，则见神疲乏力、倦怠。

关于湿温病的治疗，正如吴鞠通所说"徒清热则湿不退，徒祛湿则热愈炽"，当辨热与湿之多寡，合理应用祛湿与清热两法。本病热重于湿，且夹有毒邪，治当清热祛湿，佐以解毒，方以甘露消毒丹最为合拍。方中重用滑石、茵陈配木通以清热利湿；黄芩、连翘合贝母、射干以清热解毒，利咽散结；石菖蒲、白豆蔻、藿香、薄荷芳香化湿浊，宣畅气机。共成清热利湿、化浊解毒之功。

《温热经纬》甘露消毒丹条下："雄按：此治湿温时疫之主方也……芒种后……地乃渐湿，温湿蒸腾，更加烈日之暑，烁石流金。人在气交之中，口鼻吸受其气，留而不去，乃成湿温疫疠之病，则为发热倦怠，胸闷腹胀，肢酸咽肿，斑疹身黄，颐肿口渴，溺赤便闭，吐泻疟痢，淋浊疮疡等症。但看病人舌苔淡白或厚腻或干黄者，是暑湿热疫之邪，尚在气分，悉以此丹治之立效。"宜细细品味。

4. 发热待查 20 日案

刘某，女，55 岁，湖南中医药大学附一院教授。

2015 年 7 月 20 日初诊：发热 1 周不解入住中医附一院，经多项检查，未做出明确诊断，疑似"肠伤寒"，予抗炎、中药治疗半月无效，建议请北京专家会诊。其夫为我院前任领导，素信余，邀余诊治。刻诊：发热不退，午后尤甚，周身乏力，纳差，口干而饮水不多，大便偏溏，日行 1 ～ 2 次，舌质淡红，苔白腻，脉沉细。视其前医用方乃祝味菊治伤寒方，其药主要为麻黄、桂枝、葛根、半夏、苍术、茯苓、附片等味。

西医诊断：发热查因。

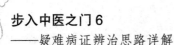

中医诊断：湿热病。

病机：湿热客于少阳。

治法：和解少阳，分消三焦。

方药：蒿芩清胆汤加减。

青蒿 10g，黄芩 10g，淡竹茹 10g，法半夏 10g，赤茯苓 15g，枳壳 10g，陈皮 10g，滑石 30g，甘草 10g，杏仁 10g，薏苡仁 30g，白豆蔻 10g。3 剂。

辨治思路详解：病在长夏，天热下迫，地湿上蒸，人处其中，感受湿热。湿热为患，最为难治，常缠绵而不愈，故发热日久而不退。湿邪困于中焦，则纳差、便溏；阻于气分则周身乏力；热蒸于湿，则口干而不饮；发热于午后加重，乃湿热阻于少阳之特点。故方以蒿芩清胆汤清胆利湿，加"三仁"增强分消之功用。

效果：次日下午热退，继进 4 剂出院。

按语：前医所用之方出自于祝味菊《伤寒质难》，该书系陈苏生就西医所说肠伤寒的证治问疑祝味菊之记录。民国时期，上海肠伤寒广为流行，西医治疗疗效不佳，中医治疗亦无良效，死亡众多。通过对当时医界之流弊的反复思考，祝味菊提出了治疗伤寒"首当重阳""善护真阳者，即善治伤寒"的思想。对于肠伤寒（湿温病）治疗，祝氏认为"盖江南之人，滨海而处，地卑湿重……脾运多困"，治疗宜用"茅术、半夏，宣发中阳，助麻、桂以收达表之效；形虚气怯，神萎力疲，独任附子振奋细胞，活跃抗力，以奏捍邪之功"。并衷中参以西学，认为"伤寒患者，邪留于营，正气欲邪之趋势向表，心脏不得不奋其余勇，努力促使血液循环加速，鼓舞汗腺，奋发为汗。……伤寒极期，正邪交搏，互争存亡危急之秋也，短兵相接，不胜即败，是以心用衰弱者，预后不良。……西药强心，效力准确，而药效不能持久……中药枣、附之强心，绝少副作用，而药力之持久，又为西药之不及"。对于伤寒极期之神昏，一般多主张清营凉血开窍为治，

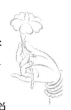

但祝氏力排众议，提出为医者当明辨热入心包与神疲昏厥，对于阳虚欲脱之"神衰"，强调伤寒极期而见阳衰者，必用麻、桂、附片、龙、磁等辛开兼以温潜，断不用时医清表与寒下之法，其辨治伤寒极期的真知灼见，为其最得力处，丰富和发展了温病学理论。

其学术思想影响了众多医家。如上海儿科名家徐小圃、江西名医杨志一、江苏名医马云翔等。在《杨志一医论医案集》里记载了 4 例湿温病病案，其共同特点均为湿温日久不解，加上服用辛凉苦寒药物过度，湿温变化为寒湿，且出现太阴、少阴阳气不足之症，如精神萎靡，蜷卧身重，四肢清冷，大便溏泄，舌淡润，苔白腻，脉象软弱等阳虚症状。其治疗以附片、桂枝、葛根扶正达邪，助阳温解；以仙半夏、厚朴、藿梗、陈皮等燥湿化浊；以活磁石、黑锡丹镇潜浮阳，等等。4 例重症均在服药后热邪渐退，诸症悉减，终获痊愈。

由此，不仅说明祝味菊、徐小圃的经验经得起临床验证，同时也说明湿温病如出现阳虚或寒湿证时，使用附片的疗效是肯定的。

马氏认为寒湿可以伤阳，湿温病湿重于热者亦可伤阳，在临床上，对于湿重于热，每加附子，根据湿的比重（主要看苔腻与精神困倦）。每次处方以 5 ~ 10g 附片，另外配以青蒿、藿香、佩兰、陈皮、蔻仁、苍术之属扶阳逐湿，不但疗效可靠，而且毫无不良反应。自用附子治疗湿温病后，热退快而稳定，病程大为缩短，认为以前的"抽丝剥茧"之喻已失去其意义了。

章次公先生虚心向徐小圃先生学习，亦擅用温法治疗温病。但其认为**温热病用附子并非治疗常规，而是权且之变法**。因"体弱之人，而病极严重之温邪，缠绵时日，正气更伤"，此时"医者当权衡其轻重缓急，不可墨守成规"。认为"夫正气旺盛则生，衰竭则死""在此惊涛骇浪之中，只有扶持正气最关紧要"，如"纯用清温开泄，祸不旋踵""苦寒香开之药，势难再进"。

后人高等中医药院校五版《温病学》副主编王乐匋教授也认为，湿温证中，邪留气分，充斥三焦，若素体阳亏，湿邪适逢阴寒之邪之助暗中滋蔓，阳气愈被湿困，无以透发，每多病程缠绵，对此强调"用药宜刚而忌柔……治疗中当用附子扶阳逐湿，使阳得援而振奋，湿浊之邪自然可逐。如蓦然投以清滋苦寒之剂，其热将不可挽回"，可谓真知灼见。江苏名医陈树人，治湿温亦善用附子，其认为湿温病湿重于热，阳气不振，用附子扶阳逐湿，可使阳气振奋，阴邪自祛，取效快捷，屡经验证，实有良效，值得效法。

综上所述，湿温病中使用附片为变法，适用于湿温病湿重于热并显见阳气虚馁，或病程缠绵，阳气日亏，或过用苦寒，损伤阳气。湿重于热，症见发热缠绵，渴不欲饮，无烦躁，虽有高热而自不觉热，或症见阳气不足，精神萎靡，蜷卧身重，四肢不温，大便溏泻，舌质淡润，脉象软弱，可以附子温补扶阳，顾护正气，但作为湿温病的分消湿热法仍为治疗基本大法，并未抛弃。诸多名家经验证明，湿温病顾护阳气极为重要，合理地运用附片温阳，可有效提高临床疗效，但不得胶柱鼓瑟，不知变通，总以辨证论治为要。

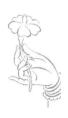

第14讲　培土生金莫小视，久咳久喘系妙法

　　培土生金法，即健脾补肺之法，此法为医者所熟知，像中医大家李聪甫极善于将此法用于治疗慢性肺系疾病如久咳、久喘、肺胀、肺痿等治疗。近年来，通过临床实践，余发现该法若能正确运用，常能取得出乎意料的临床效果。

　　该法治疗慢性肺系疾病的理论依据有三：

　　（1）经络相关：《灵枢·经脉》云："肺手太阴之脉，起于中焦，下络大肠，还循胃口，上膈属肺……"手太阴肺经起于中焦，中焦乃脾胃也。因此，脾、肺二脏的生理病理密切相关。若中焦脾胃亏虚，必会导致肺脏失养，而产生肺脾两虚证；脾失健运，痰湿内阻，亦必产生痰湿循经上蓄于肺的病理变化。

　　（2）五行生克：根据五行相生的理论，肺属金，脾属土，在五行中，土生金。脾为肺之母，肺为脾之子，两者在生理病理上密切关联。若脾气亏虚，生气无源，子失所养，常致肺气不足。若肺气亏虚，临证亦常见子盗母气，而致脾气受损。

　　（3）津液输布：《素问·经脉别论》："饮入于胃，游溢精气，上输于脾，脾气散精，上归于肺，通调水道，下输膀胱，水精四布，五经并行。"因此，肺、脾两脏在津液代谢或输布中亦步亦趋。若脾病不能散精归肺，每致津不正化而化为痰浊，上蓄于肺，以致肺失肃降而为咳喘之证。或脾气已虚，肺病日久，不能通调水道，加之脾失健运，水湿内停，湿聚成痰，上贮于肺，肺失宣降，发为咳痰、喘息等土不生金之病证，故有"脾为生

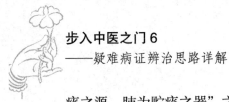

痰之源，肺为贮痰之器"之说。

培土生金治法在临床上的具体运用主要有健运中焦以补肺气，或养脾胃之阴以滋润肺金，其组方用药遵循"虚则补其母"的法则。肺病日久，难以为功，当察其有无中焦的亏虚，《石室秘录》曰："治肺之法，正治甚难，当转治以脾，脾气有养，则土自生金。"对于久咳久喘不能痊愈而见脾胃亏虚的患者，临床上不应仅仅着眼于肺，而应肺脾同治。《医宗必读》就有"虽喘嗽不宁，但以补脾为急……脾有生肺之能……土旺而金生"的论述。李东垣云："脾胃虚则肺最受病，故因时而补，易为力也""脾胃一虚，肺气先绝"，提出了脾胃亏虚、肺易受邪而为病的观念，丰富了培土生金法的理论依据，并创甘温健脾益气之法，充实了培土生金法的内容。

培土生金法治疗肺系疾病最常用的方剂，首推参苓白术散。该方出自《太平惠民和剂局方》，原文记载："治脾胃虚弱，饮食不进，多困少力，中满痞噎，心忪气喘，呕吐泄泻及伤寒咳噫。"方由莲子肉、薏苡仁、桔梗、白扁豆、砂仁、白茯苓、人参、甘草、白术、山药组成。功能益气健脾，渗湿止泻，主治肺脾气虚夹痰湿之证。《古今医鉴》所载参苓白术散较上方多一味陈皮，增强行气和胃之力。

除参苓白术散之外，常用的方剂尚有麦门冬汤、沙参麦冬汤、六君子汤等亦俱有培土生金功效。麦门冬汤出自《金匮要略》，主治肺胃阴伤气逆之肺痿，具有滋养肺胃、降逆和中的功效。《古今名医方论》中说："此方治胃中津液干枯，虚火上炎，治本之良法也……孰知仲景妙法，于麦冬、人参、甘草、大枣、粳米大补中气以生津液，津液队中，又增入半夏辛温之味，以开胃行津而润肺……"而沙参麦冬汤用于燥伤肺胃之阴的咳喘症，益胃阴，润肺金，肺胃同治，亦不失为培土生金之常用甘凉之剂。若中焦脾胃亏虚，不能运化，痰湿内阻，上蓄于肺，可选六君子汤健脾胃、燥痰湿。该方与参苓白术散为培土生金甘温之剂的代表。

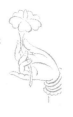

1. 久喘不愈案

方某，男，8 岁 6 个月，衡东县人。门诊病历。

2013 年 7 月 10 日首诊：2 个月前因感冒诱发发热，喘息，咳嗽，流涕，经当地医院抗炎治疗后，热退咳减，但其后 2 个月一直喘息，反复使用抗炎、支气管解痉药等症状不能缓解。刻诊症见：形体消瘦，喘息咳嗽，痰少色白，纳少，大便溏泻，畏风。舌质淡红，苔薄白，脉沉细。听诊：两肺满布哮鸣音。

西医诊断：喘息性支气管炎。

中医诊断：喘证。

病机：肺脾气虚，痰阻气道。

治法：培土生金，化痰平喘。

方药：参苓白术散加减。

白参 5g，白茯苓 10g，白芍 10g，白术 10g，扁豆 15g，陈皮 10g，黄芪 15g，防风 6g，桔梗 10g，僵蚕 10g，地龙 10g，炙甘草 10g。7 剂。

2013 年 7 月 17 日二诊：咳喘平，纳增，大便正常。舌质淡红，苔薄白，脉沉细。听诊：双肺呼吸音清晰。效不更方，上方去白芍再进。

白参 5g，白茯苓 10g，白术 10g，扁豆 15g，陈皮 10g，黄芪 15g，防风 6g，桔梗 10g，僵蚕 10g，地龙 10g，炙甘草 10g。15 剂。

辨治思路详解：《素问·经脉别论》云："饮入于胃，游溢精气，上输于脾，脾气散精，上归于肺，通调水道，下输膀胱，水精四布，五经并行。"若脾病不能散精归肺，或脾失健运，气不化水，则湿聚成痰，上贮于肺，故有"脾为生痰之源，肺为贮痰之器"之说，临床每见咳喘等土不生金之病证。李东垣说："脾胃虚则肺最受病，故因时而补，易为力也。"《石室

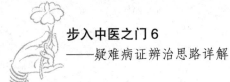

秘录》谓："治肺之法，正治甚难，当转治以脾，脾气有养，则土自生金。"《医宗必读》有"虽喘嗽不宁，但以补脾为急……脾有生肺之能……土旺而金生"的论述。故治宜培补脾土之本，以治肺虚之标，即"培土生金"。代表方首推《太平惠民和剂局方》之参苓白术散。

该方益气健脾，渗湿止泻，主治肺脾气虚夹痰湿之证。方中人参甘温入脾，擅补脾胃之气；白术甘温而性燥，既益气补虚，又健脾燥湿；茯苓甘淡，为利水渗湿、健脾助运之要药。参、术相合，益气补脾益肺；苓、术为伍，除湿运脾而效彰。山药甘平而淡，为平补脾胃之品；莲子肉甘平而涩，长于补脾厚肠胃，涩肠止泻，二药助参、术以健脾益气，兼厚肠止泻；扁豆甘平补中，健脾化湿，薏苡仁甘淡微寒，健脾利湿，二药助术、苓以健脾渗湿止泻，四药共为臣药。砂仁辛温芳香，化湿醒脾；桔梗宣开肺气，并载诸药上行以益肺气，而成培土生金之功，与砂仁俱为佐药。炙甘草益气和中，调和诸药为使。大枣煎汤调药，更增补益脾胃之效。诸药配伍，补中焦之虚，助脾气之运，渗停聚之湿，行气机之滞，恢复脾胃受纳、健运之职，则肺虚咳痰诸症自除。全方重点不在治肺，而重在补脾以保肺，此即"培土生金"之意。

该患者形体消瘦，喘息咳嗽，痰少色白，纳少，大便溏泻，畏风，舌质淡红，苔薄白，脉沉细。证属脾肺气虚无疑，故以参苓白术散加减，兼有喘息，故加地龙以平喘。脾土虚易为木乘，故佐白芍以柔肝。有畏寒，乃肺卫之气亏虚，伍玉屏风散益气固表。二诊效不更方，上方去白芍再进。

2. 咳嗽6月不愈案

赵孩，男，6岁，湖南浏阳出生，随其母住深圳。门诊病历。

2014年5月12日首诊：家属代诉：患儿于2013年11月因受寒咳嗽，经治6个月不愈，经熟人介绍来我处就诊。症见：形体消瘦，精神不振，咳嗽，痰白质稀。舌质淡红，苔薄白，脉沉细。

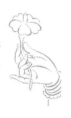

西医诊断：慢性支气管炎。

中医诊断：咳嗽。

病机：肺气虚寒，饮邪客肺。

治法：温阳化饮。

方药：苓桂术甘汤合苓甘五味姜辛汤。

桂枝 6g，干姜 3g，茯苓 15g，白术 10g，五味子 10g，细辛 3g，炙甘草 10g。5 剂。

2014 年 5 月 13 日二诊：家属代诉，服前方 1 剂，病情变化，症状加重。症见：咳嗽未减，痰变黄稠，难以咳出。舌质红，苔薄黄，脉沉细。进 1 剂辛温痰即变黄，痰热蕴肺证显。治以清热化痰，改方用清金化痰汤加减。

桑白皮 10g，黄芩 10g，瓜蒌仁 10g，前胡 10g，桔梗 10g，紫菀 10g，款冬花 10g，炙甘草 10g。5 剂。

2014 年 5 月 15 日三诊：家属代诉，服药第 2 剂出现腹泻水样便，痰质转白。平素纳差，消瘦。舌质淡红，苔薄白，脉沉细。四诊合参，患者当为脾虚生痰，治以培土生金，方用参苓白术散加减。

白参 5g，黄芪 15g，白术 10g，茯苓 10g，扁豆 10g，陈皮 6g，薏苡仁 20g，莲子 15g，前胡 10g，桔梗 10g。5 剂。

2014 年 5 月 20 日四诊：诉服方 3 剂咳嗽大减，药毕基本不咳，饮食大增。

守上方 7 剂。

辨治思路详解：患者久咳不愈，首诊根据咳嗽，痰白质稀，舌质淡红，苔薄白，脉沉细，断为肺气虚寒，饮邪客肺，予以温阳化饮之苓桂术甘汤

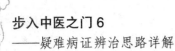

合苓甘五味姜辛汤。未想，服方后咳嗽不减，痰变黄稠，痰饮化热，转方以清金化痰丸加减。2 剂后又出现腹泻。至此，方明白患儿之病机为脾虚生痰，痰阻于肺。前两诊均未能把握准病机，主要是把辨证要点放在痰的色、质、量上，忽视了消瘦、平素饮食差等辨证关键，因而导致病情一变再变。后予以参苓白术散培土生金而获大效，足证临床疗效获得关键在于辨证精确，此实为临证之最大难题。

《灵枢·营卫生会》曰："人受气于谷，谷入于胃，以传于肺，五脏六腑皆以受气。"而《灵枢·经脉》则云手太阴肺经"起于中焦，下络大肠，还循胃口，上膈属肺"，足太阴脾经属脾络胃。足见脾胃与肺关系极为密切，脾胃主运化，若脾失健运，每每导致痰湿内停，上蓄于肺，而致久咳不止，故《杂病源流犀烛·咳嗽哮喘源流》曰："盖肺不伤不咳，脾不伤不久咳……"而《证治汇补·咳嗽》所说："因痰而致嗽者，痰为重，治在脾。"则对培土生金治则做了画龙点睛之笔。

3. 支气管哮喘案

滕某，男，11 岁，长沙市人。门诊病历。

2014 年 10 月 30 日首诊：喘息咳嗽反复发作多年，于外院诊断为"哮喘"，长期依赖糖皮质激素治疗，秋冬季节症状加重。现症见：喘息，咳嗽，气短，鼻流清涕，纳差，大便溏，手皲裂。舌质淡红，苔薄白，脉沉细。靠"沙美特罗替卡松粉吸入剂"吸入缓解症状，每天需吸入 4～5 次。

西医诊断：支气管炎哮喘。

中医诊断：哮证。

病机：肺脾气虚，痰浊蕴肺。

治法：培土生金。

方药：参苓白术散加减。

白参 5g，白术 15g，扁豆 10g，陈皮 10g，桔梗 10g，白茯苓 15g，砂

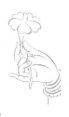

仁 6g，肉豆蔻 6g，地龙 20g，薏苡仁 20g，桂枝 5g，炙甘草 10g。10 剂。

继续按原法吸入激素治疗。

2014 年 11 月 6 日二诊：患者已无明显喘息，沙美特罗替卡松粉每日只需吸入 1~2 次，大便正常，纳差，鼻流清涕，自觉手足瘙痒，皮肤粗糙，手皲裂。舌质淡红，苔薄白，脉沉细。

白参 5g，白术 15g，扁豆 10g，陈皮 10g，桔梗 10g，白茯苓 15g，砂仁 4g，土茯苓 6g，葛根 30g，地龙 15g，薏苡仁 15g，炙甘草 10g。14 剂。

2014 年 11 月 26 日三诊：患者病情平稳，无明显喘息咳嗽，饮食增进，大便偏稀，一日一解。舌质淡红，苔薄白，脉沉细。每周吸入激素 2~3 次，其后一直守方。

2015 年 2 月 4 日四诊：激素已停，纳增，体丰，肢凉，大便正常。舌质淡红，苔薄白，脉沉细。

仍以上方培土生金，加干姜以温阳气。14 剂。

嘱药毕以下方巩固：蛤蚧 1 对，紫河车 15g，白参 10g，麦冬 10g，五味子 10g，白术 10g，当归 10g，地龙 15g，白果 10g，白茯苓 15g，炙甘草 10g，桔梗 10g。做丸剂，每次服 9g，每日 3 次。

辨治思路详解：《叶天士医案大全》说："从来久病，后天脾胃为要。咳嗽久非客症，治脾胃者，土旺以生金，不必穷纠其嗽。"然治之法，不可仅散肺之邪，而当补肺之气，不可仅补肺气，必当补脾胃之土。患者为小儿，具有"肺常不足""脾常不足"的生理特点，若患者久病哮喘，肺气亏损，又脾失健运，宜用培土生金法治疗。该患者喘息咳嗽，纳差，大便溏，舌质淡红，苔薄白，脉沉细，证属脾肺气虚，故以参苓白术散加减。因有喘息，故加地龙以平喘；患者鼻流清涕，兼有外感风寒，加桂枝以助卫实表，发汗解肌，外散风寒。二诊时患者病情明显好转，效不更方，继续予参苓白术散以健脾补肺。患者手足瘙痒，手皲裂，考虑湿疹，多与湿

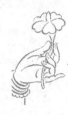

热有关，加土茯苓以解毒利湿；兼大便溏泻，加葛根以升阳止泻。

药毕巩固之方，乃根据中医"发时治标，平时治本"之法则而立。哮喘之证，培本总需从肺、脾、肾入手。肾为先天之本、五脏之根，精气充则根本得固。患者病久及肾，气之出纳失常，故喘息、气短，予紫河车、蛤蚧培补肾精，以四君子汤（白参、白术、茯苓、炙甘草）培土生金，桔梗载药上行，配伍五味子、麦冬补肺肾之阴，白果宣肺平喘，当归治"咳逆上气"，久病入络，伍地龙通络平喘。此方为丸剂方便服用，对治疗久喘久咳虚证的患者每有应验。

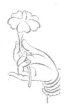

第15讲　中风之病最难复，治从肝肾久守方

　　中风一病，属"四大难治"之一，受西医的影响，当今中医对于出血者，每每不敢使用活血药，而对于梗死者，常常把化瘀作为不移之法。若不回归真传，岂有良效！

　　关于中风，历代文献记载尤多。唐宋以前持外风说，金元以后医家持内风说。"东垣曰：中风者，非外来风邪，乃本气病也，凡人年逾四旬气衰之际，或因忧喜忿怒伤其气者，多有此疾。壮岁之时无有也，若肥盛则间有之。"（《医经溯洄集》）而张景岳强调"内伤积损"在发病中的重要作用。叶天士综合诸家学说，结合自己的临床体验，进一步阐明"精血衰耗，水不涵木，木少滋荣，故肝阳偏亢"系"内风旋动"的病机所在。清代王清任又补充了气虚血瘀之说，使中风的证治日臻完善。

　　尤在泾在《金匮翼·中风统论》中立有中风八法，一曰开关，二曰固脱，三曰泄大邪，四曰转大气，五曰逐痰涎，六曰除热风，七曰通窍隧，八曰灸腧穴"，强调按病期分段进行辨证论治，十分符合临床。除开窍外，后世医家多综合前人之说，依临床辨证而灵活运用滋阴潜阳、平肝息风、通腑化瘀、活血通络、清热除痰、益气活血等大法，积累了不少良方经验。

　　1. 脑梗死后偏身汗出案

　　王某，男，64岁，长沙人，教师。门诊病历。

　　2013年12月28日首诊：自诉患"右侧脑部基底节梗死"2个月，左上下肢乏力，足不能背屈，左手指不能握，左半身汗出明显多于右上肢，汗出湿衣，每夜需换衣3~4次。舌质红，苔黄腻，脉沉细。

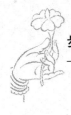

西医诊断：脑梗死。

中医诊断：偏沮。

病机：肝阳上亢，痰热阻络。

治法：平肝潜阳，化痰息风。

方药：天麻钩藤饮合温胆汤化裁。

天麻10g，钩藤15g，黄芩10g，山栀子10g，白菊花10g，杜仲10g，桑寄生15g，竹茹10g，陈皮10g，法半夏10g，白芍30g，炙甘草10g。7剂。

辨治思路详解：《素问·至真要大论》云："诸风掉眩，皆属于肝。"患者半身活动欠利、汗出，兼舌质红，苔黄腻，脉沉细，当为肝风兼夹痰热。故方以天麻钩藤饮清热平肝，合温胆汤化痰息风。

2014年1月9日二诊：左上下肢感较前有力，左半身汗出稍减，舌质淡红，苔黄腻，脉细弦。

上方加三七6g（冲服）。7剂。

辨治思路详解：久病入络，血瘀经脉，故佐以三七活血通络。

2014年1月16日三诊：左足背可背屈，左手可以握拳，左半身仍汗出多于右半身，夜间需更衣2～3次，左上下肢乏力，舌质淡红，苔黄腻，脉细弦。

柴胡10g，黄芩10g，竹茹10g，枳实10g，陈皮10g，法半夏10g，天麻10g，白芍10g，活血藤15g，鸡血藤15g，三七（冲服）5g，炙甘草6g。7剂。

辨治思路详解：肢体功能虽有好转，但半身汗出仍无明显改善，半身汗出当为阴阳不和，故方以柴胡、黄芩调和阴阳，以温胆汤化痰息风，天麻平肝息风，白芍、活血藤、鸡血藤、三七养血和血通络，炙甘草调和诸药。

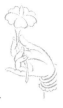

2014 年 1 月 23 日四诊：左半身汗出已止，左手可以握拳，左侧上下肢肌力 V 级稍弱，舌质淡红，苔白腻，脉细弦。

效不更方，守上方 14 剂。

2. 脑干出血后偏身烧灼疼痛案

周某，男，72 岁，长沙人。门诊病历。

2010 年 11 月 11 日首诊：2010 年 8 月 2 日脑干出血，经治疗好转。现左眼畏光重影，左半身烧灼疼痛感，大便干燥，寐安。舌质淡红，边有齿痕，脉细弦。

西医诊断：脑干出血。

中医诊断：中风恢复期。

病机：阴虚阳亢。

治法：滋阴潜阳。

方药：补肝汤加减。

生地黄 30g，当归 15g，熟地黄 30g，白芍 15g，白菊花 10g，山栀子 10g，谷精草 10g，炙甘草 10g，牡丹皮 10g，夏枯草 10g，石决明 30g。7 剂。

辨治思路详解：《素问·至真要大论》云："诸风掉眩，皆属于肝。"中风病位多在肝，"肝开窍于目""肝升于左"，患者左眼畏光重影，左半身烧灼疼痛感，结合大便干燥，当为肝之阴血亏虚，肝阳上冲及目、内灼经脉之证候，故治以养血柔肝，清肝明目。方以生地黄、当归、熟地黄、白芍养血柔肝，白菊花、谷精草清肝明目，栀子、夏枯草清泻肝火，石决明重镇潜阳，牡丹皮清热凉血。

2010 年 11 月 18 日二诊：重影好转，左侧肢体烧灼感明显减轻，且已不痛，纳可，二便调，脉小弦。

生地黄 30g，麦冬 10g，天冬 10g，当归 15g，玄参 15g，茵陈 6g，川

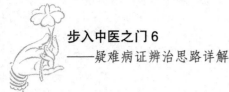
楝子 15g，白菊花 15g，炙甘草 10g，生牡蛎（先煎）30g，赭石（先煎）30g，磁石（先煎）30g。7 剂。

辨治思路详解： 前用养肝阴、清肝火、潜肝阳，服方好转，说明患者肝之阴虚阳亢之病机确凿无疑，方改镇肝熄风汤，进一步加强潜阳作用。方中生地黄、麦冬、天冬、当归、玄参滋养肝之阴血以涵养肝阳；生牡蛎、赭石、磁石潜镇肝阳；肝以伸为用，潜镇之中当佐入伸肝之品，故以茵陈、川楝子清肝热条达肝气；白菊花养肝明目；炙甘草调和诸药。此方较前方在镇肝阳方面更胜一筹。

后患者子女在好大夫网站发帖云诸症除，并表达谢意。

3. 中风后遗症合并心衰案

周某，男，78 岁。门诊病历。

2015 年 3 月 10 日首诊：左侧肢体乏力 7 月余。上症于 2014 年 8 月诊断为"腔隙性脑梗死"。现症见：头晕，左侧肢体乏力，高枕，心悸气短，双下肢凹陷性水肿，肢凉，口干，汗出尤甚，大便干结，需服泻下药方可解，入夜小便频。舌质淡红，苔薄白，脉沉结。既往有冠心病、房颤、心衰病史。

西医诊断：脑梗死后遗症。

中医诊断：中风后遗症。

病机：肾精亏虚，阳虚水停。

治法：益肾补精，温阳化气利水。

方药：地黄饮子合真武汤加减。

熟地黄 10g，山茱萸 10g，麦冬 10g，石菖蒲 10g，远志 10g，茯苓 30g，桂枝 6g，制附片（先煎）6g，生姜皮 10g，大腹皮 10g，白术 10g，肉苁蓉 20g。7 剂。

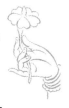

辨治思路详解：患者症状尤为复杂，大致可分为五组。第一组：头晕，左侧肢体乏力，可视为中风后遗症的症状；第二组：高枕，心悸气短，下肢肿，肢凉，为冠心病心衰表现；第三组为大便干结，需服泻下药方可解（此为习惯性便秘），入夜小便频，二便不正常；第四组为汗出尤甚；第五组为舌脉。

症虽复杂，然其病机不离于肾。患者年老，肾精亏虚，肾精包括肾阴、肾阳两方面。肾阴亏虚，不能滋养筋骨，填充脑髓，则见头晕、左侧肢体乏力、口干等症；肾阳不足，不能化气行水，水湿内停，泛于肌肤则下肢肿，凌心则心悸，射肺则肺气不降，故见高枕气短；肾司二便，肾阳亏虚，不能温煦大肠，寒凝内结则便秘；夜属阴，肾阳亏虚，入夜阳虚更甚，不能温化固摄，故入夜小便频；阳虚不能温煦，故见肢凉；"卫气出下焦"，肾阳不足，卫阳必亏，卫阳不固，故自汗尤甚。

其治当从肾入手，益肾精、滋养筋骨以强体，温肾阳、化气行水以治水。息风从河间地黄饮子，重在养肾阴以涵肝木；治水以仲景真武汤加生姜皮、大腹皮，意在增强利水消肿作用。

2015 年 3 月 19 日二诊：头晕，左侧肢体乏力好转，下肢水肿明显减轻，卧而不需高枕，气短，肢凉，大便畅。舌质淡红，苔薄白，脉细弦结代。

熟地黄 10g，山茱萸 10g，山药 10g，麦冬 10g，石菖蒲 10g，远志 6g，肉苁蓉 20g，桂枝 3g，制附片（先煎）6g，巴戟天 10g，猪苓 10g，茯苓 30g，黄芪 30g。14 剂。

辨治思路详解：诸症好转，故仍以地黄饮子益肾精，温肾阳，滋养筋骨。水肿"其本在肾，其治在脾"，以附、桂配猪苓、茯苓意在温肾化气行水，伍黄芪配二苓健脾以利水。

2015 年 4 月 1 日三诊：乏力，痰多，口涎多。舌质淡红，苔白腻，脉沉弦结代。

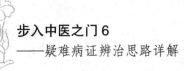

制附片（先煎）10g，桂枝 6g，熟地黄 15g，山茱萸 10g，山药 15g，当归 20g，茯苓 15g，白术 10g，干姜 5g，白参 10g，益智仁 20g，炙甘草 10g。7 剂。

辨治思路详解：肾主液，肾阳虚不能温化，液聚为痰，上泛则喜吐痰；脾主涎，脾阳亏虚不能温化固摄，则口涎多。肾精亏虚，温补元阳当从阴中求阳，以右归丸意，药取制附片、桂枝、熟地黄、山茱萸、山药、当归。脾阳虚，治以理中汤。《本草求真》云益智仁"气味辛热，功专燥脾温胃，及敛脾肾气逆，藏纳归源，故又号为补心补命之剂，是以胃冷而见涎唾，则用此以收敛，脾虚而见不食，则用此温里……"其为脾胃虚寒多涎之要药，然其用量要大方可有效。

2015 年 4 月 23 日四诊：服药后精神好转，喜吐痰多涎症除，仍夜尿频，4～5 次/夜，自汗盗汗，嗜睡，大便干结，3～4 日一行，口渴喜温饮不欲咽，胫前微肿。舌质淡红，苔薄白，脉沉细结代。

葛根 30g，丹参 10g，黄芪 30g，当归 15g，熟地黄 15g，山茱萸 10g，山药 10g，肉苁蓉 20g，怀牛膝 15g，生姜皮 10g，大腹皮 10g。14 剂。

辨治思路详解：停药 2 周，症状又显。仍守前法，以熟地黄、山茱萸、山药、肉苁蓉、怀牛膝补肾气，重用肉苁蓉、怀牛膝润肠通便。脑梗久病入络，以葛根、丹参、当归通脑络，活血化瘀。胫前微肿，加生姜皮、大腹皮利水，此二药最善祛皮下之水，对心衰胫前皮下水肿疗效最优。

按语：此方用药略显不足，患者阳虚症状尤显，肾阳虚，不能固摄则夜尿频；不能温养心神则嗜睡；不能鼓动血脉则脉沉细结代；不能蒸腾气化，津不上承则口干喜温饮不欲咽；卫阳出下焦，肾阳亏虚，必致卫阳不足，卫外失司则自汗盗汗。故方中若加附、桂温元阳则方更加熨帖。

2015 年 5 月 12 日五诊：夜尿频、多汗均止，水肿除。畏寒，嗜睡，大便干。舌质淡红，苔薄白，脉沉细结代。

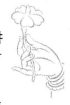

制附片（先煎）10g，干姜 6g，炙甘草 10g，熟地黄 20g，山茱萸 10g，山药 10g，肉苁蓉 20g，当归 20g，怀牛膝 20g，升麻 5g，枳实 10g，丹参 20g，三七（冲服）5g。14 剂。

辨治思路详解：嗜睡，脉沉细，肾阳亏虚也。肾阳虚，不能温煦则畏寒；不能温养心神则嗜睡；不能鼓动血脉则脉沉细；不能温煦大肠，寒凝内结则便干。方以四逆汤温肾阳；熟地黄、山茱萸、山药补肾气；济川煎去泽泻温肾益精、润肠通便；丹参、田三七活血化瘀通脑络。

2015 年 6 月 2 日六诊：唯左手稍乏力，但活动尚可，轻度畏寒，余症皆除。舌质淡红，苔薄白，脉沉细。

熟地黄 240g，山茱萸 240g，山药 180g，丹参 180g，三七（冲服）60g，当归 240g，肉苁蓉 240g，怀牛膝 180g，蜈蚣 12 条，全蝎 36g，黄芪 360g，杜仲 120g，益智仁 240g。1 剂。

上方为蜜丸。每次 10g，每日 3 次。

辨治思路详解：病入坦途，以丸药善其后。方以熟地黄、山茱萸、山药、杜仲补肾气；黄芪、丹参、三七益气养血活血；久病入络，以蜈蚣、全蝎通络；当归、肉苁蓉、怀牛膝益肾润肠通便；益智仁温肾缩小便。

4. 脑梗死面肌痉挛案

肖某，男，75 岁。门诊病历。

2015 年 3 月 26 日首诊：左侧面部肌肉痉挛，左侧半身畏寒 1 月余，喜温饮，纳可。舌质干瘪，苔少，脉沉细。既往有慢性胃炎、慢性阻塞性肺病史。

头部 CT：腔隙性脑梗死。

西医诊断：面肌痉挛，腔梗。

中医诊断：瘈疭。

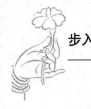
病机：阴阳两虚，筋脉失养。

治法：温阳益阴。

方药：全真一气汤合黄芪桂枝五物汤。

制附片（先煎）10g，白参 10g，麦冬 10g，五味子 10g，怀牛膝 20g，熟地黄 20g，当归 15g，干姜 5g，黄芪 25g，桂枝 6g，炙甘草 10g，生姜 3 片，大枣 10 枚。7 剂。

辨治思路详解：中医古代无面肌痉挛病名，与中医的"瘈疭""筋惕肉 "等描述相近，大多现代医家对本病中医病名仍用"面肌痉挛"一词。阳明经主面，《灵枢·经筋》云："足阳明之筋……至缺盆而结，上颈，上挟口，合于顺，下结于鼻，上合于太阳。……其支者，从颊结于耳前……其病：……颊筋有寒则急，引颊移口……"今患者面肌痉挛，伴畏寒，脉沉细，当为阳明气虚，感受寒邪，以致筋脉拘挛，故以黄芪桂枝五物汤益阳明之气，温通阳明经筋。患者年老，症见畏寒，喜温饮，舌质干瘘，苔少，当为元阴元阳两虚。予全真一气汤加干姜温元阳，益肾精。

2015 年 4 月 7 日二诊：面部痉挛除，左侧肢体无明显畏寒感。舌质干瘘，少苔，脉沉细。

上方加细辛 5g。7 剂。

辨治思路详解：前方有效，再加细辛温散经筋寒邪。

2015 年 4 月 15 日三诊：头晕，气短，畏寒，仍厚衣，喜温饮，大便溏。舌质淡红干瘘，少苔，脉沉细。

白参 10g，黄芪 30g，升麻 5g，柴胡 5g，桔梗 10g，陈皮 10g，茯苓 15g，白术 10g，炙甘草 10g，制附片（先煎）10g，麦冬 10g，五味子 10g。7 剂。

辨治思路详解：头晕，气短，大便溏，脉沉细，为脾气亏虚、中气下

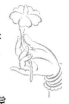

陷，予补中益气汤益气升阳；便溏去当归；畏寒，仍厚衣，喜温饮，阳虚也，加附片；舌质淡红干瘪、少苔，阴不足也，合生脉散益阴。法从证出，方从法转。

2015 年 5 月 14 日四诊：仍畏寒，气短，小便频，二便可。舌质淡红，苔薄白，脉沉细。

制附片（先煎）15g，肉桂 3g，黄芪 30g，白参 10g，防风 10g，白术 10g，桂枝 10g，白芍 10g，炙甘草 10g，生姜 3 片，大枣 10 枚。7 剂。

辨治思路详解： 舌质淡红，苔薄白，说明阴亏已复。畏寒，气短，小便频，脉沉细，为一派阳气亏虚之象，故方以附、桂温元阳，玉屏风散固卫阳，桂枝汤调和营卫。

2015 年 12 月 10 日因咳嗽就诊，云服上方诸症皆解。

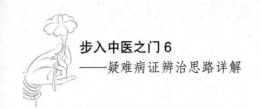

第16讲　冲气攻背为肾厥，辨治章法师叶桂

"肾厥"这一病名，一般医家论之较少，有必要对其临床表现、治疗大法、处方用药进行讨论，以开拓辨证之眼界。

"厥"在《内经》中的含义颇为复杂，大致上分为以下几种：一是指气逆的病机，如《素问·方盛衰论》所说："是以气多少，逆皆为厥"；二是指昏仆的症状，诸如大厥、暴厥、尸厥、薄厥、煎厥、痫厥等；三是指四肢寒冷的病证，《灵枢·五乱》说："乱于臂胫，则为四厥。"张仲景在《伤寒论》中说："阴阳气不相顺接，便为厥，厥者手足逆冷是也。"《内经》中诸如寒厥、清厥、维厥、沉厥等皆指此言；四是指手足发热的病证，《素问·厥论》称为热厥，《灵枢·经脉》所称之"阳厥"，二者相似，病机有别。《素问·厥论》说："阴气衰于下则为热厥。"而《灵枢·经脉》说："胆足少阳之脉……足外反热，是为阳厥。"阳厥是由胆火亢盛而火逆于下所致的病证；五是其他的一些病证，如怒狂、足部痿弱、外邪逆乱为病等。

"厥"在《内经》中还有一个很重要的所指，那就是肾虚的病候。《灵枢·本神论》指出"肾气虚则厥"，诸如《灵枢·卫气》的"下虚则厥"、《素问·逆调论》的"志不足则厥"、《素问·脉解》的"少阴不至者，厥也"、《素问·厥论》所说"阳气衰于下则为寒厥，阴气衰于下则为热厥"，以及《灵枢·寒热病》所说的"齿已槁，死不治，骨厥亦然"，都是指肾虚的症候。即《素问·至真要大论》所说："诸厥……皆属于下。"因此，张景岳在《景岳全书》中说："厥……总属少阴根本之病。"

叶天士在《临证指南医案》中就"肾厥"的临床表现、治疗大法、处

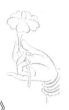

方用药做了详尽的论述，对临床颇有指导意义。在《临证指南医案·痉厥》中有一则医案："某二九，肾厥。由背脊而升，发时手足逆冷，口吐涎沫，喉如刀刺。盖足少阴经脉上循喉咙，挟舌本。阴浊自下上犯，必循经而至。仿许学士椒附意，通阳以泄浊阴耳，炮附子、淡干姜、川椒、胡芦巴、半夏、茯苓，姜汁泛丸。"

在这则医案中，叶氏确立了肾厥病名，阐明了肾厥发病特点、形成病机、治疗原则，以及具体方药。从古到今，论述肾厥的医家很少，因此人们对于冲气上逆、由背而升的病证无章可循。此案为临床冲气沿脊上逆性疾病的辨证提供了思路，有重要的临床价值。

足少阴肾与足太阳膀胱经、督脉相络属，"督脉者，起于少腹……经长强，行于后背正中，上至风府，入属于脑，上巅，循额，至鼻柱。"且督脉两络于肾，因此，少阴肾经之虚寒邪气可以沿着足太阳、督脉上冲，由脊背而升。肾厥"发时手足逆冷，口吐涎沫，喉如刀刺"，当为肾阳虚，虚寒之邪夹痰饮上逆，其治疗当以温肾散寒，化痰除饮。故方以炮附子、川椒、胡芦巴温补肾阳，淡干姜、半夏、茯苓、姜汁温中化痰，降逆止呕。

在《临证指南医案》中记载了叶桂所治的另一肾厥案，在该案中就肾厥的治疗法则做了清晰的说明，我们来看该案：孙（二四），肾气攻背项强，溺频且多，督脉不摄，腰重头疼，难以转侧。先与通阳，宗许学士法。川椒（炒出汗，三分）、川桂枝（一钱）、川附子（一钱）、茯苓（一钱半）、生白术（一钱）、生远志（一钱）。凡冲气攻痛，从背而上者，系督脉主病，治在少阴；从腹而上者，治在厥阴，系冲任主病，或填补阳明，此治病之宗旨也。

此案与上案又略有不同，"膀胱足太阳之脉，起于目内眦，上额，交巅……其直者：从巅入络脑，还出别下项，循肩膊内，挟脊抵腰中，入循膂，络肾，属膀胱。"少阴寒邪除沿督脉上冲，还可沿太阳经脉上冲，而产生攻背项强；溺频且多乃肾阳不足，不能固摄。也就是说兼有太阳经气

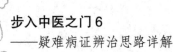

不利证，除用附、椒温散少阴寒邪外，另加川桂枝、茯苓、生白术、生远志通阳化饮平冲，疏利太阳经气。

在此案中，叶氏进一步指出，"凡冲气攻痛，从背而上者，**系督脉主病，治在少阴**"，乃是从督脉与肾在经络联系、病理联系上加以阐述的，督脉、肾脉同起于胞宫，且督脉两络于肾，因此，在临床上，督、肾为病，其治法用药如出一辙，并无不同。

其用药"仿许学士椒附意"，即指许叔微的椒附散法，该法载于《普济本事方》，原书谓"治肾气上攻，项背不能转侧：大附子一枚（六钱以上者，炮，去皮、脐，末之），上每末二大钱，好川椒二十粒，用白面填满，水一盏半，生姜七片，同煎至七分，去椒入盐，通口空心服。"此方可作为肾阳虚、寒邪攻背的基础方运用于临床。

临床上不仅肾阳虚，寒邪可沿足太阳、督脉上冲攻背；肾阴亏，虚火上炎亦可沿二经上攻于脊背，其治亦须遵守"病在督脉，治在少阴"之大旨。看下面余所治两案，苟能与叶氏所治相比较，则可以有举一反三之悟也。

1. 背脊烘热案

谢某，男，55 岁，湖南怀化人。

2015 年 6 月 27 日首诊：诉 4 年来，夜间 1~3 时有热气自腰间出，沿脊柱两侧上冲至后项，项如物顶，背部灼热如火烘。伴右胁下胀，大便干，喜吐白痰，小便黄，舌质淡红，苔白腻，脉沉细无力，以尺脉尤甚。再问，4 年前有遗精史，重则午睡亦必遗，遗精停止则发此病。

柴胡 10g，黄芩 10g，党参 10g，法半夏 10g，白芍 10g，炙甘草 10g，知母 10g，黄柏 10g，山药 10g，熟地黄 15g，山茱萸 15g，砂仁 6g。7 剂。

辨治思路详解：此患者先有遗精，遗精止则有热从腰沿太阳经脉上冲

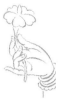

至后项，其理当为久遗耗损肾精，真阴亏损，虚热必生，结合尺脉尤虚，其理必然。足太阳膀胱经"从巅入络脑，还出别下项……挟脊抵腰中……络肾，属膀胱……"肾经虚火沿太阳经脉上冲，故见有热自腰中出，沿脊两侧上冲于项。夜间 1 ~ 3 时为十二经气血流注肝胆之时，正为阳气上升之时，阳自阴出，引动肾经虚火上冲，故有是证。一当滋肾水，降虚火，故投以知柏地黄汤。肾喜润恶燥，故以砂仁辛以润燥，布津液以润太阳经脉。其治二当以小柴胡汤调和肝胆经气血阴阳。

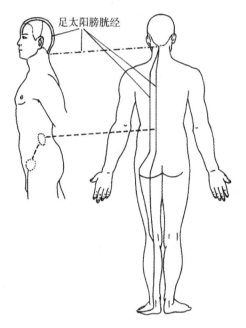

2015 年 7 月 3 日二诊：微信诉服上方当夜背未发热，除次日有轻度背热外，其后服药期间一直未再发，昨晚腰背又有轻度热感，小便淡黄，大便正常。

前方加玄参 10g，龟甲 20g。7 剂。

另以吴茱萸打粉醋调外敷涌泉穴。

辨治思路详解：方药对证，偶有轻度反复，乃肾精亏虚已久，填补未足，故加玄参咸凉益肾水，降虚火。《素问·阴阳应象大论》云："形不足者，温之以气；精不足者，补之以味。"《难经·十四难》云："损其肾者，益其精。"故在前方中加龟甲血肉有情之品，填补真阴，加大滋肾力度。以吴茱萸打粉醋调外敷涌泉穴，引火归原。

2015 年 7 月 12 日三诊：服上方，热未出现，2 日未用药，昨日夜间又有轻度背燥现象，伴口干口苦，干咳，白日无事，右胁下偶有刺痛，舌质淡红，苔薄白，脉沉细。

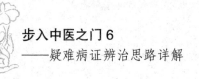

熟地黄 30g, 山茱萸 10g, 怀山药 10g, 牡丹皮 10g, 泽泻 10g, 茯苓 15g, 柴胡 10g, 当归 15g, 白术 10g, 白芍 10g, 炙甘草 10g。6 剂。

辨治思路详解：停药症有复发之势，说明药未到位，仍以六味地黄补肾精，合以逍遥散条达肝气。用药稍有不同，大法仍是一致，实乃滋水清肝法也。

2015 年 7 月 18 日四诊：口干口苦、干咳除，阳事已起。

仍守前法。上方 7 剂。

4 个月后再来长沙出差，云服上方毕诸症皆失。

按语：《素问·厥论》说："阴气衰于下则为热厥。"今患者因久遗而致精气大亏，虚火内生，至夜半阳气上升之时，带动虚火沿太阳膀胱经上冲，而发为背热之症，滋肾阴泻肾火为治疗不易之法，病发之症总由足太阳膀胱经与肾相表里而导致。

2. 热沿脊背上攻头痛案

黄某，男，65 岁，甘肃山丹县人。由该县西学中学员刘盛昌代为电话求诊。

2015 年 3 月 1 日就诊：诉头痛 3 个月。患者诉 3 个月前无明显诱因出现头痛，其部位以后脑勺、额头痛为主，痛则汗出，其发病多在夜间 1 ~ 4 时，每发先有热气自腰间出，沿脊上攻，至后脑勺则发头痛，欲呕。兼见头晕耳鸣，双腿乏力，站立不稳，口干，大便干，舌红少苔，脉沉细。

熟地黄 15g, 山茱萸 10g, 怀山药 10g, 当归 10g, 枸杞子 15g, 怀牛膝 15g, 知母 10g, 黄柏 6g, 柴胡 10g, 黄芩 10g, 白参 10g, 法半夏 10g, 炙甘草 10g。7 剂。

辨治思路详解：《灵枢·海论》云："髓海不足，则脑转耳鸣。"今患者除头痛外，尚见头晕耳鸣，双腿乏力，站立不稳，口干，大便干，舌质

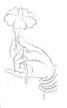

红少苔，脉沉细一派肾督阴虚之征象。《素问·骨空论》云："督脉者，起于少腹……经长强，行于后背正中，上至风府，入属于脑，上巅，循额，至鼻柱……"督脉两络于肾，今肾阴亏虚，阴虚生火，虚火易沿督脉上攻于脑络。夜间 1～3 时正为十二经气血行于厥阴肝经之时，为阳气上升之时，阳自阴出，最易带动肾间虚火沿督脉上升，故有夜间 1～4 时有热从腰间出，沿脊上攻，继发头痛之症。叶天士说"督脉主病，治在少阴"，今少阴虚火沿督脉上冲，其治当滋肾督阴精而降虚火，故方以左归丸益肾督，知母、黄柏泻肾经虚火。夜间 1～3 时为气血流注厥阴肝经之时，此时发病，当调和肝胆之气，故合以小柴胡汤。

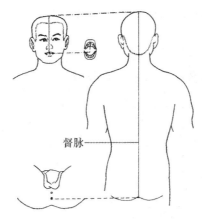

督脉

3 月 24 日刘氏来电说，按上方加减治疗 20 日，诸症缓解，感谢云云。

按语：此案与上案颇有相似之处，皆为肾阴亏虚，虚火循经上炎，然一表现于背热，一表现为脊热，盖督脉两络于肾，膀胱经与肾相络属，故肾中虚热可有沿二经上逆之不同，临床表现虽有别，然其病机则一，其治总以滋肾阴、降虚火为要。用方总宜以知柏地黄丸、左归丸、大补阴煎等方加减。

综上所述，可以明白，肾厥系由于肾阴或肾阳亏虚，导致虚火或阴寒之气沿督脉或太阳经脉上逆于背脊之病证。至于其治法，可从本讲中慢慢体会。

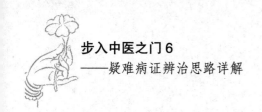
第17讲　寒凝阳虚病常见，治分部位巧选方

　　肢体畏寒多属阳虚或寒凝，临床颇多见，总宜从部位入手，结合经络辨证。大凡头部疾患，前属阳明，后属太阳，侧属少阳；而巅顶又有太阳、厥阴、督脉之不同。脊背疾病宜从太阳、督脉入手辨证论治，胸胁当从心、肺、肝经分析，大腹属脾，少腹从肝，四肢宜以十二经脉循行部位寻找病机，如能把握其中奥妙，则临证用方有的，取效必良。

头顶——太阳：桂枝汤加藁本

　　　　太少两感：麻黄附子细辛汤、麻黄附子甘草汤（无汗）

　　　　　　桂枝加附子汤（有汗）

　　　　厥阴：吴茱萸汤

　　　　督脉：右归丸

项背部——太阳：桂枝汤加藁本

　　　　厥阴：吴茱萸汤

　　　　督脉：右归丸

腰部——肾着汤、金匮肾气丸

腰腿部——独活寄生汤

胫足部——金匮肾气丸合当归四逆汤，四逆汤合当归四逆汤

前额——太阳：桂枝汤加藁本

　　　　厥阴：吴茱萸汤

　　　　督脉：右归丸

　　　　阳明：升麻葛根汤加附子

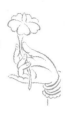

面部——阳明：升麻葛根汤加附子

颞部——少阳：柴胡桂枝汤

上肢——当归四逆汤

胸部——心：保元汤

　　　　肺：苓甘五味姜辛汤

膈——丁香柿蒂汤

肝——吴茱萸汤

胆——桂枝加龙骨牡蛎汤

胃——小建中汤、良附丸、附子粳米汤

脾——附子理中丸、温脾汤

小腹——温经汤

少腹——暖肝煎

大肠——温脾汤、大黄附子汤、济川煎、四神丸、真人养脏汤

阴部——右归丸、暖肝煎

1. 发热周身关节疼痛半年案

患者自诉："姓张，男，38 岁。辽宁省大连市人。去年 12 月 25 日发病，到现在已经 5 个多月了！发病时是先左肩及左侧背部疼痛，按摩不能缓解，26 日右侧开始疼痛，后逐渐往胳膊、腰部、前胸、胁肋、髋部和大腿连接部全部疼痛，不能自己躺下、起来、翻身，甚至疼痛厉害时不敢按摩。12 月 30 日出现发烧，温度 37.5℃左右。遂到北京协和医院就诊，经风湿免疫、感染科就诊后始终不能确诊。肌注 1 支得宝松（复方倍他米松注射液），症状大部分缓解，回家过春节。春节期间病情加重，疼痛、发烧、大汗（能把毛巾湿透），遂找当地中医诊治，都是时好时坏。一共到现在看了能有十来位中医大夫，论证都不一样，没法解决根本问题。

4 月 8 日二次到北京协和医院住院治疗，仍然经过各种检查，无法明

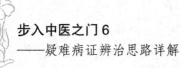
确诊断，只能怀疑是血清阴性强直性脊柱炎，给药西乐葆（塞来昔布胶囊），1天2粒。三四天后发热及疼痛逐渐减轻，到现在没有再出现反复，但还有双肩、双髋关节疼痛，动作受限。期间我又找过一些北京的中医诊断吃药，没见彻底好转。西乐葆不敢停药。我本人非常信任中医，觉得我的疼痛和身体整体状况都需要中医进行整体的调整！

我本身有脂肪肝、乙肝小三阳，得过心肌炎，自己从事生意场20年，一直压力比较大，身体可以说一直在超负荷运转，也可能跟这次疾病有关系！"

2012年6月12日首诊：诉停西乐葆则肩背部疼痛，胳膊、腰部、前胸、胁肋、髋部和大腿连接部全部疼痛，不能自己躺下、起来，不能自己翻身，服用西乐葆则周身疼痛减轻，可忍耐，冷酸疼痛。口和不渴，大小便正常。舌质淡嫩，有齿痕，苔薄白，脉沉细无力。周身不能按压，压之则痛如刀割。

西医诊断：发热查因。

中医诊断：痹证。

病机：风湿相搏。

治法：祛风胜湿。

方药：甘草附子汤加减。

炙甘草20g，制附片（先煎）15g，白术15g，桂枝10g，茯苓30g。

辨治思路详解：《金匮要略·痉湿暍病脉证》云："风湿相搏，骨节疼烦，掣痛不得屈伸，近之则痛剧，汗出短气，小便不利，恶风不欲去衣，或身微肿者，甘草附子汤主之。"患者周身关节冷酸疼痛，活动不利，不能按压，压之则痛如刀割，正合"骨节疼烦，掣痛不得屈伸，近之则痛剧"之描述，故其病当为风湿相搏，经气不畅。故以甘草附子汤祛风散寒、祛湿止痛。《古方选注》云："甘草附子汤，两表两里之偶方，风淫于表，湿

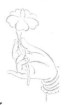

流关节，阳衰阴盛，治宜两顾。白术、附子顾里胜湿，桂枝、甘草顾表化风。"加大剂茯苓重在祛里湿。

服药次日疼痛明显减轻，第3日试停西乐葆，第4日后仅上背脊冷痛，其他地方无痛感。效不更方，但守方10剂无进一步改善。至此，颇有束手无策之感。遂请湖南闻名全国的某老师会诊：主张调和，以小柴胡汤、桂枝汤加乌梅等味10剂，无效。又请某国医大师指导：加臭梧桐20g，海风藤30g，络石藤30g，服后胃肠不适，停药。患者遂拒绝再请名家为其诊治，执意要余为其继续谋策。

再诊：仔细检查其背部，根据患者诉说最痛的地方，逐节按压，发现至阳穴压痛尤显。遂处方如下：

制附片（先煎）30g，茯苓30g，白参10g，白术15g，芍药15g。

辨治思路详解： 至阳穴压之疼痛，其他部位无阳性反应。至阳穴为督脉穴位，督脉主一身之阳，古人取名"至阳"，说明该穴位为反映阳气虚盈的重要穴位。患者背脊冷痛，前用温阳散寒有效，为何进一步用原方无效呢？再思之，前方有效，症状未能进一步改善，可能与温阳药剂量有关，亦即附片用量过少，温阳散寒力度不够。且在前方中加入臭梧桐、海风藤、络石藤等寒凉之品，出现腹部不适，更加证明阳气亏虚为患者病机之所在。督脉两络于肾，《伤寒论》云："少阴病，得之一二日，口中和，其背恶寒者，当灸之，附子汤主之。""少阴病，身体痛，手足寒，骨节痛，脉沉者，附子汤主之。"故改用附子汤温阳散寒、祛湿止痛，其中制附片剂量用之尤大，意在发挥其温阳散寒止痛之力。未想，7剂其症若失。

经方之妙，妙在方证对应，用之得当，效如桴鼓，半载之病，数剂而效，古人诚不我欺也。

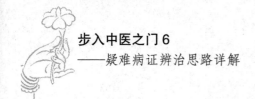

2. 两足前掌冷并肾结石案

唐某，男，42岁。门诊病历。

2015年9月25日首诊：两足前掌冷，麻木，腰痛，喜温饮。舌质淡红，苔薄白，脉沉细。双肾区叩击痛。泌尿系彩超：肾结石，左侧输尿管扩张。

西医诊断：肾结石。

中医诊断：厥证。

病机：血虚寒凝。

治法：温经散寒，养血通脉，佐以利尿排石。

方药：当归四逆汤加减。

当归15g，黄芪30g，桂枝10g，细辛3g，白芍15g，金钱草50g，海金沙（包）10g，鸡内金5g，石韦15g，滑石粉（包）15g，冬葵子10g，炙甘草10g，大枣10枚。15剂。

辨治思路详解： 肢末凉多为血虚有寒，常用方为当归四逆汤。许宏《金镜内台方议》云："阴血内虚，则不能荣于脉；阳气外虚，则不能温于四末，故手足厥寒、脉细欲绝也。故用当归为君，以补血；以芍药为臣，辅之而养营气；以桂枝、细辛之苦，以散寒温气为佐；以大枣、甘草之甘为使，而益其中，补其不足；以通草之淡，而通行其脉道与厥也。"患者足掌冷，喜温饮，故以当归四逆汤治之。

患者肾脏结石，输尿管扩张，故伍以三金散加冬葵子、滑石、石韦利尿排石。排石要药金钱草，诸多名家经验宜大剂量方能取效，故其用量为50g。

2015年10月22日二诊：足掌麻，腰痛。舌质淡红，苔薄白，脉沉细。泌尿系彩超：左肾多发结石，较大者4mm×3mm，双侧输尿管未见扩张。

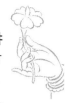

熟地黄 20g，山茱萸 10g，山药 10g，续断 10g，杜仲 10g，当归 15g，白芍 15g，桂枝 6g，细辛 3g，炙甘草 10g，菟丝子 10g。7 剂。

凿石丸，100g/瓶，4 瓶。每次 10g，每天 3 次。

辨治思路详解："肾足少阴之脉……邪（斜）走足心……属肾络膀胱……"患者足掌麻，腰痛，其症皆在肾经，结合喜温饮，当为肾阳不足，少阴经气不畅。故以当归四逆汤加熟地黄、山茱萸、山药、续断、杜仲、菟丝子补肾通脉。凿石丸为院内制剂，具有良好的消石排石之功效，故用之。

3. 头部冷痛案

李某，男，59 岁。门诊病历。

2015 年 6 月 18 日首诊：诉看某健康节目，说："头为诸阳之会，以冷水浸头有利健康。"遂以冷水多次浸头而致病，现感头部冷、晕、重，频发心悸，素有大便秘结。舌质淡红，苔薄白，脉细数结代。心电图示：频发室性早搏。

西医诊断：血管性头痛；心律失常；习惯性便秘。

中医诊断：头痛。

病机：寒凝太阳经脉。

治法：温经散寒，通络止痛。

方药：桂枝汤加减。

白芷 10g，藁本 10g，蔓荆子 10g，细辛 5g，桂枝 10g，白芍 10g，炙甘草 10g，生姜 3 片，大枣 10 枚，当归 20g，肉苁蓉 20g，锁阳 20g。7 剂。

辨治思路详解：此案为寒邪直中头部经脉，致头部经脉经气不畅，尤以太阳经脉为重，而见头冷、晕、重，"足太阳之正……当心入散……"寒邪沿足太阳经别内侵入心，损伤心阳，故见心悸，治当以辛温散寒，方以桂枝汤辛散太阳寒邪，加白芷、藁本、蔓荆子、细辛辛温散寒止头痛。

素有便秘，方证参照，当为阳虚寒凝所致，故方中加当归、肉苁蓉、锁阳温润大肠以通便。

2015 年 7 月 9 日二诊：连服上方 19 剂后，头痛大减，主要为头紧，集中于太阳穴及前额，大便畅，舌质淡红，苔薄白，根黄腻，脉弦。早搏次数明显减少。血压 150/100mmHg。

柴胡 10g，黄芩 6g，桂枝 10g，白芍 10g，炙甘草 10g，大枣 10 枚，生姜 3 片，白芷 10g，藁本 10g，防风 10g，制附片 5g，细辛 5g，肉苁蓉 20g。7 剂。

辨治思路详解：头紧主要集中在太阳穴及前额，为少阳、阳明经寒邪未除，故方中加柴胡、黄芩，即合入小柴胡汤意引药走少阳，白芷配附片散阳明经寒邪，另加防风祛风止痛。

2015 年 7 月 21 日三诊：头部症状已除，早搏大减，每分钟 2～3 次，舌质淡红，苔薄白，脉沉细。以炙甘草汤治之。

4. 糖尿病坏疽案

粟某，女，86 岁，长沙县黄花镇人。门诊病历。

2013 年 11 月 5 日首诊：头中轰鸣，耳鸣，神志时有模糊，视物不清，两下肢乏力，足趾肿而紫暗红，大足趾有坏死之象。足背血管青紫有迂曲，四肢不温，小便频，大便秘结。舌质淡红，舌下有大量瘀斑，苔薄白，脉沉细无力。

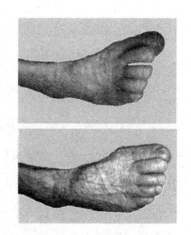

西医诊断：糖尿病血管病变。

中医诊断：坏疽。

病机：肾阳亏虚，寒凝血瘀。

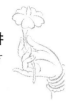

治法：温肾助阳，活血通络。

方药：右归丸加减。

制附片（先煎）10g，桂枝 10g，熟地黄 30g，山茱萸 15g，怀山药 10g，当归 20g，益智仁 10g，乌药 6g，肉苁蓉 20g，鹿角霜 15g，细辛 3g，田三七（冲服）5g，丹参 15g，炙甘草 10g，锁阳 20g，升麻 3g，枳实 10g。10 剂。

辨治思路详解：《灵枢·海论》云："髓海不足，则脑转耳鸣，胫酸眩冒。"肾主骨生髓通于脑，患者症见头中轰鸣，耳鸣，神志时有模糊，视物不清，为肾气亏虚，脑海、目窍失养。兼见四肢不温，脉沉细无力，当为肾阳不足。阳虚寒凝，血行不畅，趾失温养，故见足部脉络紫暗，大趾有坏死之象。肾司二便，肾阳虚，封藏失司，故见小便频，大便秘。

方以右归丸温补肾中之阳，加鹿角霜、细辛温经散寒，田三七、丹参活血通络，合缩泉丸温肾固脬，合济川煎补肾益精，温阳通便。

2013 年 11 月 7 日二诊：头中轰鸣、耳鸣除，大便正常，夜间小便次数大减，四肢转温，畏寒明显好转，足趾色泽正常，足背静脉已无紫暗迂曲。舌质淡红，舌下有瘀点，苔薄白，脉沉细无力。

药中病机，效不更方，上方再进 14 剂。

5. 膝胫冷入骨案

胡某，男，39 岁。门诊病历。

2013 年 10 月 17 日首诊：数月来，四肢不温，膝胫冷入骨，畏寒，时欲大便，舌质淡红，苔白腻，脉沉细。

西医诊断：自主神经功能紊乱。

中医诊断：厥证。

病机：肾阳亏虚。

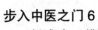
治法：补益肾阳，温经通脉。

方药：四逆汤合当归四逆汤加减。

附片（先煎）10g，干姜 6g，炙甘草 10g，鹿角霜 30g，细辛 3g，黄芪 30g，当归 15g，桂枝 10g，木通 6g，羌活 10g，独活 10g。14 剂。

辨治思路详解：《针灸聚英》说："四肢手足寒冷，足胫寒逆，少阴也。"患者胫冷，周身畏寒，四肢不温，脉沉细，当断为肾阳不足。肾司二便，肾阳亏虚，封藏失职，故时欲大便。兼见苔白腻，当有寒湿内侵。故方以四逆汤加鹿角霜温肾散寒。《伤寒论》云："手足厥寒，脉细欲绝者，当归四逆汤主之。"四肢不温，故合当归四逆汤温经通脉，无血虚，且白芍性寒，故去之。内有寒湿，故加羌活、独活散寒祛湿。

2013 年 12 月 5 日二诊：服上方，畏寒胫冷明显好转，但牙痛，舌质红，苔薄黄，脉沉细。

上方去羌活、独活，加生龙骨（先煎）30g，玄参 10g。14 剂。

辨治思路详解：畏寒胫冷明显好转，温阳法已中病机。出现牙痛，此为温阳药性上亢，不能潜藏肾宅，当佐用祝味菊温潜法，故方中加入生龙骨重镇，引阳归宅，伍以玄参熄浮游之火。苔转薄黄，为寒湿已祛，故方去羌活、独活。

2013 年 12 月 26 日三诊：畏寒进一步好转，腘窝时有拘挛。舌质淡红，苔薄白，脉沉细无力。

附片（先煎）10g，干姜 10g，炙甘草 10g，当归 15g，桂枝 6g，玄参 10g，生龙骨（先煎）30g，木瓜 10g，细辛 3g，黄芪 30g，白芍 30g。7 剂。

辨治思路详解：腘窝拘挛，为阳虚不能温煦经筋，故方仍以温补肾阳为大法，佐入木瓜、芍药甘草汤舒筋缓急。

2014 年 1 月 23 日四诊：腘窝时有拘挛除，轻度畏寒，尿频。舌质淡

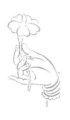

红，苔薄白，脉沉细。

附片（先煎）10g，干姜 15g，炙甘草 10g，熟地黄 15g，山茱萸 15g，菟丝子 15g，乌药 10g，山药 10g，益智仁 15g，鹿角霜 15g。14 剂。

辨治思路详解：尿频为肾阳亏虚，气化失司，故方以右归丸化裁温补肾阳，合缩泉丸温肾固涩。

6. 雷诺综合征案

苏某，女，54 岁。门诊病历。

2011 年 3 月 8 日首诊：反复发作四肢末端苍白、发紫，指间关节疼痛，四肢不温，久治而不愈。舌质淡红，苔薄白，脉细。

西医诊断：雷诺综合征。

中医诊断：寒痹。

病机：血虚寒凝。

治法：温经散寒，养血通脉。

方药：当归四逆汤加减。

当归 10g，桂枝 10g，生黄芪 20g，细辛 3g，制附片（先煎）6g，木通 6g，活血藤 15g，鸡血藤 15g，苏木 10g。10 剂。

2011 年 3 月 24 日二诊：上症明显缓解。

上方加鹿角霜 30g，干姜 10g，制附片改为 10g（先煎）。7 剂。

2011 年 4 月 2 日三诊：上症消失，未再发作。守方 7 剂。

辨治思路详解：反复发作四肢末端苍白、发紫，指间关节疼痛，四肢不温，当为血虚阳弱，寒凝经脉，血行不利，阳气不能达于四肢末端所致。《伤寒论》云："手足厥寒，脉细欲绝者，当归四逆汤主之。"故治以当归四逆汤温经散寒，养血通脉；加活血藤、鸡血藤、苏木养血和血，通络止

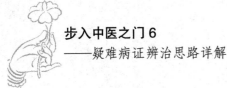

痛；加黄芪甘温益气，附片辛温通阳。二诊已见明显效果，故加干姜、鹿角霜温阳通络。

当归四逆汤、当归四逆加吴茱萸生姜汤、黄芪桂枝五物汤三方均是在桂枝汤基础上演化而来。其中当归四逆汤主治血虚受寒、寒凝经脉的手足厥冷及疼痛证；若在当归四逆汤证基础上兼见呕吐、腹痛者，乃寒邪在胃，宜使用当归四逆加吴茱萸生姜汤；黄芪桂枝五物汤主治素体虚弱，微受风邪，邪滞血脉，凝涩不通致肌肤麻木不仁之血痹。

"四逆"者，有阳衰、气逆、血滞之别。周扬俊说："四逆汤全在回阳起见，四逆散全在和解表里起见，当归四逆汤全在养血通脉起见。"（《温热暑疫全书》）

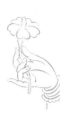

第18讲　慢性肾炎颇缠绵，处方用药守脾肾

　　慢性肾炎临床多见，求诊中医者多为经西医治疗已久，而蛋白尿、血尿持久不消或伴有肾功能损害者。一般而言，急性肾炎治在肺肾，而慢性肾炎治在脾肾，此为临床不易之大法，如能把握其要点，临证可取良效。

　　余在临床治疗慢性肾炎或肾病综合征，每用经验方"肾安汤"加减，常获得满意疗效。该方由生黄芪 30g，党参 15g，当归 10g，升麻 3g，柴胡 5g，丹参 20g，芡实 15g，白术 15g，山药 15g，仙茅 10g，淫羊藿 10g，凤尾草 10g，山楂 15g，甘草 5g组成。辨证以面浮肢肿，面色萎黄或泛白，少气乏力，纳呆少食，腰膝酸软，或伴足跟痛，形寒肢冷，性欲低下，月经失调，易感冒，舌质淡，或淡胖，边有齿痕，脉沉细或沉细无力为标准。

　　慢性肾病，表现为脾肾两虚者为多，或以气虚为主，或为气阳两亏。其病理关键在于本虚标实。其病理特点以虚（脾肾气阳亏虚）、壅（水湿、瘀血内停）、漏（大量蛋白尿）为主，根据这一病理特点创制了该方。方用黄芪、党参、白术、山药益气健脾祛湿，仙茅、淫羊藿温补肾阳，俾脾气健则水湿得运，肾阳足则自能化气行水，水肿自消矣。尿蛋白亦水谷精微所化，中气亏虚，固摄无力，精微下趋则见大量蛋白尿，故方用升麻、柴胡、芡实升提固摄以消除蛋白尿。"水停则血瘀"，故方用丹参、当归、山楂活血化瘀，用甘草以调和诸药。全方熔扶正祛邪、固摄精微于一炉，标本同治。

　　通过临床观察证实，该方疗效可靠，经得起检验。

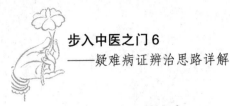
1. 慢性肾炎案

王某，女，31岁。门诊病历。

2014年12月1日首诊：反复蛋白尿、血尿1月余，腰痛，咽部不适，小便黄，大便调。舌质淡红，苔薄白，脉沉细。血压正常。

尿常规：蛋白（±），白细胞（+/-），红细胞（+++）

西医诊断：慢性肾炎。

中医诊断：血尿。

病机：脾肾两虚。

治法：健脾益肾。

方药：肾安汤加减。

黄芪20g，白参5g，升麻5g，柴胡5g，白术10g，当归15g，丹参15g，血余炭10g，仙鹤草20g，小蓟10g，炙甘草10g，凤尾草15g。20剂。

百令胶囊4盒，每次3粒，每日3次。

辨治思路详解： 凡慢性肾炎有血尿、蛋白尿而无明显临床症状者，宜从脾肾入手。盖血、蛋白乃精微所化。肾司二便，主藏精，肾虚不能固藏，精微下泄；"中气不足，溲便为之变"，脾主升清，中气下陷，不能固溲，从而出现血尿、蛋白尿。方以黄芪、白参、升麻、柴胡、白术、炙甘草益气补中，以百令胶囊（发酵冬虫夏草菌粉）以补肾。血尿日久，必有瘀血内停，瘀血不去，新血不能归经，故以丹参、血余炭、仙鹤草、小蓟化瘀以止血。小便黄为内有湿热，故加凤尾草清热利湿。

2014年12月20日二诊：偶有腰痛。舌质淡红，苔薄白，脉细。

尿常规：蛋白（+/-），红细胞0/HP。24小时尿蛋白定量：0.15g。

黄芪15g，白参5g，升麻5g，柴胡5g，桔梗10g，当归15g，丹参10g，白术10g，仙鹤草10g，芡实10g，山药10g，凤尾草10g。20剂。

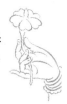

辨治思路详解：血尿已消失，尿蛋白已在正常范围值内，仍守前法。以芡实、山药替换百令胶囊以补肾固涩。

2. 膜性肾炎案

胡某，女，42 岁，广州市人。门诊病历。

2015 年 3 月 9 日首诊：颜面、下肢水肿 8 月余，现腹胀，手足抽搐，入夜尤甚，小便多泡沫，大便可。舌质淡嫩，苔薄黄，脉沉细。

肾活检：2 期膜性肾炎。尿常规：蛋白（++）。

西医诊断：膜性肾炎。

中医诊断：水肿。

病机：脾肾亏虚，水湿内停。

治法：益气健脾，利水消肿。

方药：肾安汤加减。

黄芪 30g，白参 10g，升麻 3g，柴胡 5g，炙甘草 10g，淫羊藿 10g，仙茅 6g，芡实 15g，山药 20g，当归 15g，丹参 10g，山楂 20g，凤尾草 10g。14 剂。

辨治思路详解：凡慢性肾炎，临床有水肿、蛋白尿者宜从脾肾论治。其证多为本虚标实。本虚乃脾虚不能运化水湿、肾虚不能固藏精微，以致水湿内停发为水肿，精微不藏为蛋白尿。颜面、下肢水肿，腹胀，舌质淡嫩，脉沉细，乃脾虚水停之明征。手足抽搐，入夜尤甚，乃肾阳亏虚，不能温煦肌筋。方以黄芪、白参、升麻、柴胡、炙甘草益气健脾，淫羊藿、仙茅温补肾阳，芡实、山药补肾固涩精微。水停则血瘀，久病入络，以当归、丹参、山楂活血化瘀。苔薄黄，乃夹湿热之象，佐凤尾草清热利湿。

该方对于肾病综合征、慢性肾炎等所致蛋白尿病证，屡用不爽，最为神奇之处，不用淡渗利尿之品而有良好的利尿消肿作用。

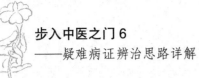

2015 年 3 月 26 日二诊：诸症好转，无明显不适。舌质淡红，苔薄白，脉沉细。尿常规：蛋白（+++）。

黄芪 30g，白参 10g，升麻 5g，柴胡 5g，芡实 10g，怀山药 10g，淫羊藿 10g，仙茅 6g，当归 10g，丹参 10g，凤尾草 10g，山楂 20g。20 剂。

辨治思路详解： 已无明显水肿，腹胀消失，手足抽掣未再发作。业已大效，效不更方。

2015 年 4 月 24 日三诊：足底疼痛，舌质淡红，苔薄白，脉沉细。

黄芪 30g，白参 10g，升麻 5g，柴胡 5g，芡实 10g，山药 10g，淫羊藿 10g，仙茅 6g，山茱萸 20g，熟地黄 15g，菟丝子 10g，山楂 30g，当归 10g，炙甘草 10g。15 剂。

辨治思路详解： 足少阴肾之脉"斜走足心"，足底痛乃肾虚之征，提示肾气亏虚尤甚，加熟地黄、菟丝子增强益肾之功效。苔薄白，已无湿热之象，去凤尾草。

2015 年 5 月 8 日四诊：患者服用后症状日见改善，足底疼痛已除，无特殊不适。舌质淡红，苔薄白，脉沉细。24 小时尿蛋白定量 442mg（正常值<150mg/24h）。

黄芪 30g，白参 10g，山药 10g，芡实 10g，山楂 30g，淫羊藿 10g，仙茅 6g，升麻 3g，柴胡 5g，丹参 15g，菟丝子 10g，炙甘草 10g。30 剂。

辨治思路详解： 病症好转，效不更方，熟地黄乃滋腻之品，久服恐碍脾，故去之。

2015 年 6 月 2 日五诊：胫前肿，易疲乏，便溏。舌质淡红，苔薄白，脉沉细。尿常规：蛋白（++）。

白参 10g，黄芪 30g，茯苓 30g，白术 10g，扁豆 15g，陈皮 10g，肉

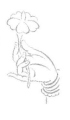

豆蔻 10g，薏苡仁 30g，生姜皮 10g，大腹皮 10g，山楂 30g，芡实 20g。20 剂。

辨治思路详解：病有反复，胫前肿，足太阴脾经"过核骨后，上内踝前廉，上踹内，循胫骨后，交出厥阴之前，上膝股内前廉，入腹，属脾，络胃"，故胫前肿，结合便溏、疲乏分析，其主要病机为脾虚不能健运，水湿内停。故改方以参苓白术散健脾化湿，加黄芪配茯苓、白术增健脾利水之效。生姜皮、大腹皮善祛皮下之水，尤其胫部水肿效佳，余每用之。伍山楂活血，芡实益肾固涩精微（蛋白尿）。

2015 年 7 月 15 日六诊：头晕，胫肿。舌质淡红，苔薄白，脉细。

黄芪 30g，白参 10g，茯苓 10g，升麻 5g，柴胡 5g，桔梗 10g，山药 10g，芡实 10g，淫羊藿 10g，仙茅 6g，玉米须 10g，生姜皮 10g，大腹皮 10g，砂仁 10g，炙甘草 10g。10 剂。

辨治思路详解：头晕、胫肿，其病在脾肾亏虚，肾气亏虚，中气不升，清窍失养则头晕；不能运化水湿，水湿内停则水肿，肾气亏虚不能封藏，精微下漏则见蛋白尿。仍以肾安汤加减，加玉米须固摄尿蛋白。

2015 年 7 月 25 日七诊：胃脘胀而不适。舌质淡红，苔薄白，脉细。
上方加陈皮 10g。20 剂。

辨治思路详解：胃脘胀而不适乃脾虚气滞，故在方中加陈皮理气运脾。

2015 年 8 月 20 日八诊：微信复诊，水肿消，无明显不适。

熟地黄 15g，山药 10g，山茱萸 10g，泽泻 10g，茯苓 10g，牡丹皮 10g，芡实 15g，当归 15g，丹参 15g，黄芪 30g，白参 10g，薏苡仁 30g。30 剂。

辨治思路详解：病趋稳定，以六味地黄丸加芡实补肾固摄精微。黄芪、白参配薏苡仁、茯苓健脾利湿。久病入络，加当归、丹参活血。

2015 年 9 月 29 日九诊：无特殊不适。舌质淡红，苔薄白，脉沉细。

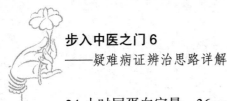

24 小时尿蛋白定量：36mg（正常值<150mg/24h）。

守上方。20 剂。

辨治思路详解：病已临床缓解，再进原方以巩固。

2015 年 12 月 29 日十诊：近 3 个月无特殊不适，体重增 10 斤。2015 年 11 月 11 日复查 24 小时尿蛋白定量：67.76mg，2015 年 12 月 27 日查 24 小时尿蛋白定量：85.80mg。24 小时尿蛋白正常，无特殊不适，停服中药，定期检查。

3. 系膜增生性肾小球肾炎案

雷某，男，4 岁。门诊病历。

2015 年 10 月 27 日首诊：2014 年 5 月因肉眼血尿于湘雅附二院就诊，肾活检诊断为"系膜增生性肾小球肾炎"，予以泼尼松 20mg，现减为 5mg。现症见：易感冒，感冒则扁桃体肿大，夜间后颈汗出，小便清，大便可，寐可。舌质淡红，苔薄白，脉沉细。

尿沉渣（湘雅附二院）：红细胞 36300，均一 25%，变异 75%，蛋白阴性。血常规、肝肾功能：正常。

黄芪 10g，白参 5g，升麻 5g，柴胡 5g，当归 6g，丹参 6g，仙鹤草 10g，小蓟 5g，芡实 10g，白茅根 10g。10 剂。

辨治思路详解：易感冒，说明正气亏虚，卫外不固。脑后风府穴为太阳经与督脉交汇处，故脑后汗出多责之督脉阳气不足或卫气不固。卫气出中焦，"中气不足，溲便为之变"。综合分析，患儿血尿当责之于中气亏虚，不能固摄。故治以补中益气汤加减升阳固摄。伍芡实补脾肾以固涩精微，盖血亦为精微所化生。加丹参、仙鹤草、小蓟、白茅根化瘀止血，**肾病所致血尿不可单用收敛固涩止血之品，总宜化瘀止血，此为临床治疗肾性血尿之要点。**

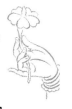

2015 年 12 月 15 日二诊：感冒减少，已无汗出。尿常规：蛋白（±），镜检红细胞：0/HP。

上方加防风 6g，白术 10g。14 剂。

辨治思路详解：上方有效，加防风、白术与方中黄芪相伍即为玉屏风散，增强益气固表作用。

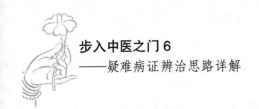
第 19 讲　免疫疾病最难治，中医辨证有奇效

免疫性疾病，西医治疗多以激素、免疫抑制剂治疗，然而很多疾病临床疗效不肯定，不仅如此，还有很多的毒副作用。如激素的向心性肥胖、易并发感染，免疫抑制剂的肝肾毒性、骨髓抑制等，常常导致患者旧病未愈，新病又起，可以说西医治疗祛病亦损正气。而中医药对于这类疾病有着明显的优势，可以做到愈病同时还能扶正，若能做到正确辨证施治，多能取得良效。

1. 干燥综合征案

张某，女，63 岁。门诊病历。

2015 年 10 月 20 日首诊：皮肤干燥、眼干半年余，口干夜间尤甚，喜温饮。关节疼痛以腰、膝、颈部疼痛为主，足跟麻木。舌质淡红，苔薄黄，脉沉。查风湿全套、肾功能：正常。抗 ANA、Ro-52 阳性。

西医诊断：干燥综合征。

中医诊断：内燥证。

病机：肾精亏虚。

治法：滋补肾阴。

方药：左归饮加减。

熟地黄 20g，山茱萸 10g，山药 10g，当归 15g，怀牛膝 15g，玄参 10g，白菊花 10g，枸杞子 10g，丹参 15g，乳香 6g，没药 6g，白芍 30g，甘草 10g。7 剂。

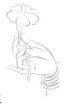

辨治思路详解：《灵枢·经脉》云："肾足少阴之脉……邪（斜）走足心，出于然谷之下，循内踝之后，**别入跟中**……出腘内廉……**贯脊属肾**……其直者……**循喉咙，挟舌本**。"患者腰膝痛、足跟麻木，其症状皆在足少阴肾经循行路线，故其口干、眼干、皮肤干燥当为肾阴亏虚不能滋润孔窍、肌肤所致。法当滋补肾阴，方用熟地黄、山茱萸、山药、当归、怀牛膝、玄参、白菊花、枸杞子滋阴补肾、明目，白芍、甘草酸甘化阴；阴亏血脉不畅，故见关节疼痛，以当归、丹参养血活血，乳香、没药通络止痛。张锡纯言活络效灵丹治肢痛"其效如神"。

2015 年 11 月 5 日二诊：已无关节疼痛，口干、眼干改善，夜间饮水多。患者服上方后胃脘偶有隐痛，改为 2 日服 1 剂，纳可，便调。舌质淡红，苔薄白，脉沉细。查胸片：未见异常。

熟地黄 30g，砂仁 6g，山茱萸 10g，山药 10g，玄参 10g，当归 15g，怀牛膝 15g，菊花 10g，枸杞子 10g，肉桂（冲服）0.5g，麦冬 15g，白芍 30g，炙甘草 10g。14 剂。

辨治思路详解：服前方，四肢关节疼痛除，故去丹参、乳香、没药。胃脘隐痛，恐系乳香、没药对胃刺激所致，加砂仁理气和胃止痛。精亏在下，浮火上游，故口干、眼干，加小剂量肉桂引火归原。仍以熟地黄、山茱萸、山药、玄参、当归、怀牛膝、菊花、枸杞子滋补肝肾之阴。

2015 年 11 月 19 日三诊：夜间饮水减少，口干、眼干明显好转。舌质淡嫩，苔白腻，脉弦。

熟地黄 60g，麦冬 10g，五味子 10g，玄参 10g，山茱萸 15g，山药 10g，菊花 10g，枸杞子 10g，制附片（先煎）5g，砂仁 10g，黄柏 6g，炙甘草 10g。7 剂。

辨治思路详解：滋肾阴有效，方改引火汤。方中重用熟地黄大补肾水，

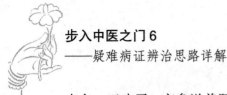

麦冬、五味子、玄参滋养肝肾，枸杞子、白菊花养肝润目，甘草调和诸药。阴虚则火旺，以封髓丹（砂仁、黄柏、炙甘草）泻相火，润肾燥。《删补名医方论》引赵羽皇的话说："若缩砂者，以其味辛性温，善能入肾，肾之所恶在燥，而润之者惟辛，缩砂通三焦达津液，能纳五脏六腑之精而归于肾。"而《素问·脏气法时论》中说："肾苦燥，急食辛以润之，开腠理，致津液，通气也。"《本草纲目》中说："肾恶燥，以辛润之，缩砂仁之辛，以润肾燥。"方中砂仁之功在于润肾燥。水不足则燥，水足则润，只不过砂仁辛润肾燥是通过辛散温通、布化气液而完成，与地黄类药直补肾水截然不同。在大队补阴剂中用少量辛温附片蒸津上承，此乃援物比类之用法。

2015年11月26日四诊：口干、眼干、足跟麻木基本缓解，饮水次数减少，喜温饮，大便2日一行，质可，纳眠可。舌质淡嫩，苔白腻，脉弦。

熟地黄60g，麦冬10g，玄参10g，五味子10g，山茱萸10g，山药10g，黄柏10g，砂仁10g，炙甘草10g，制附片（先煎）5g，生牡蛎（先煎）30g，杜仲10g。14剂。

辨治思路详解：上方效佳，守前方，加生牡蛎益阴，杜仲补肾。此临床之手法耳，并非必加之药，每诊处方若不更动，部分患者可能存在质疑。

2. 干燥综合征案

石某，女，38岁，娄底市人。门诊病历。

2013年10月11日首诊：诉半年来眼干，口咽干，口中无唾液，阴道干，大便干燥。舌质红、少苔，脉细数。西医院检查确诊为干燥综合征。

西医诊断：干燥综合征。

中医诊断：内燥证。

病机：肝肾阴亏。

治法：滋补肝肾。

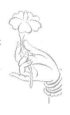

方药：引火汤加减。

熟地黄 90g，麦冬 30g，五味子 10g，玄参 15g，玉竹 10g，枸杞子 10g，黄精 10g，白菊花 10g，炙甘草 10g。15 剂。

辨治思路详解：《灵枢·经脉》云："肝足厥阴之脉……环阴器，抵少腹……**循喉咙之后，上入颃颡，连目系**……。"又云"肾足少阴之脉……循喉咙，挟舌本……**是主骨所生病者……口干……嗌干**……"。肾主唾，司二便，故阴道干涩，目干，口咽干、口中无唾液，大便干燥，当责之于肝肾阴亏无疑。治当滋补肝肾之阴以润燥，方以引火汤加减。方中重用熟地黄大补肾水，麦冬、五味子、玄参、玉竹、黄精滋养肝肾，枸杞子、白菊花养肝润目，甘草调和诸药。

2013 年 11 月 21 日二诊：眼干、咽干、阴道干大有好转。大便干燥，舌质淡红，苔薄白，脉沉细。

熟地黄 90g，麦冬 30g，五味子 10g，玄参 15g，玉竹 10g，怀牛膝 15g，枸杞子 10g，黄精 10g，白菊花 10g，炙甘草 10g。15 剂。

辨治思路详解：药已见效，守方继服。

3 个月后来长沙，带病友就诊，云前后服上方 3 个月，诸症缓解。

3. 白塞病案

张某，女，38 岁，吉首市人，教师。门诊病历。

2016 年 6 月 21 日初诊：反复口腔溃疡、生殖器溃疡 2 年，伴膝关节肿痛 1 年，于湘雅二医院门诊诊断为"白塞病"。现口服沙利度胺胶囊 50mg qn，白芍总苷胶囊 600mg bid，维生素 B_6 片 20mg tid 口服，并外用地塞米松软膏。现症见：双眼外角、左肘、左胫前、左膝关节出现大片暗红斑块，自觉发热，扪之灼热，经行色黑，多血块，喜温饮，口苦。舌质淡红，苔

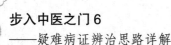

薄白，脉沉细。既往有慢性乙肝病史。

风湿检测（2016-5-26 湘雅二医院）：类风湿因子 125IU/L，抗 O、C 反应蛋白阴性。狼疮全套：阴性。ESAT-6、CFP-10 阴性。双下肢动静脉血管超声：无异常。

西医诊断：白塞病。

中医诊断：狐惑证。

病机：少阳不和，血热内伏。

治则：调和少阳，清热凉血。

方药：小柴胡汤合化斑汤加减。

柴胡 10g，黄芩 10g，当归 15g，桂枝 10g，白芍 10g，细辛 3g，木通 10g，水牛角 20g，牡丹皮 10g，生地黄 10g，赤芍 10g，紫草 10g，大枣 10 枚，甘草 10g，土茯苓 30g。7 剂。

停沙利度胺。

辨治思路详解：患者皮肤大片红斑，自觉发热，扪之灼热，当为血热侵犯血分。《灵枢·经脉》云："三焦手少阳之脉……出臂外两骨之间，上**贯肘**……其支者，从耳后入耳中，出走耳前，过客主人，前交颊，**至目锐眦**……""胆足少阳之脉……其直者……下合髀厌中。以下**循髀阳**，出膝外廉，**下外辅骨之前**，直下抵绝骨之端，下出外踝之前，循足跗上，入小指次指之间。"患者皮肤大片红斑主要表现在眼外角、肘后、膝上、胫前外侧，其部位主要集中在手、足少阳经。说明血热客于少阳之脉，从而体现在其皮部。

因此，其治疗首当清热凉血化斑，故选化斑汤；其次，其病变部位主要表现在手足少阳经，因此当合小柴胡汤调和少阳经气；经行色黑，多血块，喜温饮，当为胞宫有寒，瘀血凝滞，故加桂枝、细辛、木通散寒通络。

2016 年 6 月 28 日二诊：口腔溃疡、生殖器溃疡消失，现多处红色斑

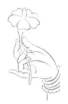
块较前好转，颜色较前红润，皮肤无发热感，皮肤质软，大便日行 4 次，纳可，易疲劳，口苦，喜温饮。舌质淡红，苔薄白，脉沉细。

柴胡 10g，黄芩 10g，桂枝 10g，白芍 10g，水牛角 20g，生地黄 20g，牡丹皮 10g，白术 10g，白参 10g，茯苓 15g，紫草 10g，炙甘草 10g，大枣 10 枚，生姜 3 片。7 剂。

辨治思路详解：上方有效，大法同前。因腹泻，加参、苓、术健脾止泻。

2016 年 7 月 5 日三诊：右眼角、左胫前红斑基本消退，仅左眼角少量红斑，无发热，口腔、生殖器无溃疡，精神稍疲乏，大便日 1 次，质可，喜温饮，小便可，寐可。上次月经 7 月 1 日至 3 日，量少，色黑，少腹隐痛。舌质淡嫩，苔薄白，脉沉细。

前方加黄芪 20g，炮姜 3g。14 剂。

辨治思路详解：病情好转，仍守前法。疲乏不减，加黄芪益气；因经少、色黑加炮姜暖宫。

2016 年 8 月 11 日因咳嗽就诊，云服上方后诸症皆失，视其皮肤仅有色素沉着。

4. 系统性硬皮病案

刘某，女，30 岁。门诊病历。

2012 年 12 月 7 日首诊：2012 年 7 月始无明显诱因出现双颊、双手、双前臂、胸部皮肤变硬，双手雷诺现象，咳嗽，在湘雅医院风湿科就诊，诊断为系统性硬皮病，轻度肺间质病变，予口服秋水仙碱、泼尼松，环磷酰胺静脉冲击治疗，治疗至 12 月病情无明显缓解，又出现背部、腰部、双大腿皮肤变硬。改求中医。刻诊见：面色黧黑，额、双颊、双腕、双手、双前臂、双大腿和胸部、背部、腹部部分皮肤僵硬，胸部右锁骨下可见 10cm×15cm 大皮肤呈花纹样纤维化改变，皮肤萎缩。干咳无痰，四肢不温，乏力，夜尿频，感下肢沉重。舌质淡红，苔薄黄腻，脉沉弦。

西医诊断：系统性硬皮病；肺间质病变。

中医诊断：皮痹。

病机：肾阳亏虚，痰瘀阻络。

治法：温补肾阳，化痰通络。

方药：自拟方。

淫羊藿 15g，仙茅 6g，何首乌 15g，补骨脂 10g，骨碎补 10g，白参 10g，吴茱萸 6g，木香 6g，黄芪 25g，桔梗 10g，白僵蚕 15g，浙贝母 10g，丹参 15g，炙甘草 10g，当归 15g，桂枝 10g。14 剂。

辨治思路详解： 历代医家对皮痹描述的症状有："在于皮则寒""血凝于肤者为痹""皮肤顽厚""皮肤无所知""遍身黑色，肌肤麻木，皮肤粗涩""搔之如皮肤隔衣"。其基本表现为：皮肤寒冷、肿胀、发黑，皮肤感觉迟钝、麻木。与现代医学之硬皮病、皮肌炎等临床表现相似。

《素问·痹论》说五痹不已，复感于邪，内舍于脏，"皮痹不已，复感于邪，内舍于肺""肺痹者，烦满喘而呕"。系统性硬皮病累及于肺者，可发生肺广泛性纤维化及囊性病变，以致肺功能不全，出现呼吸困难、胸膈胀满、喘促不已。

色黑属肾，患者面色黧黑，四肢不温，乏力，夜尿频，当为肾阳不足。肾阳不足，不能温化，则津聚为痰，痰阻则血瘀，聚在皮肤而发为皮肤僵硬。故方以淫羊藿、仙茅、补骨脂、骨碎补、何首乌温肾益精，白参、黄芪健脾运化痰湿，桔梗宣肺以止咳，白僵蚕、浙贝母化痰散结，丹参、当归、桂枝活血通络，炙甘草调和诸药。很多古籍，包括《本草纲目》中都记载有广木香、吴茱萸这两味药能治"寒热怪病（发寒发热不止，几天后四肢坚硬如石，敲起来发铜器声，日渐瘦弱）""四肢坚硬如石"，与硬皮病症状很类似，故加以引用。

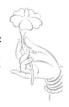

西药：仍维持泼尼松 30mg/d，环磷酰胺 800mg 静滴，qw。

2012 年 12 月 21 日二诊：上症明显好转，皮肤明显变软，干咳，精神紧张，舌质淡红，苔薄白，脉沉细。

上方加柴胡 10g，白芍 10g。14 剂。

辨治思路详解： 效不更方，仍守上方，肝主疏泄，调节情志，患者精神紧张，故予柴胡、白芍疏肝柔肝。

2013 年 1 月 9 日三诊：皮肤变软，月经已来 10 余日而不净。舌质淡红，苔薄白，脉沉细。环磷酰胺冲击半年无明显疗效，建议停用。

淫羊藿 15g，仙茅 6g，何首乌 15g，骨碎补 10g，白参 5g，黄芪 25g，桔梗 10g，吴茱萸 3g，木香 6g，白僵蚕 15g，丹参 15g，当归 20g，桂枝 10g，仙鹤草 30g，生牡蛎（先煎）20g。14 剂。

辨治思路详解： 经行不止，故予仙鹤草化瘀止血。

2013 年 1 月 31 日四诊：面部、腹部皮肤已与正常无异，其他部位皮肤仍在变软，弹性可，咳减。舌质淡红，苔薄白，脉沉细。

效不更方，守上方。泼尼松改为 25mg/d。

2013 年 3 月 6 日五诊：周身肌肤弹性基本正常，口干，偶有干咳，舌质淡红，苔薄白，脉沉细。上方去桂枝。

辨治思路详解： 口干，有阴损之势，故去辛温之桂枝。

2013 年 3 月 28 日六诊：周身皮肤弹性正常，偶有手指发紫，舌质淡红，苔薄白，脉沉细。

淫羊藿 15g，仙茅 6g，何首乌 15g，补骨脂 10g，骨碎补 10g，白参 10g，吴茱萸 6g，木香 6g，黄芪 25g，桔梗 10g，白僵蚕 15g，丹参 15g，炙甘草 10g，当归 15g，桂枝 10g。14 剂。

其后病情缓解，跟踪半年病情稳定。

第20讲　因伤致病非皆瘀，辨证求机最重要

外伤致病，大多医家每从瘀论治，然而在临床上，仍须辨证求机，不可谓外伤必属"瘀"，若如是，则为胶柱鼓瑟，难取良效。

先看一个变法治疗的广泛性脑组织挫裂伤危重案例。这个患者是我们大学护理学院某领导的哥哥，42 岁，湘潭市人。2009 年底骑摩托车与汽车相撞，造成了广泛性脑组织挫裂伤，做了开颅手术，并把右侧大脑的颞叶组织挖除了一块。由于快过年了，出手术室的第 6 天，家属要求将患者转回当地医院治疗。回家前，这位领导就到我们医院找中医参与治疗，希望中西医结合能使患者得到最大程度的恢复。有人就推荐了我。其后，我便随这位领导进了湘雅医院的外科病房。

患者正在输液，简单地看了下输液卡，大致上是一些脱水剂、抗生素等。患者形体壮实，靠卧在床上，神志欠清，躁动不安，头部缠着纱布，面部眼部以下部位面目全非，满脸瘀斑。问其家属，诉大小便尚可，不发热，喂之尚可进流质饮食，无汗，与患者对答不切题，视之舌苔白腻，舌体胖大，舌上无任何瘀斑，舌下脉络未见迂曲，脉滑有力。

看完患者，我便起手开了一张化痰的方剂。处方如下：

竹茹 10g，枳实 10g，陈皮 10g，法半夏 10g，茯苓 30g，炙甘草 10g，石菖蒲 10g，郁金 10g，丹参 20g，田三七粉（吞服）5g。

当时，这位领导看完我的处方，就提出了两个疑问，第一个问题，患者系外伤所致，而且面部有大量的瘀斑，何以化痰开窍为主，而把化瘀放在次要位置？我当时告之，患者虽系外伤，且有瘀斑，化瘀不可少，然其

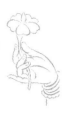

舌质淡胖、舌苔白腻，舌体胖大，舌上无任何瘀斑，舌下脉络未见迂曲，脉滑有力，根据中医"辨证施治""审证求因"的原则来看，病机关键系痰蒙清窍，所以化痰醒神为主法。第二个问题是，脑组织被挖出一块，应当补肾，肾主骨生髓通于脑，现代研究证明，益肾药可以促进脑细胞的修复。呵呵，这是现代中医普遍存在的问题，以西释中。在中医辨证施治中，若将西医的理论掺和进来，即使辨证正确，也常常导致用药的偏误。因为中药的使用依据只能根据中医药的理论来，现代的研究并不能真正阐释清楚中药复方（每一味药都是多成分的）的作用机制。很遗憾的是，当今我们很多中医继承者，包括一些在临床工作多年的高年资、高职称的中医师，用药记不住中药的性味归经、功效主治，倒是对某药的现代研究成果记得很清楚，于是，开方的时候全是照西医的套路来组方。此是闲话。

方以温胆汤加石菖蒲、郁金化痰开窍，丹参、田三七化瘀止血，离经之血便是瘀，无论是外伤，还是手术，必有离经之血。

15 剂药后，大概是春节后初十左右，再次应邀去会诊，视其西医用药，系中药的活血化瘀注射剂、西药的营养神经剂等。患者神志已转清，面部瘀斑尽消，声音洪亮，不停地说话，且笑个不停，问其饮食、二便，家属说都好。但存在一个很大的问题，就是认知功能障碍，比如把儿子叫老子，把夫人叫妈妈，脑颞叶组织缺损的症状尤为突出。视其舌质淡胖，苔白腻，诊其脉滑有力。就中医的理论来辨证，仍属痰迷心窍，而无典型的瘀血征象。组方仍以化痰开窍为主。

竹茹 10g，枳实 10g，陈皮 10g，法半夏 10g，茯神 30g，炙甘草 10g，石菖蒲 10g，郁金 10g，胆南星 10g，远志 10g，丹参 20g，田三七粉 5g（吞服）。

方以温胆汤加石菖蒲、郁金化痰开窍；胆南星、远志化痰通心窍；丹参、田三七化瘀通络。

1个半月后，患者在其子的陪同下来我院就诊，患者神志清楚，已无明显认识功能障碍，回答问题切题，言语清晰，只是多笑，二便、饮食均可，舌质淡红，苔白腻。仍守前法，佐入益肾补髓之品。

竹茹10g，枳实10g，陈皮10g，法半夏10g，茯神30g，炙甘草10g，补骨脂10g，骨碎补10g，丹参20g，田三七粉5g（吞服）。

其后服上方月余，再诊，患者单独来我院，一般情况均可，只诉左下肢有时感到麻木，予黄芪桂枝五物汤加减治之。至6月再诊，患者告之已完全恢复工作，且可驾车。

此案之诊治，突破了外伤从瘀治的传统观点，依旧根据中医辨证施治的法则，以化痰通络法获得了满意的临床疗效。可见中医理论是经得起临床验证的。中医治疗更应讲究灵活性。此案原载于《疑难危重症辨证论治24讲》中。接下来我们再看看下面两例外伤病人是如何辨证论治的。

1. 广泛性脑组织挫裂伤后遗症案

彭某，男，17岁，湘潭县人。门诊病历。

2011年7月7日首诊：因被摩托车撞伤，致广泛性脑组织挫裂伤，昏迷月余，经抢救苏醒，病已8个月。现症见失语，认知功能障碍，常见家禽如鸡、鸭、狗等不能识别，记忆丧失，烦躁不安，易怒，右侧肢体肌力明显减退，右手颤抖，无力持物，舌质淡红，苔薄白。

西医诊断：广泛性脑组织挫裂伤后遗症。

中医诊断：脑外伤。

病机：肾虚肝郁。

治法：益肾开窍，疏肝解郁。

方药：自拟方。

熟地黄15g，山药10g，补骨脂10g，骨碎补10g，石菖蒲10g，远志

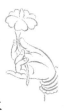

10g，丹参 15g，枸杞子 10g，牡丹皮 10g，山栀子 10g，茯神 15g，炙甘草 10g。30 剂。

辨治思路详解： 肾主骨生髓通于脑，心主神志，患者病患虽系外伤所致，然其症主要为失语、记忆丧失、认知障碍，从中医角度来说，均在于心肾。故方以熟地黄、山药、补骨脂、骨碎补益肾补髓，石菖蒲、远志入心开窍；久病肝气郁而化火，故烦躁不安，易怒，佐入牡丹皮、山栀子清肝火，茯神以安神；肝主筋，右侧肢体肌力明显减退，右手颤抖，无力持物，故加入枸杞子、丹参养肝阴、和血柔筋。

2011 年 8 月 8 日二诊：语言功能好转，可在诱导下吐发少数单个字节，如爸、妈，但语声含糊不清。认知功能明显好转，可识别部分常见的家禽和物品图片，如鸡、鸭、刀、车等，右手肌力有明显增强，可持笔，但不稳。仍烦躁易怒，舌质淡红，苔薄白，脉沉细。

熟地黄 20g，山茱萸 15g，麦冬 10g，石菖蒲 10g，远志 10g，茯神 15g，巴戟天 10g，丹参 20g，三七粉（吞服）6g，穿山甲粉（吞服）3g，骨碎补 10g，炙甘草 10g。20 剂。

辨治思路详解： 久病入络，大法不变，前方加入三七、穿山甲活血通络。

2011 年 9 月 5 日三诊：病情明显好转，右手肌力好转，记忆力有明显恢复，舌质淡红，苔白腻，脉弦。

枳实 10g，竹茹 10g，陈皮 10g，法半夏 10g，茯神 15g，丹参 20g，三七粉（吞服）3g，骨碎补 10g，补骨脂 10g，石菖蒲 10g，远志 10g，当归 20g。20 剂。

辨治思路详解： 苔白腻，久服滋阴补肾之品，痰湿内生，故以温胆汤化痰，仍佐入益肾、活血、开窍之品。

2011 年 9 月 26 日四诊：病情进一步好转，言语可发出多个音节、短

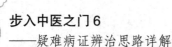

句，但仍不太清晰，识别前相同图片数量明显增加，反应较前灵敏，右手可持笔模拟写字，但不稳定，需左手帮助，易烦，舌质淡红，苔黄腻，脉滑。

　　枳实10g，竹茹10g，陈皮10g，法半夏10g，茯苓15g，丹参20g，三七粉（吞服）3g，石菖蒲10g，远志10g，生龙骨（先煎）15g，炙甘草10g。20剂。

　　辨治思路详解：易烦，舌质淡红、苔黄腻，脉滑，为痰热内蕴之象，故方改温胆汤清化痰热，石菖蒲、远志入心化痰开窍，生龙骨重镇安神，外伤之后必有瘀血阻络，以丹参、三七化瘀通络。

　　2011年10月18日五诊：记忆力好转，反应较前敏捷，舌质淡红，苔黄腻，脉滑。

　　上方加桃仁、补骨脂、制首乌各10g。20剂。

　　辨治思路详解：苔仍黄腻，痰热未清，仍守前法，加桃仁活血，补骨脂、何首乌补肾生髓益脑，标本兼治。

　　2011年11月21日六诊：辨认能力明显增强，表达能力进步，可说出简单的语句，发音也较前清晰。右手指仍乏力，活动仍欠协调，舌质淡红，苔薄白，脉滑。

　　黄芪15g，当归15g，桂枝6g，补骨脂15g，骨碎补15g，熟地黄15g，山茱萸15g，枸杞子15g，石菖蒲10g，远志6g，三七粉（吞服）5g，丹参20g。20剂。

　　辨治思路详解：舌质淡红、苔薄白，痰热之证已除，故仍以补骨脂、骨碎补、熟地黄、山茱萸、枸杞子补肾生髓益脑，丹参、三七活血通络，石菖蒲、远志化痰开窍。黄芪、当归、桂枝相伍乃取黄芪桂枝五物汤意，益气养血通络，重在改善手部症状。

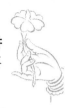

2011 年 12 月 15 日七诊：症如上述，有好转，小便频。

上方加益智仁 10g，菟丝子 10g。20 剂。

辨治思路详解：小便频，加益智仁、菟丝子益肾固脬。

2011 年 12 月 27 日八诊：病情好转，舌质淡红，苔薄黄。

黄芪 30g，桂枝 6g，当归 15g，补骨脂 15g，骨碎补 15g，熟地黄 15g，山茱萸 15g，枸杞子 15g，菟丝子 10g，丹参 15g，三七粉（吞服）5g，活血藤 15g，鸡血藤 15g。20 剂。

辨治思路详解：加活血藤、鸡血藤增强活血通脉之功能。

2012 年 2 月 2 日九诊：病情稳定，较前有好转，右下肢不再乏力，右手精细动作仍欠佳，口干，舌质淡红，苔白腻。

上方去桂枝，加怀山药 10g。20 剂。

辨治思路详解：口干，去辛温之桂枝；苔白腻，加怀山药健脾祛湿。

2012 年 3 月 6 日十诊：表达能力增强，舌质淡红，苔薄黄。

当归 15g，补骨脂 15g，何首乌 15g，骨碎补 15g，熟地黄 15g，山茱萸 15g，枸杞子 15g，菟丝子 10g，丹参 15g，三七（冲服）5g，炙甘草 10g。30 剂。

辨治思路详解：有效，仍守前法。

2012 年 5 月 11 日十一诊：健忘，烦躁，嗜睡，手心热，腰臀挫伤。舌苔黄腻，脉滑。

当归 15g，补骨脂 15g，杜仲 10g，骨碎补 15g，川续断 10g，桑寄生 10g，苏木 10g，藿香 10g，黄芩 10g，厚朴 10g，法半夏 10g，蛇含石 10g，丹参 15g。30 剂。

辨治思路详解：苔黄腻，嗜睡，时在多雨季节，故为感受湿热之邪，

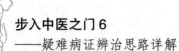

故以藿香、黄芩、厚朴、法半夏清热祛湿；烦躁、手心热为心肝经有热，以蛇含石清心肝之火以安神。

2012年8月7日十二诊：病人自行守上方服药3个月，思维好转，可以正确说出乘车路线、乘车班次、家庭住址，在家可做家务，语言较前流利。舌质淡红，苔薄白。

当归15g，熟地黄20g，山茱萸15g，怀牛膝15g，骨碎补10g，补骨脂10g，桑寄生10g，黄精15g，何首乌15g，丹参15g，石菖蒲10g，三七（冲服）5g。30剂。

辨治思路详解：已无嗜睡、苔薄白，湿热之证已愈。故仍以补肾生髓益脑（当归、熟地黄、山茱萸、怀牛膝、骨碎补、补骨脂、桑寄生、黄精、何首乌）、活血（丹参）、开窍（石菖蒲）为大法继进。

2012年9月14日十三诊：思维较清晰，阅读反映较前灵敏，书写欠流畅，但较前明显进步。舌质淡红，苔薄白，脉沉细。

熟地黄20g，山茱萸15g，怀牛膝15g，骨碎补10g，补骨脂10g，桑寄生10g，丹参15g，当归15g，三七（冲服）5g，石菖蒲10g，灵磁石（先煎）30g。30剂。

辨治思路详解：大法未变，方加灵磁石，意重在与石菖蒲相伍，改善记忆力。石菖蒲芳香化浊，行气开窍，以入心为主；灵磁石益肾养肝，聪耳明目，以入肾为主。两药配伍应用，交通心肾。

2012年10月20日十四诊：病情好转，记忆有明显改善，右手握力增加，但精细动作仍欠缺。

上方去磁石，加活血藤15g，鸡血藤15g。30剂。

辨治思路详解：以枝入肢，用活血藤、鸡血藤活血通络，意在改善手部症状。磁石为金石之品，久用恐伤胃气，故去之。

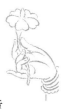

2013 年 1 月 9 日十五诊：病情好转，语言基本正常，认知已无明显障碍，记忆有明显改善，右手握力增加，但精细动作仍欠缺。舌质淡红，苔薄白，脉沉细。

生黄芪 200g，当归 200g，鸡血藤 150g，活血藤 150g，补骨脂 150g，熟地黄 200g，怀牛膝 150g，骨碎补 100g，何首乌 150g，菟丝子 100g，山茱萸 150g，石菖蒲 100g，三七（冲服）50g，陈皮 60g，丹参 150g。1 剂。

上药共研末，做蜜丸，每次 10g，每日 3 次，调理。

辨治思路详解：病情基本痊愈，以丸剂巩固之。仍以补骨脂、熟地黄、怀牛膝、骨碎补、何首乌、菟丝子、山茱萸补肾生髓益脑；石菖蒲开窍；当归、丹参、三七活血；黄芪、鸡血藤、活血藤相伍益气活血，重在改善手部症状；陈皮理气和胃，盖方中益肾之品多滋腻，恐久服碍脾。

2016 年 6 月疗效跟踪：该患者右手指精细动作恢复，目前神志、语言、生活、工作与常人无异。

2. 头部外伤后颅内奇冷案

袁某，女，44 岁，邵东县人。门诊病历。

2016 年 6 月 7 日初诊：患者诉 3 月 25 日发生车祸，当时意识丧失，醒来后记忆缺失，恶心欲呕，经头部 CT、MRI 检查未见明显异常，经治疗后稍有好转。但车祸外伤后 70 天，头枕部颅内冷痛剧烈，多方诊治无明显效果。兼见头晕，站立不稳，周身乏力，寐差。舌质淡红，苔黄腻，脉沉细。

西医诊断：脑外伤后遗症。

中医诊断：头痛。

病机：督脉阳虚，宗气下陷。

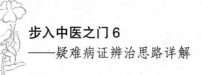

治法：温督散寒，升补宗气。

方药：右归饮合升陷汤加减。

黄芪50g，白参10g，升麻5g，柴胡5g，桔梗10g，制附片（先煎）10g，鹿角霜15g，桂枝10g，藁本10g，熟地黄20g，山茱萸15g，白芍10g，山药15g，细辛3g，炙甘草10g，生姜3片，大枣10枚。10剂。

辨治思路详解： 患者发病的原因非常明确，系头部外伤所致。惯性思维外伤当从瘀论治，选方以王清任之血府逐瘀汤或通窍活血汤较为贴切。然而，根据中医审证求"机"的辨证法则来看，患者并无头部刺痛、舌质暗有瘀斑、脉涩之血瘀证候。**"督脉……经长强，行于后背正中，上至风府，入属于脑……"** 其表现为头枕部颅内冷痛，结合脉沉细，当为督脉阳虚、寒凝脑络之病证，故其治首当温补督脉，散寒止痛。督脉两络于肾，故古人有"病在督脉，治在少阴"之说，方选右归饮加减，药用熟地黄、山茱萸、山药、白芍益肾气，制附片、鹿角霜、桂枝温通督脉，加藁本、桂枝散寒止痛。除颅内冷痛外，病者尚见头晕、周身乏力、步态不稳，一派清气不能上升、清窍失养之证候，故方以黄芪、白参、升麻、柴胡、桔梗益气升清；纳差，以生姜、大枣、炙甘草甘温健中。

2016年6月29日二诊：上症明显改善，精神好转，颅内已不冷痛，仅感头皮外稍冷，头部汗出，两腿畏风，口干，喜温饮，大便正常。舌质淡红，苔薄白，脉沉细。

制附子（先煎）10g，巴戟天10g，桂枝10g，白芍10g，炙甘草10g，生姜3片，大枣10枚，黄芪30g，防风10g，白术10g，丹参15g，三七粉（冲服）5g。14剂。

辨治思路详解： 前用右归饮加减，颅内冷痛除，现仅有头皮冷，头部汗出，畏风。督脉之别络"挟膂上项，散头上，下当肩胛左右，别走太阳，

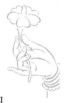

入贯脊"，督脉"主一身之阳气"，与太阳经脉汇于脑后风府穴，故督脉阳气不足之人，太阳经气往往就不能固护肌表；足太阳膀胱经脉"从巅，入络脑，还出别下项"，故见头皮冷。因此，其病机为督脉阳虚，营卫不和。故方以附子、巴戟天温督散寒，桂枝汤调和营卫，合玉屏风益卫气以固表。病起外伤，虽无明显瘀证，亦少佐丹参、三七活血通络。

药毕，诸症皆除。

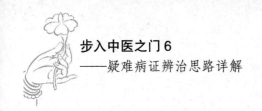
第 21 讲　带状疱疹分部位，循经辨证寻病机

带状疱疹多属实热或湿热为患，其治疗当以清热祛湿为要务，然若不能循经诊治，则处方用药多难以熨帖，常常不能取得满意疗效。经络辨证在皮肤病的诊治中有着十分重要的地位。

1. 左额带状疱疹后遗神经痛案

李某，女，87 岁，长沙市人。住院病历。

2013 年 5 月 13 日首诊：患者入院前左额部皮肤发红、疼痛，继而出现水疱连片，经皮肤科门诊诊断为"带状疱疹"，治疗 10 余日疹消，而左额疼痛难忍，遂入院治疗。入院后经抗病毒、营养神经等治疗 10 余日，其疼痛难以控制，为止痛先后使用过吗啡、杜冷丁、强痛定、曲马多等药，中药予以龙胆泻肝汤原方，病情未能缓解。刻诊：患者诉左额痛连及眉弓、左耳，痛如刀割，生不如死，口干口苦，视其左额、耳前皮肤、上下眼睑红肿，扪之灼热。视其舌红，苔厚黄而干，脉弦。

西医诊断：带状疱疹。

中医诊断：蛇串疮。

病机：肝胆风火。

治法：清泻肝胆风火，息风通络止痛。

方药：龙胆泻肝汤加减。

龙胆草 10g，黄芩 10g，山栀子 10g，柴胡 10g，苦丁茶 10g，白蒺藜 10g，白芍 30g，白僵蚕 10g，蜈蚣（研末吞）1 条，全蝎（研末吞）6g，

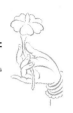
炙甘草 10g。7 剂。

辨治思路详解：《灵枢·经脉》云："肝足厥阴之脉……连目系，上出额，与督脉会于巅""胆足少阳之脉，起于目锐眦，上抵头角，下耳后……"患者病在肝胆经，皮肤红肿，扪之灼热，结合舌红、苔薄黄而干、脉弦，当为肝胆经风火上扰，故以龙胆草、黄芩、山栀子、苦丁茶、白蒺藜、柴胡清泻肝胆风火，白芍、炙甘草缓急止痛，三虫散（全蝎、蜈蚣、白僵蚕）息风通络止痛。

2013 年 5 月 20 日二诊：诉服上方 1 剂，疼痛即减十之七八，总算救了命云云，视其眼睑、额部皮肤红肿大为减退，仍有轻度发红，口干口苦大减，舌质红、苔薄黄，脉弦。

效不更方，守方再进。7 剂。

辨治思路详解：前医予以龙胆泻肝汤原方为何无效？盖龙胆泻肝汤方中有车前子、木通等清热利湿药，以除中下焦湿热效优。本病虽在肝胆经，其病位在上，在上者一般为肝经之风火，车前子、木通其性下趋，引药下行，与病位不符，故去二味，加苦丁茶、白蒺藜轻清上浮之品息上焦之风火，更加僵蚕、蜈蚣、全蝎息风止痛。用古人方，不可胶柱鼓瑟，所谓"运用之妙，存乎一心"。

2013 年 5 月 27 日三诊：已无明显疼痛，皮肤已无明显异常，上方去三虫散，再进 5 剂。

2. 颈部带状疱疹案

周某，女，48 岁，中南大学教员。门诊病历。

2014 年 8 月 28 日首诊：右侧面部、颈部灼热疼痛 2 天，纳可，二便可，舌质红，苔薄黄，脉沉细。

西医诊断：带状疱疹？

中医诊断：蛇串疮。

病机：风火上扰，胆经郁热。

治法：疏风散热，通络止痛。

方药：小柴胡汤合散偏汤加减。

柴胡10g，黄芩10g，白芍10g，香附10g，川芎25g，全蝎（研末吞）3g，蜈蚣（研末吞）1条，白僵蚕10g，炙甘草10g。5剂。

辨治思路详解：《灵枢·经脉》云："胆足少阳之脉，起于目锐眦，上抵头角，下耳后，循颈，行手少阳之前，至肩上，却交出手少阳之后，入缺盆。其支者，从耳后入耳中，出走耳前，至目锐眦后。其支者，别锐眦，下大迎，合于手少阳，抵于𬱟，下加颊车，下颈，合缺盆。……是主骨所生病者，头痛，颔痛，目锐眦痛，缺盆中肿痛。"患者病在头侧，兼见舌质红、苔薄黄，当为少阳胆经郁热，故从少阳经治疗，方以散偏汤加减，佐入全蝎、蜈蚣、白僵蚕息风通络以止痛。

2014年9月1日二诊：头部抽掣疼痛明显减轻，右耳下、颔下出现粟粒至黄豆大小的丘疹、水疱疹，色红，苔薄白，脉弦。

上方加龙胆草10g，山栀子10g，苦丁茶10g。7剂。

辨治思路详解：痛减，疹出，仍需进一步清泄少阳风火，故加龙胆草、山栀子、苦丁茶。

2014年9月11日三诊：带状疱疹消失，右侧后头痛，口干，二便可，舌质红，苔薄白，脉弦。

柴胡10g，黄芩10g，川芎20g，生白芍30g，生地黄20g，甘草10g，桃仁6g，红花5g，瓜蒌皮15g，蔓荆子10g，苦丁茶5g。7剂。

辨治思路详解：疹消，口干，说明热邪有伤阴之象，方以柴胡、黄芩、苦丁茶清泄少阳风火，生地黄养阴，川芎、桃仁、红花、瓜蒌皮辛润通络以止痛，白芍、甘草缓急止痛，蔓荆子祛风止痛。

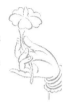

2014 年 9 月 19 日四诊：痛除，局部皮肤瘙痒，舌质淡红，苔薄白。

当归 15g，生地黄 20g，川芎 10g，白芍 15g，黄芩 10g，山栀子 10g，炙甘草 10g。

辨治思路详解：少阳经为多气少血之经，痛除疹消，当养血通络，佐以清热，方以四物汤养血通络，黄芩、山栀子清解余热，以甘草调和诸药。

3. 胁部带状疱疹案

李某，男，68 岁。门诊病历。

2015 年 6 月 11 日首诊：右胁肋皮肤红，上有白色疱疹，灼热，口苦，胸闷阵发，舌质红，苔薄黄，脉弦。血压：120/60mmHg，心电图：ST-T 改变。既往有冠心病病史。

西医诊断：带状疱疹。

中医诊断：蛇串疮。

病机：肝胆湿热。

治法：清利肝胆湿热。

方药：龙胆泻肝汤加减。

柴胡 10g，黄芩 10g，栀子 10g，龙胆草 10g，车前子 10g，生地黄 15g，木通 10g，当归 10g，瓜蒌皮 15g，红花 10g，生甘草 10g。7 剂。

2015 年 6 月 18 日二诊：疱疹已结痂，皮肤不红，时隐痛。舌质淡红，苔薄白，脉弦。

黄芩 10g，栀子 10g，生地黄 10g，沙参 10g，麦冬 10g，当归 10g，白芍 20g，川楝子 10g，瓜蒌皮 10g，红花 10g，板蓝根 15g，炙甘草 10g。5 剂。

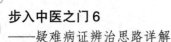

辨治思路详解：肝经"布胁肋"，蛇串疮发于胸肋者，每多因肝胆湿热所致，故治以龙胆泻肝汤清利肝胆湿热，加瓜蒌皮、红花、甘草宽胸辛润通络止痛。二诊疱疹已结痂，因实热之邪每多伤阴，故以一贯煎养肝阴通络止痛，加黄芩、山栀子、板蓝根清解肝经之余热。

4. 鼻旁带状疱疹案

赵某，女，68岁，江西萍乡人。住院病历。

素有类风湿关节炎病史，多个关节变形。有糖尿病病史。长期服用激素及降糖药物。2015年6月10日开始出现鼻部左侧疼痛，继而红肿，出现片状水疱，随后局部皮肤溃破、渗液、灼热疼痛，在当地治疗20余日，病情无明显好转，经我院急诊科主任介绍至我科治疗。刻诊：症如上述，舌质红，苔黄，脉细。

西医诊断：带状疱疹。

中医诊断：蛇串疮。

病机：阳明胃经热，循经上冲，客于颜面，损肌化腐。

治法：清解阳明胃热。

方药：清胃散合犀角地黄汤加减。

生石膏30g，知母10g，黄连6g，升麻15g，赤芍10g，牡丹皮10g，水牛角20g，生地黄15g，紫草10g。7剂。

辨治思路详解：《灵枢·经脉》云："胃足阳明之脉，起于鼻，交頞中……下循鼻外，入上齿中，还出挟口，环唇……"患者的病变部位正在阳明经上，结合舌质红、苔黄，当为足阳明经胃火上冲、损肌化腐所致，故以清胃散清解阳明热毒，胃为多气多血之腑，胃热每致血分亦热，故合犀角地黄汤加紫草清热凉血。

7剂后患者皮肤溃破痊愈，不再疼痛，遂带上方7剂出院。